高等医学院校教材

（供医学检验专业用）

检 验 核 医 学

（第 3 版）

主　编　程绍钧　余裕民

副主编　李　龙　刘致进　唐培兰

（排名不分先后）

主　审　王鼎年　滕国柱

重庆大学出版社

内 容 简 介

本书为高等医学院校医学检验专业的专业课程"检验核医学"的基本教材。全书分上、下两篇,共 17 章。在上篇内容中,除简要介绍了与检验核医学密切相关的核物理学,放射卫生防护学的基本知识,以及核射线探测基本原理,样品放射性的测量方法学等外,着重介绍了以放射免疫分析为代表的体外放射分析原理、方法与质量控制等主要内容。在核技术方法选材上突出样品的体外放射分析,包括:放射免疫分析、免疫放射分析、受体的放射配体分析、酶活性的放射分析等。此外,还扼要介绍了以核素示踪原理为基础的已经用于或有可能用于医学检验的核技术及其相关知识,如:核素标记化合物、核素稀释法、放射自显影术、物质转化示踪技术、核酸探针标记技术、活化分析与原子激发 X 线发射分析以及稳定核素示踪技术在临床诊断中的应用等。下篇内容着重介绍以放射免疫分析和免疫放射分析为主要方法的体外放射分析指标的基本性质与生物化学基础知识及其临床意义和医学评价,以适应培养检验医师的要求。

图书在版编目(CIP)数据

检验核医学/程绍钧,余裕民主编. —3 版. —重
庆:重庆大学出版社,2012.7(2024.1 重印)
高等医学院校教材
ISBN 978-7-5624-1905-1

Ⅰ.①检⋯　Ⅱ.①程⋯ ②余⋯　Ⅲ.①核医学—医学
检验—医学院校—教材　Ⅳ.①R817.4

中国版本图书馆 CIP 数据核字(2012)第 146757 号

高等医学院校教材
检 验 核 医 学
(第 3 版)
主 编　程绍钧　余裕民

责任编辑:彭 宁　　版式设计:彭 宁
责任校对:廖应碧　　责任印制:张 策

*

重庆大学出版社出版发行
出版人:陈晓阳
社址:重庆市沙坪坝区大学城西路 21 号
邮编:401331
电话:(023)88617190　88617185(中小学)
传真:(023)88617186　88617166
网址:http://www.cqup.com.cn
邮箱:fxk@cqup.com.cn(营销中心)
全国新华书店经销
重庆愚人科技有限公司印刷

*

开本:787mm×1092mm　1/16　印张:15.5　字数:387 千
2012 年 7 月第 3 版　　2024 年 1 月第 15 次印刷
印数:42 501—43 500
ISBN 978-7-5624-1905-1　定价:42.00 元

前　言

检验核医学是高等医学院校医学检验专业的必修课之一。自1988年由蒋慧权、王鼎年主编并定名为检验核医学的教材出版使用后,又于1993年由闵长庚、蒋慧权、程绍钧等主编出版了该教材。经多年使用的实践说明,该教材对于培养高级医学检验人才是十分必要的。为适应当前的教学需要,由程绍钧、余裕民组织国内九所高等医学院校中长期从事检验核医学教学与临床应用的同行专家再次编写出版本教材。编写者依据医学检验专业本科学生既要掌握检验核医学基本理论、基本方法和基本技能,又必须了解检验核医学的临床应用和评价,成为未来的检验医师的培养目标,并参照各院校现行的教学计划,结合检验核医学在医学检验领域中应用的现状和发展趋势,突出了以样品的体外检测为特征的核技术原理、方法学及质量控制知识,强化了检验核医学的临床应用与评价内容。

参加本书协作编写的有广东医学院、大连医科大学、张家口医学院、贵阳医学院、重庆医科大学、第三军医大学、蚌埠医学院、福建医科大学、镇江医学院等九所医科院校的具有丰富专业教学经验的核医学工作者。本书编委会特聘从事实验核医学教学数十年的王鼎年教授和长期从事临床核医学工作的滕国柱教授分别出任本书上、下篇的主审。

本书既是医学检验专业检验核医学专业课程的基本教材,又可供核医学和临床检验专业人员及临床医师参考。

本书在编写过程中,得到九所院校领导的大力支持,并受到许多单位同行和有关同志的热情帮助,在此一并致以深切的谢意。

由于我们的水平有限,书中不足和不妥之处在所难免,恳请读者批评指正。

编　者

1998年9月

目　　录

绪　论

检验核医学(Laboratory nuclear medicine)是将实验核医学(Experimental nuclear medicine)的相关核技术应用于医学检验领域,与医学检验学相融合的一门边缘学科。因此,它既是实验核医学的一个分支,也是现代医学检验学的重要组成。它的主要内容和任务是应用核素示踪技术和体外放射分析技术进行机体的功能研究和对体内的微量物质实施超微量分析,以揭示机体在生理或病理状态下的代谢规律,为疾病的诊断,治疗方案的拟定,预后判断,以及病因研究等提供科学依据。

自20世纪30年代第一台回旋加速器建立到20世纪40年代世界上第一个核反应堆建成,人工放射性核素的生产成为现实,为放射性核素的医学应用打下了物质基础,其中^{32}P、^{131}I最先投入临床医学的诊断应用。尤其是 S. A. Berson 和 R. A. Yalow 于20世纪60年代初成功地创建了放射免疫分析法,不仅引起生物活性物质分析技术的一场革命,也为检验核医学的崛起奠定了基础。在放射免疫分析技术的带动下,多项体外放射分析技术先后创立,特别是进入20世纪70年代后,由于射线探测技术和仪器的成热和进步,电子计算机应用的普及,使体外放射分析的自动化,数据处理能力,质量控制水平等均得以显著提高。科学技术的进步促进了检验核医学的内容不断丰富,为学科的形成和日趋成熟创立了条件。

检验核医学的形成和发展,不仅开拓了医学检验的应用领域,还与医学和其他科学的最新成就一起使医学检验技术发生了划时代的变化,成为医学检验技术现代化的重要标志之一。

建立在实验核医学基础上的检验核医学承袭了核医学的灵敏、特异、简便等主要特点,已广泛应用于内分泌学、生物化学、药理学、肿瘤学、免疫学、生殖生理学、分子生物学及临床医学的各个学科。尤其是内分泌学、生殖生理学、肿瘤学等与检验核医学的关系极为密切,由于绝大多数的内分泌激素、生殖激素、肿瘤标志物等的体内正常含量很低,它们的体内含量微弱变化或存在与否都会导致机体的功能或病理改变。尽早发现它们的变化对于疾病的早期诊断,治疗方案的拟定与疗效观察,疾病的预后评价等具有重要意义。检验核医学以其超微量分析的灵敏度与高强度的特异性,以及简便快速的方法领先于其他定量分析方法。此外,检验核医学的放射性核素示踪技术对于物质的体内分布、代谢、转化规律揭示,功能酶活性测定,核酸序列分析,受体的生化、药理特性研究等生物化学、分子生物学问题的阐明都是不可缺少的技术。在极毒药物的药代动力学分析与作用靶点的定位研究中更是唯核素示踪技术不可。检验核医学以其方法的先进性活跃于医学之林,以其方法的灵敏性和特异性独领风骚于医学检验领域的各种方法之中。

自然科学的发展史反复证明,科学发展中各学科之间的交叉渗透,促进了各学科的发展进步。检验核医学也不例外,自奠基之日起,就不断吸收各学科的精华,在丰富自身的同时,也为医学的进步作出贡献。学习的目的在于应用,作为医学检验医师,岗位职责要求其既要掌握专业基本理论和熟练的基本技能,还应了解专业学科的临床应用知识。在校学习时期要为今后在工作岗位上更好地为伤病员服务打好学业基础。为此,本教材依据培养医学检验医师的目标,在突出与医学检验密切相关的核技术前提下,强化了其临床应用内容,以适应培养高层次医学检验人才的教学要求。

上篇 检验核医学基础知识与方法学

第一章 核物理与辐射防护基本知识

核医学的各个分支学科都是研究核素及其技术在医学中应用的理论与方法的科学。因此,学习和从事检验核医学的人员,为了学好并科学、合理、规范地应用这门学科的知识,必须对核物理学及核辐射防护的基本知识有较清晰的认识。

第一节 核素与核衰变

一、核素

1. 原子核组成

原子核由一种力量强大而作用范围很小的核力(Nuclear force)将若干个中子(Neutron,简称为n)和质子(Proton,简称为p)等聚合在一起而形成。中子和质子统称为核子(Nucleon)。n和p的质量相近,稍大于1个原子质量单位(Atomic mass unit,简写amu,1amu=1/12的^{12}C质量。n的质量=1.008665amu,p的质量=1.007276amu)。将1amu定义为1个质量数(Mass number),质量<1amu的质量数为零,故n、p的质量数均为1。可见,原子核的质量数A等于核内n的个数与p的个数之和。又因n为电中性,而p带一个单位正电荷,故核的正电荷数等于核内的p个数,用Z表示。Z又称为原子核序数(Atomic number)。

2. 原子核的分类

人们用^A_ZX和$^{Am}_Z$X分别表示核的种类和能态:X代表核的名称(与原子、元素名称相同),m表示该核处于高能状态,即激发态(Excited state),又称亚稳态。无m者为基态(Ground state)。例如:符号$^3_1$H表示该核名称为H(氢),是由1个质子(Z=1)和2个中子(A=1+2=3)组成,且处于基态;符号$^{99m}_{43}$Tc,表示该核名称为Tc(锝),由56个n和43个p组成,处于激发态。

原子核是物质,具有质量和能量两个基本的属性。从这两个基本属性出发,可将大干世界中无法统计的,名目繁多的原子核归纳为以下几类,并冠以不同的称谓。

(1)元素(Element) 指具有相同质子数的一类原子核。视其p的数目赋予确定的名称、符号,称为某元素。

(2)核素(Nuclide) 凡是原子核内的质子数相等(Z相等),中子数相同(即质子数与中子数之和相等,A相同),所处的能态也一致的一类核,称为某元素的某核素。例:$^1_1$H、$^2_1$H、$^3_1$H分别是氢元素的三种核素,称谓分别是氕、氘、氚;$^{11}_6$C、$^{12}_6$C、$^{13}_6$C、$^{14}_6$C分别是碳元素的四种核素。

可见,每种元素由多种核素构成。迄今为止已发现的元素仅百余种,组成它们的核素却有二千多种。

（3）同质异能素（Isomer） 指原子核内质子数相等，中子数相同，但所处能态不一致的核素间的相互关系称谓。例：$^{99}_{43}$Tc 和$^{99m}_{43}$Tc 属同质（$Z = 43$，$A = 99$），但前者处于基态，后者处于激发态。这两种核素间互称同质异能素。

（4）同位素（Isotope） 指同种元素各核素间的关系称谓。同种元素的 Z 相等，即具有同一个原子序数，在元素周期表中同处一个位置。

（5）放射性核素与稳定核素 在已经发现的二千多种核素中，绝大多数（约 1700 多种）具有下述特性：能自发地发生核的结构或/和能态变化，释放粒子或/和光子，生成另一种核素。这种性质叫做核的放射性（Radioactivity）；这种变化过程称为放射性衰变（Radioactive decay）；具有放射性的核素称为放射性核素（Radioactive nuclide）。不具有放射性的核素被称为稳定核素（Stable nuclide）。

二、核衰变

1. 核衰变类型

按核衰变释放的射线性质来分类，核衰变有以下常见类型：

（1）α衰变（Alpha decay） 指核变化时释放一个携带 2 个单位正电荷，质量数为 4 的粒子的衰变。该粒子被命名为 α 粒子，其本质是氦原子核（$^4_2$He）。α衰变的通式：

$$^A_Z X \rightarrow ^{A-4}_{Z-2} Y + ^4_2 He + Q$$

母核　子核　α　衰变能

例 $^{226}_{88}Ra \rightarrow ^{222}_{86}Rn + \alpha + Q$

α衰变的衰变能（Decay energy）Q 由 α 粒子携带。对于特定 α 衰变的核素，其 α 粒子能量是一个定值。

（2）β衰变（Beta decay） 从核变化前后的结构分析，此类衰变属于核内 n、p 之间的转移，以达到维持合理 n/p 比的目的。包括三种方式，即 β⁻、β⁺和电子俘获。分述如下：

1）β⁻衰变（β⁻decay，Negatron decay，省略写为 β 衰变）指核变化时释放一个携带 1 个单位负电荷，质量数为 0 的轻粒子，其本质是电子（$^0_{-1}$e），又称 β⁻粒子（β⁻Particle）。β⁻衰变多发生于核内中子过剩的核，因为 $n \rightarrow p + e^- + \tilde{\upsilon}$，使中子数减少，质子数增加，达到核结构合理。β⁻衰变的通式：

$$^A_Z X \rightarrow ^A_{Z+1} Y + ^0_{-1} e + \tilde{\upsilon} + Q$$

母核　子核　β　反中微子 衰变能

例 $^{32}_{15}P \rightarrow ^{32}_{16}S + \beta^- + \tilde{\upsilon} + Q$

β⁻衰变释放 β⁻粒子的同时，还释放一个电中性的，质量数比电子更小的基本粒子，称为反中微子（Anti-neutrino，用符号 $\tilde{\upsilon}$ 表示）。因此，衰变能 Q 成为 e⁻ 和 $\tilde{\upsilon}$ 共享的能量。由于分配的随机性，导致同种核素释放的各个 β⁻粒子的能量不相等，有的可以多至与 Q 相等，有的却少至近于零，多数 β⁻粒子能量在 0 ~ Q 之间，形成一个连续能谱。

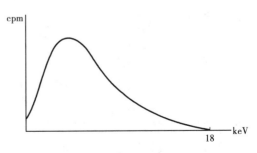

图 1-1　³H 能谱曲线示意图

例如：将³H 的各个 β⁻粒子能量从小到大分布图示出来（图 1-1）。可见，³H 的 β⁻粒子能量大多数约等于 Q/3 值(分布曲线峰位能量)。不同种 β⁻ 衰变的核素 Q 值不同,能量分布曲线形态有异。各种核素表、手册、附录中列出的 β⁻ 粒子能量指其几乎与 Q 值相等的最大能量。例如:³H 的 $E_β = 0.0189MeV$,¹⁴C 的 $E_β = 0.155MeV$ 等。

2)β⁺ 衰变(β⁺ decay,Positron decay) 指核衰变时释放一个携带 1 个单位正电荷,质量数为 0 的粒子,其本质是正电子($_{+1}^{0}e$),称为 β⁺ 粒子(Positron)。这种衰变多发生于核内中子数相对不足的核,因为 p→n + e⁺ + υ,使核内质子数减少而中子数增加,以维持合理的核结构。β⁺ 衰变的通式:

$$_{Z}^{A}X \rightarrow _{Z-}^{A}Y + _{+1}^{0}e + υ + Q$$

母核　子核　β　中微子 衰变能

例:$_{6}^{11}C \rightarrow _{5}^{11}B + β⁺ + υ + Q$

由于 Q 被 β⁺ 和 υ 随机分配,β⁺ 粒子的能量与 β⁻ 一样是连续的能谱。

3)电子俘获(Electron capture decay,简写 EC) 某些核内中子数相对不足的核可以俘获 1 个离它最近的绕行轨道电子(K 电子)进入核内,形成 p + e→n + υ,使核内中子增加,质子减少,达到结构合理。EC 衰变的通式:

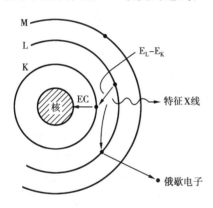

$$_{Z}^{A}X + _{-1}^{0}e \rightarrow _{Z-1}^{A}Y + υ + Q$$

母核　K 电子　子核　中微子 衰变能

例:$_{53}^{125}I + e \rightarrow _{52}^{125}Te + υ + Q$

EC 的 Q 由 υ 携带,其能量是单色的,$E_υ ≈ Q$。由于 K 电子被俘获,K 层出现电子空缺,此时比 K 层能级高的绕行电子(如 L 层电子)跃迁至 K 层填补空位,这样就出现电子的能级差 $ΔE(ΔE = E_L - E_K)$,对于特定的核素,ΔE 是一个确定值。ΔE 有两种可能的归宿:①以电磁波形式释放。该电磁波的波长、频率属 X 线范畴,称为特征 X 线。②ΔE 被其他轨道电子接受而使该电子被高度激发乃至脱离核的约束而

图 1-2 电子俘获(EC)图

成为自由电子,称之为俄歇电子(Auger electron)。EC 衰变图示于图 1-2。

(3)γ 跃迁(Gamma transition) 经过 α 或 β 衰变生成的子核往往处于高度激发态,并很快退激(一步或多步),将退激能以光子(Photon)形式释放。这种衰变称为 γ 跃迁。通式为:

$$_{Z}^{A}Y \rightarrow _{Z}^{A}Y + h_υ$$

激发态核　基态核　光子(γ)

例:$_{27}^{60}Co \rightarrow β + _{28}^{60}Ni ^{**}$

$↓ E_{γ1} = 1.17MeV$

$Ni ^{*}$

$↓ E_{γ2} = 1.33MeV$

Ni

也有的激发态核并不马上退激,可以维持一段时间再按自身的衰变速度进行退激,⁹⁹ᵐTc 就是一例,它的半衰期约为 6.02 小时。

上述三类衰变类型共五种衰变形式。有的核素只有单一衰变类型,如³H、¹⁴C、³⁵S 等只有 β 衰变;有些则是多种形式同期或先后进行,如²²Na 和⁶⁴Cu 的衰变就有 β⁻、β⁺、EC、γ 等多种形式。

2. 核衰变规律

作为放射性原子核的个体,其衰变是独立的随机事件,相互间没有制约,衰变先后没有规定的次序,也不是同时发生衰变。表面看似乎杂乱无章,毫无规律可言。但是,作为有很多个核组成的放射性物质而言,核衰变却表现为具有一定的规律性:对一定量的放射性物质测其计数率 n,发现 n 的数值随时间的延长而逐渐减少。精确的实验证明,在时间间隔为 t 到 $t + \Delta t$ 内,衰变的原子核数目 ΔN 是和 Δt 及在该时刻尚未衰变的总核数 N 成正比,即

$$\Delta N \propto N\Delta t, \text{写成等式:} \frac{\Delta N}{\Delta t} = -\lambda N$$

式中:λ 是比例常数,称为衰变常数(Decay constant),符号右侧的负号表示 N 值随 t 增加而减少,即 ΔN 是负的(衰变掉的)。若时间间隔极微小,用 dt 表示,上式可写成微分式:

$$\frac{dN}{dt} = -\lambda N \qquad\qquad \frac{dN}{N} = -\lambda N$$

经积分得:$lnN = -\lambda t + K$,K 为积分常数,当 t = 0 时,$N = N_0$,代入上式:$K = lnN_0$,

故 $$lnN = -\lambda t + lnN_0$$

或 $$N = N_0 e^{-\lambda t} \qquad\qquad\qquad\qquad (1-1)$$

式(1-1)就是放射性衰变公式。它指出,N 值按时间的指数函数而衰减。

从上述的公式演化过程中,可写出

$$\lambda = \frac{dN/dt}{N}$$

其物理意义是:λ 指单位时间内核的衰变几率。每一种放射性核素都有其固有的衰变常数,例如:^{60}Co 的 $\lambda = 4.439 \times 10^{-9} s^{-1}$,$^{125}I$ 的 $\lambda = 1.337 \times 10^{-7} s^{-1}$,$^3H$ 的 $\lambda = 1.782 \times 10^{-9} s^{-1}$。

除 λ 可描述放射性核的衰变速率外,通常使用半衰期(Half life)来表示核的衰变速率更加方便,用符号 $T_{1/2}$ 来表示。其定义为:放射性原子核在某时刻的总数因衰变而减少一半所经历的时间。这种减少是核本身的衰变造成,故又称 $T_{1/2}$ 为核的物理半衰期(Physical half life)。

3. 放射性活度及其校正

放射性物质除有其化学量,液态物质有其体积外,还有放射量的问题。放射量包括两方面的内涵:一是放射性物质本身的衰变量;二是释放的射线对物质照射中,物质接受射线能量的度量,依据不同条件,有照射剂量、吸收剂量和剂量当量等,又称核辐射剂量(待后述)。这里仅就放射性物质本身的衰变形成的放射量作如下介绍。

(1)放射性活度(Radioactivity) 指单位时间内放射性原子核衰变的核数(期望值)。常用符号 I 表示,式(1-2)可写为:

$$I = I_0 e^{-\lambda t} \qquad\qquad\qquad\qquad (1-2)$$

当放射性活度与放射性物质的化学量联系时,即单位化学质量的放射性物质所具有的放射性活度,称为放射性比活度(Specific activity)。通常用 S 表示。

当放射性活度与液态放射性物质的体积相联系时,即单位体积的放射性物质所拥有的放射性活度,称为放射性浓度(Radioactive concentration)。常用 C 表示。

放射性活度、放射性比活度、放射性浓度等三个反映放射性物质自身放射量的概念是相互紧密联系的,在放射性标记物(示踪剂)制备、使用中,是很重要的参数。

(2)放射性活度的单位 1975 年第15届国际计量大会批准使用放射性活度的国际制

(SI)单位:贝可勒尔(Becquerel,简写 Bq),简称贝可。其定义:1Bq 等于每秒 1 次核衰变,即 $1Bq = 1S^{-1}$。并明确规定在一切公开场合(会议报告,论文发表,资料文献出版等)必须使用 SI 制单位。从贝可单位的定义可见,这是一个非常微小的放射量,为了实际需要,在此基础上作千进位扩大,即

$$1KBq = 10^3 Bq$$

$$1MBq = 10^3 KBq = 10^6 Bq$$

$$1GBq = 10^3 MBq = 10^6 KBq = 10^9 Bq$$

$$1TBq = 10^3 GBq = 10^6 MBq = 10^9 KBq = 10^{12} Bq$$

平时工作中,仍有习惯于使用 1975 年前的放射性活度专用单位:居里(Curie,简写 Ci)。定义:1Ci 等于 3.7×10^{10} 次核衰变/秒,即 $1Ci = 3.7 \times 10^{10} S^{-1}$。这是一个数值很大的放射性活度单位,在它的基础上作千倍缩小,即

$$1Ci = 1000mCi = 1000000\mu Ci$$

两种单位的相互关系:

$$1Ci = 3.7 \times 10^{10} Bq, 1Bq = 2.703 \times 10^{-11} Ci$$

或 $1Ci = 37GBq, 1mCi = 37MBq, 1\mu Ci = 37KBq$

(3)放射性活度校正　核衰变的独立性决定了放射性物质的放射性活度每时每刻都因衰变而减少。因此,自产品出厂前的检验之日起到使用之日,其放射性活度早已不是产品出厂说明书上注明的数值,尤其是 $T_{1/2}$ 较短的放射性物质,减少的程度更加显著,必须在使用之日进行放射性活度校正。

校正方法有多种,如衰变因子法,修正系数法,计算法等。这里仅就最常用的衰变因子法(Decay factor)作说明:

所谓衰变因子,即公式(1-1)与(1-2)中的 $e^{-\lambda t}$。将式(1-2)改写为:

$$\frac{I}{I_0} = e^{-\lambda t}$$

又依半衰期的定义可将上式演变如下:

当 $t = T_{1/2}$,即 $t/T_{1/2} = 1$ 时,$I = I_0/2$,上式写为

$$\frac{I}{I_0} = \left(\frac{1}{2}\right)^1$$

当 $t = 2T_{1/2}$,$t/T_{1/2} = 2$ 时,$I = \frac{I_0/2}{2} = \frac{I_0}{4}$,$\frac{I}{I_0} = \left(\frac{1}{2}\right)^2$

当 $t = 3T_{1/2}$,$t/T_{1/2} = 3$ 时,$I = \frac{I_0/4}{2} = \frac{I_0}{8}$,$\frac{I}{I_0} = \left(\frac{1}{2}\right)^3$

当 $t = nT_{1/2}$,$t/T_{1/2} = n$ 时,有通式:

$$\frac{I}{I_0} = e^{-\lambda t} = \left(\frac{1}{2}\right)^n \tag{1-3}$$

若预制 $n - e^{-\lambda t}$ 表(见本书附录),就可依据实际时日计算出 n 后,查表获得 $e^{-\lambda t}$ 值,再代入式(1-3)计算 I(I_0 为产品说明书中注明的值)。

三、射线与物质的相互作用

射线与物质相互作用的规律既是核辐射生物效应的机制基础,又是核辐射防护的理论根据,也是核辐射探测器的设计依据。

在检验核医学中,涉及到的核衰变所释放的射线局限于 β、γ、X 射线三种,属于带电粒子(β)和电磁波(γ,X 线)两个类型。因此,下面仅就带电粒子和 γ 射线与物质相互作用产生的效应作简要介绍。

1. 带电粒子与物质相互作用

(1)激发与电离　带电粒子入射物质后,带电粒子与被作用物质的原子核外壳层电子间的静电作用,使壳层电子获得能量而加速运动。若电子获得的能量只能使其由内层轨道跃迁至外层轨道,导致该电子所属的原子由基态变为高能态,称为带电粒子对物质的激发(Excitation)。若电子获得的能量足以使其脱离原子而形成自由电子,失去电子的原子成为正离子。自由电子与正离子合称离子对(Ionpair)。若带电粒子与壳层电子相碰撞,使壳层电子被击出原子,也形成离子对。带电粒子入射物质后,使物质的原子变为离子对的作用称为电离(Ionization)。这类电离叫做带电粒子的直接电离作用。被击出的高速运动电子再使其他原子电离,则称带电粒子的间接电离作用。

电离作用的强弱,以带电粒子在物质内行进的每厘米路程上产生的离子对数目,即被称为电离比值或电离密度(Ionization density)来衡量。电离密度越大,电离强度越强。

电离密度的大小与以下因素有关:①带电粒子在物质内的运动速度越大,在壳层电子周围通过的时间短,与壳层电子间静电作用的持续时间也少,电离密度相应就小。反之,电离密度越大。②带电粒子本身的电荷越多,静电作用强,电离密度大,反之则小。③被作用物质的密度越大,电子密度相应越大,壳层电子与带电粒子间的静电作用几率和强度均增大,故电离密度大,反之则小。

激发与电离作用使带电粒子的能量逐渐损耗,直至殆尽。带电粒子在物质内运行的单位路程上损失的能量,称为传能线密度,又称线性能量传递(Linear energy transfer,简写 LET),量度单位:$MeV \cdot cm^{-1}$。

(2)散射　带电粒子入射物质受到物质的原子核库仑电场作用而改变运动方向,称为散射(Scattering)。只改变运动方向而带电粒子的动能不变的散射,称为弹性散射(Elastic scattering)。β 粒子的质量小,被散射的折角往往较大,且多次散射。当散射角大于 90°时,称为反散射(Backscattering)。反散射对于 β 粒子的探测有明显干扰。

散射是物质原子核电场对带电粒子的库仑力作用,因此核电场越强(Z 越大),散射作用越显著。

(3)韧致辐射　高能 β 粒子入射物质通过原子核附近时,受到核库仑电场作用而急剧减速,一部分动能以光子的形式辐射出去,这种辐射称为韧致辐射(Bremsstrahlung)。

韧致辐射使带电粒子的能量损失称为辐射损失。用物质的线性辐射阻止本领 $S_{辐射}$,即单位路程上由于韧致辐射损失的能量来反映韧致辐射产生的几率。$S_{辐射}$ 与以下因素有关:

$$S_{辐射} \propto \frac{EZ^2}{m^2} \tag{1-4}$$

式中:E 为带电粒子能量,Z 为物质的原子序数,m 为带电粒子质量。

由式(1-4)可见:①带电粒子的能量增大,产生韧致辐射的几率增大。对于同种射线,能量越高者,这种辐射的几率越大。如:$^{32}P > ^{14}C > ^3H$。②与物质的 Z^2 成正比。因此,高能 β 粒子入射高 Z 物质比入射低 Z 物质产生的韧致辐射更显著。③与带电粒子的 m^2 成反比。因此,α 粒子不仅质量大,运行速度也慢,故产生韧致辐射的几率极小,而轻质的 β 粒子就显著得多。

所以,轫致辐射主要发生于高能 β 粒子入射高 Z 物质中。对诸如 ^{32}P 等产生高能 β 射线的核素,应采用低 Z 和高 Z 物质的依次双层防护,即先让高能 β 粒子通过低 Z 物质,使其能量的多数消耗于对低 Z 物质的激发和电离作用(在物质内部发生),少部分能量发生轫致辐射释放出的光子(γ 射线的能量相应也低)再通过后面的高 Z 物质被有效地阻挡。

(4)契仑科夫辐射 高能电子入射折射率较大的透明介质时,若其在该介质中的运动速度 V > C/n(光在该介质中的相速度,C 为光在真空中的速度,n 为介质的折射率),则在 β 粒子经过的径迹处,将沿一定方向发射出近紫外波长的微弱可见光,这种辐射叫做契仑科夫辐射(Cerenkov radiation)。契仑科夫辐射的产生条件是:

V > C/n,即 V/C > 1/n,令 V/C = B,有 B·n > 1

可见,当 B 越大和/或 n 也越大时,B·n > 1 的条件易于达到,契仑科夫辐射也易于发生。在确定的介质中,能量越高的 β 粒子,其 V 越大,B 值也增加;若 β 粒子的能量确定,在 n 值大的介质中,光的相速度(C/n)变小,V > C/n 的条件也易于实现。

由于契仑科夫辐射,可利用液体闪烁计数器在无闪烁液,只用水等 n 值大的溶液作介质条件下,对 ^{32}P 等高能 β 射线实现有相当高计数效率的测量。

(5)吸收 带电粒子对物质的激发、电离以及物质对带电粒子散射等作用的结果,表现为物质对粒子的吸收,即带电粒子在物质中运行产生的上述效应使其能量逐渐消耗直至全部,粒子的运行停止,并和周围的物质发生一些特殊作用,如 β⁻ 粒子成为自由电子,β 粒子与自由电子结合形成湮没辐射等。原来的带电粒子不复存在,这种现象称为吸收(Absorption)。

带电粒子被物质吸收前,在物质中所经过的距离称为它在该物质中的射程(Range)。一定能量的 α 粒子在一定密度的物质中有一定的射程 R(图 1-3A);β⁻ 粒子在物质中的吸收与 α 粒子不完全相同,因散射而使其径迹曲折,所以其射程测定也较复杂,通常以吸收物质的质量吸收厚度(d_m)作为 β⁻ 粒子的最大射程 R_m(单位:g/cm²),见图 1-3B。

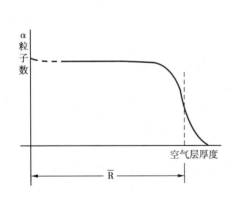

图 1-3A α 粒子在空气中的吸收规律曲线

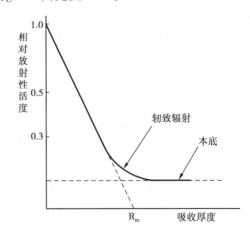

图 1-3B β⁻ 线中物质中的吸收规律曲线

2.γ 射线与物质相互作用

(1)光电效应 指 γ 射线入射物质后,与物质的原子核外壳层电子(多数为 K 电子,也可以是 L 电子)碰撞,将能量全部交给电子,使该电子被击出成为高能电子而 γ 射线不复存在的效应,称为光电效应(Photoelectric effect)。被击出的电子称为光电子(Photoelectron)。

经研究认为,光电效应的发生几率几乎与光子能量的三次方成反比。因此,光电效应主要发生在能量较低的 γ 射线入射物质的过程中。同时,光电效应的发生几率又与物质的密度以及物质的原子序数 Z 的 4.1 次方成正比。因此,低能 γ 射线入射高密度或/和高 Z 物质时,光电效应是主要的,即用高密度,高 Z 物质防护 γ 射线的效果十分显著。

（2）康普顿-吴有训效应　当光子与物质原子核的核外壳层电子发生非弹性碰撞（Nonelastic collision），即光子将其一部分能量交给该电子,使其脱离核的约束,成为高能电子逸出,而光子损失部分能量后继续在物质内改变方向运行,这种现象称为康普顿-吴有训效应（Compton-Wu effect），简称康普顿效应（Compton effect）。由于光子与壳层电子非弹性碰撞后继续运行的方向与原来入射方向的夹角是任意的,可以是 0° ~ 180° 中的任意一个角度值。依据能量守恒与动量守恒定律,入射光子与散射光子的波长差（Δλ）及康普顿电子的能量是从零到一个最大值的连续变量。

康普顿效应导致 γ 射线能量减弱的几率,与物质的密度及原子序数成正比,但随 γ 射线的能量增大而减少。

（3）电子对生成　当能量大于两个电子静止质量（m_0）的相应能量（即 $E_\gamma > 1.022 \text{MeV}$）的 γ 射线入射物质后,受到原子核与核外壳层电子的库仑电场作用,可转化为一个正电子和一个负电子,这种现象称电子对生成。γ 射线用 1.022MeV 的能量转化为电子对,多余的能量则作为该电子对的动能。

由于电子对生成消耗 γ 射线能量,即电子对生成导致物质对 γ 射线减弱,同样是与物质的密度及原子序数（Z^2）成正比,与 γ 射线能量也成正比。

（4）γ 射线的吸收　γ 射线能量因上述三种效应而减弱。研究证明,无论何种物质,对 γ 射线强度的吸收规律相同,即与物质的厚度成指数函数关系:

$$A = A_0 e^{-\mu d} \quad 或 \quad A = A_0 e^{-\mu_m d_m} \tag{1-5}$$

式中:A_0 是入射物质前 γ 射线强度;

A 是入射一定厚度（d 或 d_m）物质后的 γ 射线强度;

d、d_m 分别指物质的厚度和质量厚度;

μ、μ_m 分别指物质对 γ 射线的总吸收系数和总质量吸收系数。

又因为 $\mu = \tau + \sigma + x, \mu_m = \tau/\rho + \sigma/\rho + x/\rho$ $\tag{1-6}$

式中:τ、σ、x 分别代表光电效应、康普顿效应、电子对生成的吸收系数,ρ 为物质密度。

物质对 γ 射线吸收与 γ 射线能量关系的研究证实,随 γ 射线能量增大,总吸收系数变小,说明 γ 射线在物质中的贯穿本领变大;当 γ 射线能量小于 0.1MeV 时,在 μ 中 τ 是主要成分;能量为 0.1 ~ 2MeV 时,σ 上升为 μ 的主要成分;能量超过 10MeV 时,μ 主要取决于 x。

从上述内容可知,无论何种效应占主导地位,对 γ 射线的有效防护,应使用高密度、高原子序数的物质。

第二节　核辐射卫生防护基本知识

核医学工作中接触的放射性核素具有以下特征:衰变类型以 γ、β 为主,无 α 衰变体。但射线对生物体都具有直接或/和间接的电离作用,故称核辐射为电离辐射;开放型;放射性活度低;使用经常性;易产生低水平的放射性废物等。因此,只要遵守开放型放射性实验室规则,科学地按操作规程工作,妥善地按要求处理放射性废物,就不会对机体产生危害。虽然安全度很大,但作为放射性工作的专职或非专职人员,都必须学习、掌握核辐射卫生防护的基本知识和方法原则。至于具体的卫生防护方法可在需要时查阅相关专业资料和书刊。

一、常用辐射量及其单位

在电离辐射生物效应与核辐射卫生防护学中,衡量电离辐射的物理量叫做辐射剂量(Radiation dose),简称辐射量。常用的辐射量有以下三种。

1. 照射量(Exposure)　指 X、γ 射线对空气电离本领的物理量,是辐射场的量度。其定义:X 或 γ 射线在质量为 dm 的空气中释放的全部次级电子被完全阻止时,形成同种符号离子总电荷的绝对值 dQ 除以 dm 的商,即照射量 $X = dQ/dm$。

照射量的 SI 制单位是 $C \cdot kg^{-1}$(即库仑/公斤);旧的专用单位是 R(伦琴)。两者的换算关系:

$$1R = 2.58 \times 10^{-4} C \cdot kg^{-1} \tag{1-7}$$

单位时间内的照射量称为照射量率,以 X' 表示。X' 的 SI 制单位是 $C \cdot kg^{-1} \cdot S^{-1}$,专用单位常用伦琴/小时或分钟。

R 又有毫伦琴(mR)和微伦琴(μR)之分,R、mR、μR 三单位依次为千位制缩小。

2. 吸收剂量(Absorbed dose)　指受照射物质吸收任何电离辐射能量的物理量。定义:单位质量的受照射物质从电离辐射所接受的平均能量,即吸收剂量　$D = dE/dm$

吸收剂量的 SI 制单位是 $J \cdot kg^{-1}$(焦耳/千克),又叫戈瑞(Gray,简写 Gy),$1Gy = 1J \cdot kg^{-1}$;旧的专用单位是 rad(拉德)。两者的换算关系:

$$1rad = 100 \text{ 尔格} \cdot \text{克}^{-1} = 0.01Gy$$

$$\text{或 } 1Gy = 100rad \tag{1-8}$$

单位时间内的吸收剂量称为吸收剂量率,符号用 D'。其 SI 制单位是 $Gy \cdot S^{-1}$,专用单位是 rad/h 或 min。

3. 剂量当量(Dose equivalent,简写 DE)指在吸收剂量相同的条件下,衡量不同种电离辐射对机体危害程度的物理量。因此,剂量当量专用于核辐射防护工作中。其定义:吸收剂量与修正因素、电离辐射品质因素的连乘积。用公式表达为:

$$\text{剂量当量}(H) = \text{吸收剂量}(D) \times \text{品质因素}(Q) \times \text{其他修正因子}(N) \tag{1-9}$$

国际放射防护委员会(1CRP)对各类射线的 Q 值建议如下(见表 1-1)。

表 1-1　各类射线的品质因素(Q)

射线种类	Q 值
X、γ 射线和电子	1
未知能量的中子和质子	10
未知能量的 α 粒子	20
未知能量的多电荷粒子	20

N 为吸收剂量的空间和时间分布等修正因子,目前 ICRP 规定:N = 1。

剂量当量的 SI 单位是 $J \cdot kg^{-1}$,命名为希沃特(Sv),定义:$1Sv = 1J \cdot kg^{-1}$。旧的专用单位

叫雷姆(rem)。Sv 与 rem 之间的换算关系:

$$1Sv = 100rem \quad 或 \quad 1rem = 0.01Sv \tag{1-10}$$

单位时间内的剂量当量称剂量当量率,用符号 H' 表示。其 SI 单位是 $Sv \cdot S^{-1}$,及其派生单位 $Sv \cdot min^{-1}$、$Sv \cdot h^{-1}$ 等。

剂量当量仅限于核辐射防护工作中使用,不适用于高水平的核辐射事故的照射剂量估算。

二、电离辐射生物效应

电离辐射的能量传递给生物机体后所造成的后果,被称为电离辐射生物效应,简称辐射生物效应。

1. 辐射生物效应的发生机理

辐射生物效应的发生,从机体接受电离辐射的能量起,继而发生生物效应,至机体康复或死亡的全过程,是十分复杂的过程。从生物效应发生机理上分析,有两个方面:

(1)原发作用 指机体在吸收辐射能量的过程中,使蛋白质、核酸等激发、电离或化学键断裂等直接原发作用和射线作用机体内水分子产生氧化性很强的自由基($H^{\cdot}$、$OH^{\cdot}$、$HO^{\cdot}$)、过氧化氢(H_2O_2)等导致生物大分子损伤的间接原发作用。

(2)继发作用 指由于原发作用的结果,导致细胞的代谢、功能及结构的改变,直至机体整体性代谢紊乱,功能障碍,病理形态变化乃至基因突变等损伤效应。

2. 辐射生物效应分类

辐射生物效应的分类方法很多,如:以效应出现的范围,分为躯体效应和遗传效应。躯体效应中又有全身和局部之分;以效应出现的时间,分为早期效应和远期效应;以射线对机体照射条件分为一次性(或短期内)大剂量照射生物效应和长期小剂量照射生物效应;以效应发生的规律和性质分为随机效应和非随机效应等。现以效应的规律和性质分类法介绍如下。

(1)随机效应(Stochastic effect) 指效应的发生几率不仅随照射剂量增加而增大,且无阈值的效应。属于此类效应的有辐射致癌效应与遗传效应。

(2)非随机效应(Non-stochastic effect) 指效应的发生几率不仅随照射量增加而增大,而且有阈值的效应。即要达到一定的剂量照射后才发生效应,效应的严重程度与照射量成正相关。属于此类效应的有白内障形成、生育能力降低、造血功能障碍等。

3. 影响辐射生物效应的主要因素

(1)与辐射有关的因素

1)电离辐射的种类与能量 电离密度越大的射线(如 α 射线),生物效应越明显。能量不同的同种射线对某种生物效应的发生程度也不同,例如,X 线致皮肤红斑效应,高能 X 的照射剂量大于低能 X 线。

2)吸收剂量与剂量率 吸收剂量越多,生物效应越明显。吸收剂量相同时,剂量率高的比剂量率低的射线造成的生物效应显著。

3)照射条件 照射方式为内照射时,生物效应以 α > β > γ;照射方式为外照射时,生物效应以 γ > β > α。辐射范围越大,生物效应越明显。故全身照射生物效应大于局部照射。总照射剂量相同时,一次或短时间间隔的分次照射,比长时间间隔的分次照射所发生的生物效应明显,且分次越多,生物效应越小。

(2)与机体相关的因素 以机体对辐射的敏感性(Radiosensitivity)表示机体对辐射的反应强弱。

1）物种 演化程度越高,组织结构越复杂,敏感性越强。

2）个体 同种系的不同个体对辐射的敏感性不同。年幼,女性,健康、营养及精神状态差的对辐射更敏感。同一个体的不同生理、发育阶段,敏感性也不相同。胚胎期较胎儿期敏感,幼年和老年较成年敏感,女性在月经、妊娠期敏感性增高。

3）组织和细胞 细胞更新快的组织(如:生殖、造血、肠粘膜、皮肤等)比更新较慢的组织(如:肌肉、神经系统等)敏感性高。

4）其他因素 含氧量增高,温度升高的局部组织对辐射敏感性也增高,即所谓"氧效应"和"温度效应"。此外,某些激素和化学物质也能改变对辐射的敏感性。例如:雌激素类药物和氨基硫醇类化合物具有提高机体对辐射耐受性的作用。

三、放射卫生防护基本法规

放射卫生防护法规是各国政府根据国际性学术机构(如:国际放射防护委员会,即 ICRP)对辐射生物效应的深入认识,而相继提出又不断修正的建议书和技术报告做出的相应规定。

我国现行的 GB4792—84《放射卫生防护基本标准》是采纳 ICRP 第 26 号出版物所推荐的基本法则,在 GBJ—8—74 的基础上修改后于 1984 颁布,这是一切放射性工作者必须遵守的法则。现将该法则(以下称新标准)的主要特点与内容作简要介绍。

1. 新标准的主要特点

(1)正式把辐射生物效应按其规律性和性质分类:随机效应与非随机效应。

(2)新标准的出发点是既要保护个人及其后代和全人类,又要允许进行有利于人类的必要的伴有辐射照射的活动。其防护目的是:防止有害的非随机效应,并限制随机效应的发生率,使之达到被认为可以接受的水平(以安全性较高的其他工业的事故死亡率作比较标准而确定)。

(3)以放射实践正当化,放射防护最优化,及采用个人剂量限值为前提制定的新剂量限制体系。

放射实践正当化是指因放射实践所致的电离辐射危害,同社会和个人从中获得的利益相比较,是可以接受的为原则,即利大于弊。

放射防护最优化是指应避免一切不必要的照射,而任何必要的照射应保持在可以合理达到的最低水平。即用最小的防护费用获得最大的净利益,而不是不惜防护费用而盲目追求无限地降低受照剂量。

在实践上述两项原则的同时,还要保证个人受到的照射剂量当量不超过规定限值。

(4)新标准赋予剂量体系的新内涵 简单地从数值上看,新标准中规定的剂量限值与旧标准相同,但内涵截然不同。旧标准认为剂量限值是"最大允许剂量",是安全水平的上限,只要不超过该数值就是安全的,无须进一步降低照射剂量。而新标准则视其为可以接受的上限,不是评价安全与危险的分界线。必须通过放射防护最优化措施,使受照剂量保持在可以合理达到的最低水平。也就是说,应该在低于这个限值的受照水平下工作,若处于限值水平的条件下工作,则视为受照者接受了比正常危险度要高的照射。因此,新标准提高了安全度。

2. 剂量限值

(1)基本限值(Basic limit) 基本限值包括剂量当量限值(Dose equivalent limit)和内照射的次级限值,即年摄入量限值(Annual limit of intake,简写为 ALT)。

1）剂量当量限值 一年中所受外照射(不包括天然本底照射和医疗照射)的剂量当量与

摄入放射性核素所产生的待积剂量当量的总和,称为年剂量当量。新标准的规定见表1-2。

表1-2　放射卫生防护基本标准的剂量当量限值(mSv)

类　　别	放射工作人员的年剂量当量限值		公众的年剂量当量限值
非随机效应	眼　晶　体　　150	任何组织	50
随 机 效 应	全身均匀照射　　50		5
	非均匀照射　　$\sum W_T H_T \leqslant 50$		$\sum W_T H_T \leqslant 5$

针对从事放射性工作的育龄妇女、孕妇、授乳妇、16~18 岁的实习人员以及公众中未成年儿童的生理特点,另有附加规定进行控制。

表中:W_T 是各器官或组织 T 的随机性危险度与全身均匀受照的总危险度($1.65 \times 10^{-2} Sv^{-1}$)的比值,称权重因子(Weighting factor)。H_T 是各器官或组织 T 受照射的剂量当量。

例:　某人肺的受照剂量当量 $H_{肺} = 3.0 mSv/y$,骨表面的 $H_{骨} = 1.0 mSv/y$,则有:

$$\sum W_T H_T = W_{肺} \times H_{肺} + W_{骨} \times H_{骨}$$
$$= 0.12 \times 3.0 + 0.03 \times 1.0$$
$$= 0.39 (mSv)$$

各器官或组织 T 的随机效应危险度和权重因子列于表1-3。

表1-3　随机效应的危险度和权重因子

器官组织	效应	危险度(Sv^{-1})	权重因子(W_T)
生殖腺	遗传效应(最初二代)	0.4×10^{-2}	0.25
乳腺	乳腺癌	0.25×10^{-2}	0.15
红骨髓	白血病	0.2×10^{-2}	0.12
肺	肺癌	0.2×10^{-2}	0.12
甲状腺	甲状腺癌	0.05×10^{-2}	0.03
骨	骨肉瘤	0.05×10^{-2}	0.03
其他组织*	其他癌	0.5×10^{-2}	0.30
合计		1.65×10^{-2}	1.00

其他组织(不包括眼晶体和皮肤):取表内所列以外的任意五个接受最高剂量当量的器官或组织,每个的危险因素都取 $0.1 \times 10^{-2} Sv^{-1}$,它们的 $W_T = 0.1 \times 10^{-2}/1.65 \times 10^{-2} = 0.06$,故:其他组织的危险度因数为 $0.1 \times 10^{-2} \times 5 = 0.5 \times 10^{-2} Sv^{-1}$,$W_T = 0.06 \times 5 = 0.30$

2)年摄入量限值　指在一年内摄入体内的某一种放射性核素的量,其所产生的对参考人的待积剂量当量(H_{50})相当于职业性照射的年剂量当量限值。

待积剂量当量(Committed dose equivalent)是指人体单次摄入某种放射性核素后,在此后 50 年在某一器官或组织 T 内将要累积的总剂量当量(对短 $T_{1/2}$ 核素也按此原则,以 50 年计算)。

以 I 代表年摄入量,$H_{50,T}$ 为单位摄入量给器官或组织 T 造成的待积剂量当量,新标准要求对各类人员的随机效应和非随机效应限制,应分别按下述公式进行:

对放射性工作人员的随机效应按 $I \cdot \sum W_T H_{50,T} \leqslant 0.05 Sv$ 的条件加以限制;非随机效应按

I·$H_{50,T}$≤0.5Sv 的条件加以限制。对于公众成员的限制在一定条件下分别为 0.005 和 0.05Sv。

依据已知某种元素进入血液后沉积在各器官或组织内的分数以及该元素的某种放射性核素的衰变类型与射线能量,以及其他物理学和生物学代谢的参数,就可按上述条件要求导出该放射性核素的年摄入量限值(ALT)。在 ICRP 的第 30 号出版物附编中,详细列出 94 种元素的 762 个核素的有关资料,可供推导它们的 ALT。检验核医学实验室中常用放射性核素的 ALT 和导出浓度列于表 1-4。

表 1-4　检验核医学实验室常用放射性核素的 ALT 和导出浓度(DAC)

核素	放射工作人员			食入 Sv/Bq	吸入 Sv/Bq
	食入 ALT (Bq)	吸入 ALT (Bq)	吸入 DAC (Bq/m³)		
^{3}H	2.9×10^9	2.9×10^9	8.1×10^5	1.7×10^{-11}	1.7×10^{-11}
^{14}C	8.8×10^7	8.8×10^7	3.7×10^4	5.7×10^{-10}	5.7×10^{-10}
^{32}P	2.4×10^7	3.4×10^7	1.4×10^4	2.1×10^{-9}	1.5×10^{-9}
^{45}Ca	6.2×10^7	3.0×10^7	1.2×10^4	8.1×10^{-10}	1.7×10^{-9}
^{125}I	1.5×10^6	2.3×10^6	9.5×10^2	1.0×10^{-8}	6.5×10^{-9}
^{125}I	1.0×10^6	1.7×10^6	7.2×10^2	1.4×10^{-8}	8.8×10^{-9}

表中后两项(Bq/Sv)为摄入单位活度的待积有效剂量当量(即 $H_E = \sum W_T + H_T$),只供卫生防护工作中参照使用。

(2)导出限值(Derivel limit)　指为了放射防护工作的监测和管理需要,由基本限值推导出的限值。包括:工作场所空气中的放射性核素导出浓度(DAC),如表 1-4 所列;公众的导出食入浓度(DIC)以及放射性物质污染表面导出限值(表 1-5)。

表 1-5　放射性物质污染表面导出限值

污染表面	α(Bq/cm²)	β(Bq/cm²)
手、皮肤、内衣、工作袜	3.7×10^{-2}	3.7×10^{-1}
工作服、手套、工作鞋	3.7×10^{-1}	3.7×10^0
设备、地面、墙壁	3.7×10^0	3.7×10^1
运输时放射性物质容器表面	3.7×10^{-1}	3.7×10^0

表中导出限值是以极毒性核素^{239}Pu、^{226}Ra、^{90}Sr 为代表,故对于低中毒组放射性核素,控制水平可放宽 10 倍。

DAC 是 ALT 除以参考人在一年工作时间中吸入的空气体积($2.4 \times 10^3 m^3$)所得的商。DAC 只适用于工作场所的设计、管理和监测。进行防护评价时仍以 ALT 为准。

3. 开放型放射性工作场所

检验核医学中应用的放射性核素均为开放型。开放型放射性工作场所(实验室)与化学、生物化学等非放射性工作场所在设计、管理等方面有较大的区别。

(1)放射性工作场所的分类分级

1）放射性核素毒性分组　为了便于对开放型放射性工作的放射防护管理，依据核素进入体内后产生的生物损伤效应大小，将其分为极毒、高毒、中毒、低毒等四个组，并给以组别系数（表1-6）。

2）开放型放射性工作场所与分类分级　按工作场所的放射性核素的总等效年用量分类，依最大等效日操作量分级。

$$总等效年用量 = \sum 核素的年用量 \times 组别系数 \qquad (1-11)$$

$$最大等效日操作量 = \sum 核素的日操作量 \times 组别系数 \qquad (1-12)$$

开放型放射性工作场所的分类、分级列于表1-7。

表1-6　常用放射性核素毒性分组及组别系数

毒性分组	极毒组	高毒组	中毒组		低毒组
组别系数	10	1	0.1		0.01
核	^{210}Po	^{90}Sr	^{14}C(气态)	^{86}Rn	^{3}H
			^{32}P	^{89}Sr	^{18}F
素			^{35}S	^{99}Mo	^{24}Na
	^{239}Pu	^{144}Ce	^{45}Ca	^{113}Sn	^{51}Cr
			^{55}Fe	^{125}I	^{64}Cu
名	^{241}Am	^{210}Pb	^{59}Fe	^{131}I	^{99m}Tc
			^{60}Cu	^{198}Au	^{113m}In
称	^{252}Cf	^{226}Ra	^{75}Se	^{203}Hg(无机)	^{197}Hg

表1-7　开放型放射性工作场所的类与级

类　别	总等效年用量 Bq	级别最大等效日操作量 Bq
第一类	$>1.85 \times 10^{12}$（50Ci）	甲级 $>1.85 \times 10^{10}$（0.5Ci）
第二类	$1.05 \times 10^{11} \sim 1.05 \times 10^{12}$（5~50Ci）	乙级 $1.05 \times 10^{7} \sim 1.05 \times 10^{10}$（0.5~500mCi）
第三类	$<1.85 \times 10^{11}$（5Ci）	丙级 $3.7 \times 10^{4} \sim 1.85 \times 10^{7}$（1~500μCi）

由于操作方式不同，可能造成的内照射危害程度也有异。因此上表的分级标准（最大等效日操作量）尚需根据操作的性质乘以修正系数（表1-8）。

表1-8　操作性质的修正系数

操作性质	修正系数
干式发尘操作	0.01
产生少量气体,气溶胶的操作	0.1
一般的湿式操作	1
很简单的湿式操作	10
在工作场所贮存	100

（2）卫生防护要求　检验核医学实验室操作的放射性核素,通常情况下都属中、低毒性组核素,用量也较少。按新标准规定,应属第三类丙级实验室。对于第三类丙级场所的卫生防护要求比较简单。在选址上可以与其他非放射性工作场所同设于一般建筑物内,但应集中在同一层或一端,有单独的出入口,与非放射性工作场所隔开。与周围建筑物相距约30m。场所内的用房布局要合理,放射性工作区与非放射性工作区(办公室、药品器材库、微机室等)要分开,中间要有卫生通过区(更衣室、淋浴室及个人污染监测室等)。室内的表面装修要求光滑无缝,不透水,易除污。应有普通污水和放射性污水排放的两套系统,不用明管。根据工作性质需要还应设置通风橱、手套箱等围封隔离设备。室内应安装排气扇,设置脚踏开关式污物桶。室外也应有地下放射性污水池,污水池与室内放射性污水管道相通,污水池的出口与本单位的污水处理场相接,不应直接排入城市下水道。

四、外照射防护的原则性办法

外照射卫生防护的主要要求是使工作人员和公众避免一切不必要的照射,并使必要的照射控制在尽可能低的水平。其主要的原则性卫生防护办法有以下几点:

1. 减少放射性试剂的用量

因为外照射的照射量与放射性活度成正比,在其他因素不变时,放射性活度越高,产生的照射量越大。因此,只要能保证有符合质量要求的任务完成,应尽可能降低放射性试剂的放射性活度,即用量防护。

2. 缩短接触时间

工作人员受辐射的剂量与辐射时间成正比,缩短工作人员与放射性物质的接触时间,可减少照射剂量。为此,要求工作人员要具有熟练的操作技能;暂时不用的放射性试剂不要过早地放在身边,用后应及时移至离工作人员较远的地方或尽早进入放射源库。

3. 设置屏蔽

在放射性物质与工作人员之间设置屏蔽是让射线通过屏蔽材料时削弱能量,降低对人员的照射量。屏蔽材料与厚度因射线的种类和能量而不同,这在本章第一节关于射线与物质的相互作用中已有介绍,这里不再复述。

4. 增大距离

射线对物质的辐射剂量与它们之间的距离平方成反比。因此,增大工作人员与放射性物质间的距离可以收到事半功倍的外照射卫生防护效果。

五、内照射卫生防护的主要措施

开放型放射性工作中,使用的放射性物质直接暴露在工作环境中,不仅有外照射问题,也存在放射性物质通过各种途径进入机体内而产生内照射危害。在检验核医学实验室,从工作性质及接触的放射性核素品种和放射性能量角度,内照射卫生防护更显得重要。主要措施如下:

1. 阻塞通道

放射性物质有可能通过呼吸道、消化道、伤口、粘膜、皮肤等途径进入体内。因此,阻塞这些通道,阻止放射性物质入体,是内照射卫生防护的根本性措施。室内通风,降低空气中放射性物质(挥发气体、粉尘、气溶胶等)浓度,发尘或易挥发物质的操作在通风橱(手套箱)内完成,工作人员戴工作口罩等措施,可防止从呼吸道进入体内。放射工作人员养成良好的卫生习惯,如:离开实验室时应认真用肥皂洗手,不留长指甲,不随便用手抓取食物,不在实验室内吸烟、进食,不在工作场所存放食具、食品等,可防止放射性物质从消化道进入体内。当手部有伤口时要及时包扎、封口,戴工作手套以隔绝伤口,严重时应停止工作。手上沾有放射性物质时应及时用水冲洗,不得用有机溶剂擦洗等措施,可防止放射性物质从伤口、粘膜、皮肤渗入机体。

2. 药物预防

检验核医学工作场所中经常使用开放型放射性碘标记物,为阻止放射性碘进入甲状腺,可采取口服碘剂药物(KI)预防法,让非放射性碘预先占领甲状腺,可有效阻止放射性碘进入。经常食用富碘食物(海带等)也是良策。

3. 加速排除

当误食放射性物质后应立即催吐,继而洗胃。对于已进入血液的则通过利尿措施加速从肾脏排出。对于金属性放射性核素可服用络合剂及泻剂,以促使其尽快脱离机体。伤口沾染放射性物质时,在水冲洗的同时,应挤压伤口促使多流血,血流可带出伤口内的污染物,清洗时应由外向内擦洗伤口,以免伤口的放射性物质污染伤口周围皮肤而扩大污染范围。

六、放射性废物处理的基本方法

检验核医学工作中发生的放射性废物(Radioactive Waste)有气、液、固态三种,称为放射性三废。处理它们的方法,综合起来有以下三种基本方法:

1. 贮存衰变法

此法适用于短半衰期的放射性核素。当存放期达到或超过该核素 $T_{1/2}$ 的十倍时,就可按一般废物丢弃。为了便于计算贮存期,应将放射性废物分门别类(按核素种类和物理状态)收集,标明最后日期,即从该日期起共 10 个 $T_{1/2}$。

2. 稀释排放法

对气态放射性物质,无论是在通风橱内操作,还是直接在工作场所内操作,经常抽气排风,保持室内空气流通,都可以使气态废物被大气稀释而排放;沾在容器、器材表面的放射性废液,用大量水缓速冲洗也是一种稀释措施,即经洗涤水稀释的废液进入专用污水处理场被大量的生产、生活用水作更充分的稀释,在排入城市下水道前能完全达到国家法定的放射性废水排放标准。

3. 焚烧浓缩法

对可燃性放射性废物(固态的有塑料试管、示踪实验的动物、棉球、滤纸等,液体的是含放射性样品的有机溶剂,如使用后的甲苯体系闪烁液等)通过专用焚烧炉进行焚化,可有效缩小废物体积,便于固化后贮存或送专用放射性废物贮存场。此法对长半衰期的核素尤其适用。此外,在抽气装置出口安装过滤器,使分散在空气中的放射性物质被过滤材料(滤纸、活性炭等)吸附,也是一种浓集措施。更换下来的过滤材料再经焚化被进一步浓缩。还有在放射性废液中加入沉淀剂,或让放射性废物通过离子交换柱等,也都是将放射性废物中分散的放射性物质相对集中的浓缩法。

在上述基本标准的基础上,并引用相关的法规规定(GB8703—1988 辐射防护规定、WS2—1996 医用放射性废物管理的放射卫生要求),1996 年国家对临床核医学应用放射性核素和药物进行诊断和治疗(不含敷贴治疗)的单位和工作人员专门制订了放射卫生防护要求,并作为国家标准(GB16360—1996)发布。现将有关内容摘录于后,供学习、执行之用。

该标准对核医学的开放型工作场所分级,依据操作的放射性核素的权重活度(Weightactivity)分为三级(根据 ICRP 第 57 号出版物的建议)。权重活度 = 计划的日最大操作活度 × 核素毒性权重系数/操作性质修正系数。

表1-9 核医学常用放射性核素的毒性权重系数

类别	放射性核素	权重系数
A	^{75}Se ^{89}Sr ^{125}I ^{131}I	100
B	^{11}C ^{13}N ^{15}O ^{18}F ^{51}Cr ^{67}Ge	1
	^{99m}Tc ^{111}In ^{113m}In ^{123}I ^{201}Tl	
C	^{3}H ^{81m}Kr ^{127}Xe ^{133}Xe	0.01

表1-10 不同操作性质的修正系数

操作方式和地区	修正系数
贮存	100
清洗操作 闪烁法计数和显像 诊断病人床位区	10
配药、分装 给药 简单放射药物制备 治疗剂量病人床位区	1
复杂放射性药物制备	0.1

表1-11 临床核医学工作场所分级

分级	权重活度,MBq
I	>50000
II	50~50000
III	<50

该标准规定核医学工作场所依据工作需要可分为三区,即控制区、监督区和非限制区。对三个区的界定为:

控制区指在其中连续工作的人员一年内受到照射剂量可能超过年限值十分之三的区域,如制备、分装放射性药物的操作室、给药室、治疗病人的床位区等。

监督区指在其中连续工作的人员一年内受到的照射剂量一般不超过年限值十分之三的区域,如使用放射性核素的标记实验室、显像室、诊断病人的床位区、放射性核素或药物的贮存区、放射性废物贮存区等。

非限制区指在其中连续工作的人员一年内受到的照射剂量,一般不超过年限值十分之一的区域,如工作人员办公室、电梯、走廊等。

标准还规定了表面污染导出限值和无需特殊防护即可处理的含放射性核素尸体的上限值。

表 1-12　各类表面污染的导出限值(Bq・cm^{-2})

表面类别	核素的毒性权重系数分类		
	A	B	C
控制区表面和装备表面	30	300	3000
监督区和非限制区的表面个人被服、医院床单等	3	30	300
身体表面	3	30	300

表 1-13　无特殊防护即可处理的含放射性核素尸体的上限值(MBq)

放射性核素	死后防腐	掩　埋	火　化
^{131}I	10	400	400
^{198}Au(微粒)	10	400	100
^{125}I	40	400	4000
^{90}Y	200	2000	70
^{198}Au(胶体)	400	400	100
^{32}P	100	2000	30
^{89}Sr	50	2000	20

第二章　放射性测量与稳定性核素分析

核医学工作的结果是以被检核量的多少为依据。自核医学创立以来,放射性核素应用始终是主要内容,放射性核素检测是核素测量的主要常规任务。放射性核素是否存在,其量的多少,必须通过专门的探测仪器采用一定的测量方法才能确认。因此,只有了解放射性测量仪器的结构和测量原理,正确选择探测仪器的工作条件,掌握放射性测量的方法,严格控制放射性测量的误差,才能保证测量结果的可靠。放射性测量是核医学的一项极重要的基本技术,从事核医学工作的人员必须要十分熟练地掌握放射性测量技术。

第一节　射线探测仪器

核探测仪器(Nuclear instrument)是由射线探测器(Radiation detector)和后续电子线路组成。

一、射线探测器

常用的核探测器有气体电离探测器(Gas ionization detector)、半导体探测器(Semiconductor detector)和闪烁计数器(Scintillation counter)。在检验核医学工作中,用于放射性样品测量的核探测器,使用最多的是闪烁型探测器。本节着重介绍该型探测器的主要构成、工作原理及国产主要仪器种类,以便于读者掌握常用探测器的性能与国内核电子仪器的发展。

1. 气体电离探测器

气体电离探测器是利用核射线在气体中的电离效应进行测量工作的探测器。这一类探测器是一个充满适当气体的密闭容器,容器内设两个电极,其中一个与后续电子线路相连,起收集电荷作用,称为阳极,另一极为阴极。根据工作需要,阴、阳极可以有不同形状。

射线入射探测器,由于电离作用沿其路径产生由正离子和电子组成的离子对。离子对的多少,正比于入射射线的电离比度与其能量。在离子对存在的空间,如果没有外加电场,离子对将做杂乱运动而逐渐复合。当探测器的两极加上工作电压后,由于外加电场的作用,正离子和电子分别向两极漂移形成电离电流,其大小与外加工作电压有关,形成可供不同探测需求的饱和区、正比区和G-M区(图2-1)。

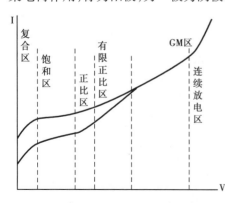

图2-1　电离电流与外加电压关系图

外加工作电压超过 G-M 区,气体因强电场而放电,属于连续放电区。在这个区域内有光产生。做为高能物理的粒子探测手段的流光室、火花室和闪光室就是工作在这一区域。而其他的气体电离探测器在此区域内使用则会损坏。

2. 半导体探测器

半导体探测器是 20 世纪 60 年代发展起来的探测器。其工作原理类似于气体电离探测器,不同之处是探测器的介质采用的是半导体材料如硅、锗。

在半体材料的两侧,设置电极 K、A,在电极 K 与 A 之间加上反向偏压。此是介质内形成电场区。无粒子入射时,两极间绝缘电阻很大,漏电流极小。当粒子入射后,由于电离作用产生电子-空穴对,在外加电场作用下,分别向二极漂移,在负载电阻 R 上产生脉冲信号(图2-2)。

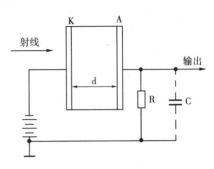

图 2-2 半导体探测器示意图

3. 闪烁型探测器

闪烁型探测器由闪烁体(Scintillator),光导(Light guide),光电倍增管(Photomultiplier,简写 PM),相关电路和外周屏蔽组成。

(1)闪烁体

闪烁体分为固体,液体两类,其主要作用是将射线辐射能转化为荧光。

1)固体闪烁体(Solid scintillator)　固体闪烁体有无机晶体闪烁体,有机晶体闪烁体和塑料有机闪烁体。

无机晶体闪烁体是含有少量杂质的无机盐晶体,如 NaI(Tl)晶体、CsI(Tl)晶体和 ZnS(Ag)晶体。ZnS(Ag)晶体常用于测量 α 射线,NaI(Tl)晶体常用于测量 γ 射线,在核医学测量仪器中使用十分普遍。

NaI(Tl)晶体是无色透明的无机晶体。当 γ 射线作用于 NaI(Tl)晶体,由于康普顿效应,光电效应和电子对生成效应的作用使 NaI 受激,逸出具有能量的自由电子。退激时,大部分能量通过 Tl 转化为能与光电倍增管相匹配的荧光,少部分能量引起晶格振动以热形式散发。

NaI(Tl)晶体具有密度大;发光效率高;荧光衰减时间短;荧光光子的数量与入射射线能量线性响应好且范围宽和制备方便等优点。其缺点是易潮解,使晶体发黄透明度降低而影响测量,因此使用 NaI(Tl)晶体一定要注意保持干燥。

有机晶体是苯环结构碳氢化合物制成的单晶,如蒽、芪晶体。受激发光是其本身固有的性质,引起发光的原因是分子本身从激发态回到基态,多余的能量以光子形式辐射。有机晶体有较高的荧光效率,但制备困难,价格昂贵。

塑料闪烁体是有机闪烁物质中的固溶体,包含有溶剂,初级发光物和次级发光物三种组分。有时为增大对射线的阻止本领或作特殊用途,还添加高原子序数的重金属物或其他化合物等组分。可用于测量 γ、X、β 射线、快中子和高能粒子。易于制成各种形状,且不潮解,性能稳定。但其软化温度低,不适宜在高温环境中使用;易溶于芳香族及酮类溶剂;能量分辨率差,因此只能做强度测量,而不宜做谱测量。

2)液体闪烁体(Liquid scintillator)　液体闪烁计数器(Liquid scintillation counter)常用于测定产生低能 β 射线的 ^3H、^{14}C 等放射性核素,也可进行低能 γ、契伦科夫效应、单光子测定。闪烁体为液体,称为闪烁液。测量时,将闪烁液和样品共同置于闪烁测量杯内,进入仪器样品测量室进行测量。闪烁液一般由溶剂、闪烁剂和添加剂组成。

溶剂:约占无添加剂的闪烁液的 99% 左右,其主要作用是溶解闪烁剂(有时还包括放射性样品),并能吸收和传递射线的能量,选择溶剂要注意其本身的纯度。常用的溶剂有烷基苯类溶剂,如:甲苯、二甲苯应用最为广泛,它们有较高的能量传递效率、价廉,缺点是不溶或微溶于水,不利于水溶性样品测量。此外还有醚类溶剂,常用的是二氧六环,优点是能与水无限混溶,缺点是传递能量效率低,约为甲苯的40%,易燃,价高,在空气中易产生过氧化物。

闪烁剂:其主要作用是从受激溶剂分子中吸收能量,退激时发射特征光谱的光子。要求闪烁剂的发光效率高,在溶剂中有一定的溶解度,淬灭耐受性好,发光衰减时间短,发射光谱与光电倍增管光谱响应好,性能稳定,价格低廉。目前常用的第一闪烁剂(Primary scintillator)有PPO(二苯基噁唑)、TP(对联三苯)、PBD(2-苯基-5(4-联苯基)-1,3,4噁二唑)。当闪烁剂发射光谱不能与光电倍增管匹配时还需加第二闪烁剂(Secondary scintillator),其作用是波长转移,一般常用POPOP(1,4-双-[2'-(5'-苯基噁唑)]-苯)。发射波长为415nm左右的荧光,与光电倍增管有良好的匹配特性。

添加剂:为了提高闪烁液对含水样品的兼溶性和淬灭耐受性,有时需要在闪烁液内添加一些助溶剂,如:乙醇,乙二醇乙醚或乳化剂 Triton X-100 及抗淬灭剂,如萘。

在闪烁测量杯内,放射性样品被溶剂分子包围,射线的能量被溶剂分子接收而激发,退激时将释放的能量传递给第一闪烁剂,使之产生荧光,当第一闪烁剂的发射光谱与光电倍增管光阴极的吸收光谱不相匹配时,可加第二闪烁剂,后者吸收第一闪烁剂释放的能量,产生波长在 $420 \sim 480nm$ 的光子,达到匹配的目的。表2-1列出常用闪烁液的成分,供使用时参考。

由于整个闪烁系统内成份复杂,又不稳定,在上述的能量转换过程中都有不同程度的能量损失(热形式散发),导致仪器计数下降。这些能量损失称为淬灭(Quenching)。

表 2-1　常用闪烁液的成分

溶液	成　分				应用
	第一闪烁剂	第二闪烁剂	添加剂	溶剂(至1升)	
A	PPO(5g)或丁基-PBD(10g)	双-MSB(0.5g)或 DMPOPOP(0.25g)或 POPOP(0.2g)		甲苯或二甲苯	所有溶于甲苯的样品;吸附于支持物上的不溶性样品
B	PRO(8g)或丁基-PBD(10g)	双-MSB(1g)或 DMPOPOP(0.5g)或 POPOP(0.2g)	乙醇或 2-乙氧基乙醇(300ml)	甲苯或二甲苯	3% 以下的水样品
C	PPO(5g)或丁基-PBD(10g)	双-MSB(1g)或 DMPOPOP(0.5g)或 POPOP(0.2g)	萘(150g)乙二醇(20 毫升)2-乙氧基乙醇(100ml)	二氧六环	20% 以下的水样品
D	PPO(5g)或丁基-PBD(10g)	双-MSB(0.5g)或 DMPOPOP(0.25g)或 POPOP(0.2g)	Triton X-100(333ml)	甲苯或二甲苯	10% 以下的水样品以及20% ~ 40%的水样品

（2）光导

其作用是减少闪烁体和光电倍增管之间的空气对荧光的全反射,提高光子进入光电倍增管的几率。常用的光导材料有硅油、聚四氟乙烯、氧化镁涂层等。

（3）光电倍增管

光电倍增管是光-电信号转换器件,由 Sb-Cs 或 Sb-K-Cs 等光电敏感材料蒸涂的光阴极、聚焦极、多个次阴极和阳极组成。各极之间用串联电阻分压供电,使极间形成所需电场。由闪烁体产生的荧光入射光阴极时,由于光电效应产生光电子至聚焦极,由于电场力的作用,经过多级次阴极加速倍增,最后在阳极形成电脉冲信号。

二、后续电子学线路单元基本构成及工作原理

放射性测量仪器的后续电子学线路包括放大（Amplifier）、脉冲幅度分析器（Pulse height analyzer）、计数及数据处理装置等。

1. 放大器

主要作用是脉冲放大、整形、倒相。对于液体闪烁计数器,放大器常采用信号相加放大的办法。

2. 脉冲幅度分析器

用于鉴别计数脉冲是否由所测核素提供。脉冲幅度分析器由上、下两路甄别电路（Discriminator）和反符合电路（Anticoincidence circuit）组成。反符合电路的功能是当两个输入端同时有信号输入时,输出端无信号输出。反之,则有信号输出。甄别电路的电位可以调整,称为甄别阈,上、下两阈的差值称为道宽（Channel width）。如果脉冲幅度低于下甄别阈,无信号输出,若脉冲幅度高于上甄别电位,上、下甄别电路同时输出信号至反符合电路,反符合电路没有输出,只有幅度高于下甄别、低于上甄别电位,即落入道宽范围内的脉冲信号才能通过反符合电路输出（图 2-3）。这种测量方式称为微分测量。如果上甄别电位为无穷大,则道宽也为无

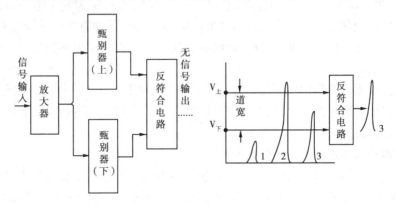

图 2-3 脉冲幅度分析器示意图

穷大,凡是幅度高于下甄别电位的脉冲均可通过反符合电路输出,这种测量方式称为积分测量。只具有单一通道的称为单道脉冲幅度分析器（Single-channel pulse height analyzer,简写 PHA）。此外,还有多道脉冲幅度分析器（Multichannel pulse height analyzer）,可以同时分别记录不同幅度的脉冲信号,直接显示脉冲分布图或给出不同幅度脉冲在各自道宽范围内的计数,用于分析核素能量的分布。

3. 计数和数据处理装置

过去的计数系统仅有定标器(Scaler),定标器由计时、计数两部分电路组成,根据需要记录一定时间范围的脉冲数。由于计算机的发展,目前已取代了定标器,由计算机系统进行数据采集和处理工作,同时还进行其他的控制工作。

4. 电源

放射性测量仪器有直流高压和直流低压电源,高压电源一般为 0~1500V 可调,供光电倍增管工作用,低压电源供电子学线路工作用。

三、仪器最佳工作条件选择

测量不同的放射性核素,仪器必须具备相应的高压,放大倍数,阈值和道宽。因此,必须对上述工作条件进行调整、选择,使仪器处于最佳工作状态。

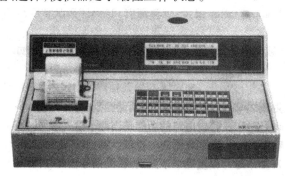

照片 1　FJ—2021γ 免疫计数器

经典的选择方法是根据所测射线的能量确定适当的放大倍数,改变光电倍增管的工作电压,采用积分方式进行计数测量。以计数为纵坐标,工作电压为横坐标,绘制光电倍增管工作曲线(坪曲线,Plateau curve),选择稳定性好的一点(坪区内),做为光电倍增管的工作电压。再采用微分测量,变化下甄别阈值进行射线的能谱测定,上、下阈值的位置应定在能谱的全能峰两侧,即保证全能峰落在道宽范围内,此时的高压、放大倍数、阈值和道宽,就是所测核素的最佳工作条件。

目前,一些仪器生产厂在仪器使用说明书中注明该仪器针对所测核素的放大倍数,阈值和道宽。此时,只要在确定的放大倍数、阈值和道宽条件下,升高或降低高压,找出计数最高,本底最低的电压,即为所选择的最佳工作电压。

四、我国用于体外放射分析的测量仪器

以体外放射分析为主要内容的检验核医学承担为疾病诊断提供科学依据的任务,要求其具有准确的数据,快捷的速度。要满足客观需求,除了高质量的试剂(盒),训练有素的人才之外,在很大程度上还依赖于有高科技含量的放射性探测仪器。我国的核电子仪器工作者经过数十年的艰辛努力,不断开拓创新,研制出适合不同需求的用于体外放射分析的测量仪器。纵观该类核探测仪器的发展史,根据其特点可分为四类,即普及型、自动型、快捷型及智能型。现分别简介并附仪器整机外观照片如后:

1. 普及型

此类仪器为台式单管手动换样,并配备单片微机系统,可进行方便的人机对话,自动进行剂量反应曲线拟合、给出样品浓度以及误差运算和质控参数计算等打印结果。例如:西安二六

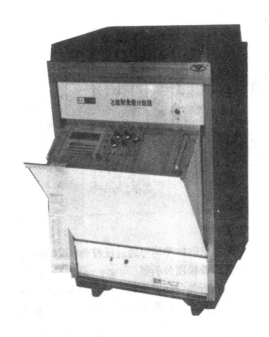

照片 2　FJ-2003/50A

照片 1～2　普及型核探测仪器

二厂的 FJ—2021γ 免疫计数器(照片 1);中国科学技术大学中佳光电仪器公司(下称中佳公司)的 GC—300γ 放射免疫计数器。

2. 自动型

此类仪器的主要特点是多样品自动连续换样,一次性装样容量为 50～250 个。具备的功能在普及型的基础上,采用功能较强的计算机或专门为放射免疫分析技术应用而设计的专用计算机,以提高自动换样控制和数据处理能力。有的仪器还配备彩色高分辨率监视器和 24 针打印机,可由键盘和 CRT 显示器配合进行人机对话,提高了数据处理,结果观察和记录的能力。例如:西安二六二厂的 FJ—2003/50A,FJ—2008A,FJ—2008P,FJ—2003PS 和 FJ—2008PS 等,以及中佳公司的 GC—400,GC—911 等 γ 免疫计数器均属此类自动化程度较高的射线探测器(照片 3～6)。

3. 快捷型

为了适应临床应用的多样品测量的特点,需要提高测量仪器单位时间内的工作效率。因此,多探头同步测量的仪器应运而生,即数个样品同时由数个探头分别进行测量,并由计算机采集数据,完成多功能作业。例如:中佳公司的 GC—1200,GC—2016γ 免疫计数器分别具有 2 个和 16 个探头;西安二六二厂的 XH—6020,XH—6080γ 免疫计数器分别具有 4 个和 10 个探头(照片 7～10)。多探头探测仪器的出现,极大地提高了体外放射分析工作效率,为缩短诊断时距提供了有力的保障。

4. 智能型

临床体外放射分析工作不仅样品数量多,还面临检测指标多,方法设计多样性等问题。往往需要多名工作人员分工合作进行多项指标同期作业。进入样品放射性探测阶段则要求仪器能在无人监督下,按设定的控制程序完成多程序的自动转换,做到由一种工作方式转入另一种工作方式或由某一操作员的程序转入另一操作员的程序,达到同期进行多项指标测量。西安

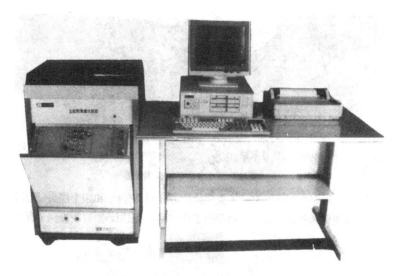

照片3　FJ—2008Pγ 免疫计数器

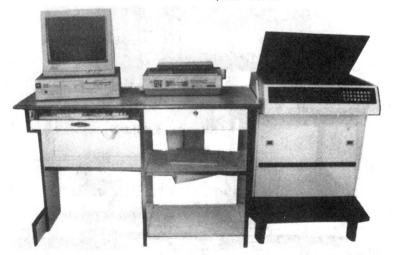

照片4　FJ—2003PS 和 FJ—2008PSγ 免疫计数器

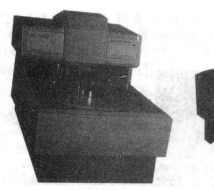

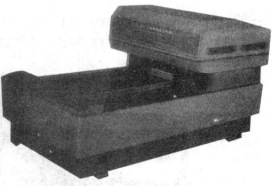

照片5　GC—400γ 免疫计数器　　　　　照片6　GC—911γ 免疫计数器

照片3~6　自动型核探测仪器

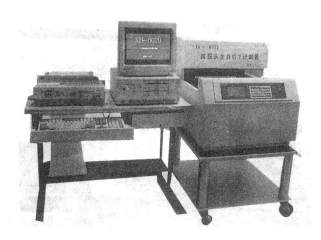

照片 7　XH—6020 免疫计数器

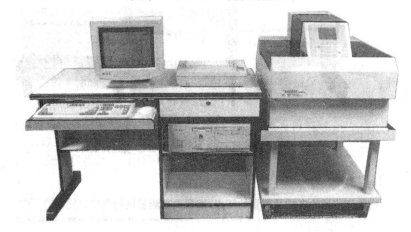

照片 8　XH—6080γ 免疫计数器

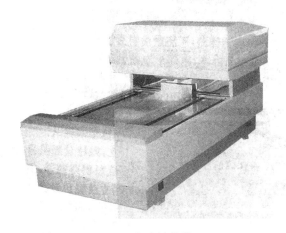

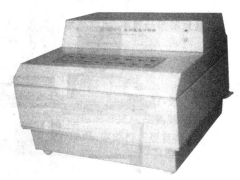

照片 9　GC—1200γ 免疫计数器　　　　　　　　照片 10　GC—2016γ 免疫计数器

照片 7～10 快捷型核探测仪器

二六二厂的 XH—6010 全自动 γ 免疫计数器(照片 11)可有效地完成上述要求,属于智能化程度较高的探测仪器。

以上四类核探测仪器均为 γ(X)射线探测仪器。用于低能 β 射线计数测量的探测仪器为

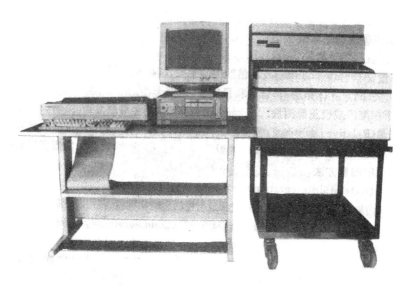

照片 11　XH—6010 全自动 γ 免疫计数器

液体闪烁计数器。液体闪烁计数技术始于 20 世纪 50 年代初,近半个世纪来,该技术发展很快,与之相适应的探测仪器也在不断更新,多样品、多核素同时测量并进行多种方式数据处理的全自动化仪器类型很多。我国自 20 世纪 70 年代起步以来,液体闪烁计数器的研制已经取得接近国际同类仪器水平的进展。例如:西安二六二厂近年来研制的 FJ—2017P 液体闪烁计数器采用 3 + 2 道方式,可实现双标记测量,样品道比和外标准道比法淬灭校正,化学生物发光测定。在功能上可一次性装入 100 个样品自动换样测定,微机控制并实施多种曲线拟合方式处理。

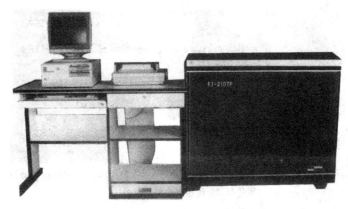

照片 12　PJ—2107P 液体闪烁计数器

第二节　放射性测量概述

一、放射性测量的基本概念

1.绝对测量和相对测量

绝对测量(Absolute counting):不借助中间手段直接测得放射性活度的方法。常用的方法有4π立体角法、固定立体角法、符合法和量热法。但由于校正因素较多,很少用于常规多样品测量,多用于标准源或校正源测量。

相对测量(Relative counting):需借助中间手段,间接反映放射性活度的测量方法,即以常用测量仪器所测的脉冲计数多少来反映放射性活度大小的方法,适用于常规多样品的测量,是核医学中常用的测量方法。

2. 衰变率(Rate of disintegration)

单位时间内放射性核素的衰变数,是表示放射性活度的物理量。常用衰变数·秒$^{-1}$(同放射性活度)(Disintegrations per second,dps)或衰变数·分$^{-1}$(Disintegrations per minute,dpm)表示。

3. 计数率(Rate of counts)

单位时间内放射性测量仪器所测的脉冲数,是相对测量常用的物理量。常用计数·秒$^{-1}$(Counts per second,cps)或计数·分$^{-1}$(Counts per minute,cpm)表示。

4. 测量效率(Detection efficiency)

仪器单位时间所测量的脉冲数(计数率)与所测样品的实际衰变数(衰变率)的比率。

$$E = \frac{计数率(cpm)}{衰变率(cpm)} \times 100\%$$

测量效率是衡量测量仪器质量的重要指标,也可根据此效率因素对相对测量结果进行放射性活度的校正。

5. 本底(Background)

在没有放射性样品情况下,仪器所测的计数,称为本底。本底的主要来源有:宇宙射线、环境辐射和仪器本身的电子噪声。本底计数是衡量仪器质量的重要指标。本底计数要求越低越好。

二、影响放射性测量的因素

1. 几何因子

几何因子对放射性测量影响很大,对于点状源,其射线沿空间4π立体角发射,进入探测器只是部分射线。立体角与探测器的工作面积成正比,和放射源与探测器之间距离的平方成反比。若想获得该点源的衰变率,则必须进行几何因子校正,对于面源、体源校正更复杂。采用相对测量可避免立体角校正,但标准源必须与样品保持相同几何位置。

2. 仪器工作条件的影响

放射性测量时,仪器必须保证最佳工作条件,否则将降低测量效率,增加本底。

3. 仪器分辨能力的影响

探测器能够分辨两种不同能量的同类射线的能力,称为能量分辨率(Energy resolution)。仪器要求分辨率越高越好。在一定的能量分辨率条件下,如果先后入射探测器的两个射线的时间间隔短于仪器的分辨时间,则可产生漏计,需做漏计校正,特别是放射性活度高的样品,漏计的几率更大。对于高活度样品,一般应稀释后再进行测量。

4. 样品对放射性测量的影响

样品的影响往往出现在容量、样品内放射性分布与样品的放射性污染三个方面。对于液态样品,其容量的可比性是测量结果可比性的前提,即液态样品间放射量比较必须使用相等容量的样品在同台探测仪器上用相同的测量条件进行。因此,取样的准确与精密性至关重要。

为了确保容量的准确与精密,除了认真仔细地操作外,应使用容量准确度高的器具,必要时需作重量法校正。应使用同一器具量取同一样品。液体样品应充分混匀,使放射性在样品内分布均匀后取样。为了尽可能减少样品被其他放射性污染,器皿使用后要彻底清洗,必要时应先作本底测量,加以筛选后使用。样品测量管使用一次性塑料管。

样品容量还与前述的几何因子有关,即测量管内的液面高度应相同,才能保持样品间与探测器的几何位置一致。因此,个别样品因容量不够需作半量测量时,应使用适当的溶液补足容量并摇匀后测量。测量结果乘以 2 为该样品全量的放射性。

5. 吸收与散射的影响

由于放射性样品有一定的厚度,其本身发射的射线,在样品内部有时也会被吸收或部分吸收,这种现象称为自吸收(Self absorption)。自吸收的存在给 α 和低能 β 射线的测量带来一定的困难。此外,还存在着样品和探测器之间空气的吸收及探测器窗的吸收作用的影响。

散射对测量也有影响。如果是正向散射,使得向探测器发射的射线产生偏离,而不能进入灵敏区,导致计数减少。如果是反散射,则会使不能进入探测器的射线经散射后进入探测器的灵敏区导致计数率增加。散射的影响在 β、γ 射线的测量中必须予以考虑。

6. 测量过程中的环境污染,将影响本底,测量时,必须严格防止污染。

7. 放射性样品的衰变因素,尤其对于短半衰期的核素,放射性样品的衰变形式,尤其是多种衰变共存,均可对测量产生影响,因此要进行必要的校正。

第三节 放射性样品的计数测量

检验核医学工作中的放射性探测主要是放射性样品的计数测量,即通过对样品放射性计数率的定量测定来确定样品中被测物质的含量,而且计数率的定量测定通常都采用相对测量法。由于射线的种类不同,计数测量的方法则不相同,同种射线的能量相差较大时,计数测量的方法也有异,分别介绍如下:

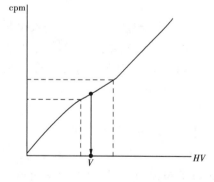

图 2-4 PM 管的"坪"曲线

一、单能 γ 射线的计数测量

对于单能 γ 射线的计数测量,可用单道脉冲分析器来完成。为了实施有效的测量,必须选定最佳的仪器工作条件:PM 管的工作电压、下甄别阈值、道宽。按以下步骤进行。

1. 确定 PM 管工作电压

根据 γ 射线能量越低,预置的下甄别阈值应偏低,而放大器增益应较高的原则,先固定仪器的阈值和放大增益,通过积分测量,绘制工作电压改变(固定增值)而引起被测放射性样品计数率发生相应变化的 HV-cpm 曲线(图 2-4),称为 PM 管的"坪"曲线。通常 PM 管的工作电压应确定在"坪"区的前 1/3 处(图中 V 点)。

2. 确定放大器增益

将单道脉冲分析器的甄别阈值调至全刻度的中值范围的某个刻度,道宽预置在仪器全道宽的 10% ~20% 范围的某个刻度后,在上述选定的工作电压条件下,用不同的放大器增益测定被测样品的计数率。以计数率最大时的放大器增益值为选定的条件。

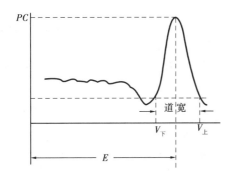 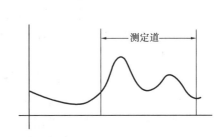

图 2-5　γ 线能谱曲线法设置道宽示意图　　　图 2-6　^{125}I 测量道设置示意图

3. 确定测量道宽

以上述已选定的工作电压和放大器增益为基础,测定被测样品的 γ 射线能谱曲线,以具体确定"道宽"。方法:将上下甄别器刻度均调至最小后,按固定的增值改变上甄别器刻度,每增加一次作一次计数率测定,并绘制甄别阈值—计数率的能谱曲线(图 2-5)。以峰高的 25% 处(图中 A 点)作水平线截峰曲线于 B、C 点,对应的 $V_{下}$、$V_{上}$ 即为道宽值。

对于能量较低的 γ 射线(如 ^{99m}Tc),由于低能量部分的曲线抬高,使峰曲线不典型,造成 25% 峰高的截线得不到两个交点,这种情况下,道宽的确定以 E(E 为 γ 射线能量,以下甄别器的读数即 $V_{下}$ 值表示。标定为全能峰峰尖相对应的 $V_{下}$ 值)为基准,95% E 为 $V_{下}$ 值,E + 20% E 为 $V_{上}$ 值。

对于 ^{125}I,因其衰变后既可发射 γ 光子,又因 EC 而发射特征 X 线。它们有时单独发射(约有 40% 的几率),有时会同时发射(约有 53% 的几率),形成能量叠加。因此,在能谱曲线上出现两个峰(图 2-6)。所以 ^{125}I 的测量道应包括两个峰的面积。

γ 射线的穿透力强,其样品制备也较简单,无论是固体、液体或组织样品均可直接测量。对于低能 γ 射线样品,应使用薄壁 NaI(Tl)晶体可降低本底,以利提高测量效果。

二、高能 β 射线的计数测量

在第一章的学习中已知 β 射线的能量是由低到高的连续能谱,在物质中的穿透能力较小,尤其是低能组分的 β 粒子极易被介质吸收而不能被测量。为了尽可能对其实施有效的测量,需要从探测元器件和样品制备两方面加以完善。

1. 高能 β 射线计数测量的探测器

可选用端窗式 GM 计数管,当窗厚 2mg/cm^2、直径 14mm 时,对高能 β 射线的探测效率可达 20%;还可选用液体 βGM 管(玻璃壁)与钟罩型 β 计数管。此外还可用 2π、4π 计数管对 β 射线进行有效的测量,其中流气式 4π 计数管对 β 粒子的探测效率近乎 100%,常用于 β 射线的绝对测量。对于固相 β 样品可使用由薄塑料闪烁体组成的闪烁计数器进行计数测量,其探测效率高于端窗 GM 计数管。对于 ^{32}P 等高能 β 核素还可利用其契仑科夫辐射的特性,用液体闪烁计数器进行测量。

2. 高能 β 测量样品制备

为了减少 β 射线在样品中的自吸收,要求样品在测量前应作认真的制备,尽可能减少测量样品的厚度。液态样品放入测量皿（碟）后用红外灯烘干，蒸去水分；固体样品充分研细后铺层要薄；组织样品须经匀浆处理，并烘干水分。

此外，制备好的 β 测量样品应在不接触探测器的前提下，尽可能缩短样品与探测器的距离，以减少空气对 β 粒子的吸收；盛样品的器皿、支撑样品的支架等均应是轻质材料构成，以减少 β 射线的散射和反散射几率；更换样品时应严格保持样品与探测器间的几何位置不变。

三、低能 β 射线的计数测量

对于能量很低的 β 射线（如：^{3}H、^{14}C、^{35}S 等核素释放的 β 射线），目前最有效的计数测量技术是液体闪烁测量法。由于碳、氢元素是生物体的主要组成元素，无论是核医学工作中的体外放射分析，或是核素示踪实验，都经常使用碳、氢元素的放射性核素 ^{14}C、^{3}H 作为标记原子制备示踪剂。因此，液体闪烁计数法在放射性样品计数测量中相当重要，近十余年来发展很快，内容丰富，现将有关内容介绍于后。

1. 样品制备和测量方式

生物学和医学等实验样品成分复杂，性质各异，因此仅有少部分样品例如：血清、体液等可不经预处理，直接溶于闪烁液中进行测定，而大部分样品均需预处理后方可进行测量。样品的预处理分为消化法和燃烧法两种。

消化法是借助酸（例如 HNO_3，甲酸和过氯酸等），或碱（例如 NaOH，KOH 的水溶液或季铵盐，海胺等与甲醇组成消化液）使难溶的生物样品水解成为较易溶解的物质，进行测量。酸性消化法的缺点是加重了淬灭作用，效率较低，主要用于植物样品。碱性消化法容纳的组织量大，探测效率较酸性消化法高，但消化时间长，有时对某些组织样品（如软骨）消化不完全，化学发光严重。

燃烧法是将样品彻底氧化成 ^{3}H$_2$O，^{14}CO$_2$，^{35}SO$_2$ 等简单的化合物，其主要优点是最后的样品单纯无色，化学发光和淬灭作用低，效率高。适用于放射性活度较低而又可能引起严重淬灭的样品。

样品的测量分为均相测量（Homogeneous counting）和非均相测量（Heterogeneous counting）两种方式。

均相测量方式是将样品直接溶于闪烁液中，这种测量方式的稳定性和重复性较好，不存在支持物的吸收和自吸收问题，缺点是闪烁液不能重复使用，测量成本较高。

非均相测量方式有乳化测量、悬浮测量和固相测量。

固相测量是将样品分散吸附在固体支持物上，烘干后直接投入烷基苯闪烁液中测量。固相测量操作简便，成本低，样品可回收，闪烁液也可多次重复使用。固体支持物最初使用滤纸或擦镜纸。后来被玻璃纤维滤片（Glass fiber filter）和纤维素脂薄膜（Cellulose ester membrane）代替。玻璃纤维滤片吸水性较好，孔径小，样品分子不易渗入纤维内部，在杯内几何位置变化影响较小，故探测效率和稳定性较纸片为优。此外，玻璃纤维对酸和有机溶剂都不起反应。纤维素脂薄膜吸水性较玻璃纤维差，但对某些蛋白或核酸大分子具有吸附作用，应用于分子杂交和放射免疫测定有较高价值。

乳化测量是借助乳化剂把水溶液以微小的水珠形式均匀分散在闪烁液中形成稳定的乳状液，由于其探测效率高，容水量大，特别适应低水平的水溶性样品。常用的乳化剂是聚氧乙烯非离子表面活性剂，如 Triton X-100 及其类似物。

乳化闪烁体系的物理状态与温度，甲苯（二甲苯）乳化剂，水三者的混合比有密切关系。

若固定甲苯闪烁液与 Triton X-100 混合比为 2:1(v/v)时,样品含水量在 13% 以下,形成的乳化液是透明的,当水量增加则出现分相,不能进行测量。如水量再增加,乳化闪烁体系将由分相变为乳白或半透明液,最终容水量可达 40% 左右。在乳化测量时,应选择适当的温度并保持恒定,温度升高将出现分相,影响测量的稳定性。测量时应注意到样品自吸收问题,最好在透明或半透明状态下进行测量;同时也要注意 Triton X-100 在遇到碱性水溶液时可能会导致化学发光。

做乳状测量,并不是把乳化闪烁液与水溶性样品简单混匀就进行测量,而应摇匀后加热至 40℃,然后在无振荡情况下冷却,在 4℃ 下保持 2 ~ 4 小时,才能使用。这样做的目的是使乳化液稳定且减少其含氧量,降低氧的淬灭作用,提高测量效率。

悬浮测量是借助凝胶剂的作用把放射性固体颗粒状样品在闪烁液中呈稳定、均匀悬浮状态。具体方法是:样品研细过筛成均匀粉末状,加入闪烁液中摇动形成均匀悬浮状,为防止颗粒下沉,闪烁液内加有凝胶剂。常用的凝胶剂有蓖麻油衍生物(Thixcin)、硬脂酸铝和硅胶粉末等,其中以硅胶粉末为好,用量在 3.4% ~ 4%。由于样品颗粒大小不匀,对测量有一定影响;加之对低能 β 射线自吸收严重,目前悬浮测量很少应用。

2. 液体闪烁测量中的特殊本底

液体闪烁测量的本底来源除了宇宙射线,环境辐射和仪器本身的电子噪声外,还存在着一些特殊来源。

(1)串光(Cross-talk)

串光是双管符合型液体闪烁计数器特有的本底来源,某一光电倍增管内部由于飞行电子与残存气体分子碰撞或宇宙射线引起契伦科夫辐射等原因形成的光子,通过光电倍增管的端窗进入另一光电倍增管形成符合计数造成本底增加。为了减少串光对本底的影响,可用不透明物质复盖光阴极无效部份或采用串光甄别器。还可将常用的低钾玻璃闪烁杯改为聚四氟乙烯闪烁杯,由于其表层的漫反射作用也能有效地减少串光的影响。

(2)静电

在干燥环境中,闪烁杯在换样过程中因摩擦而产生静电积累,静电通过放电而引起本底增加。测量前用去静电剂或酒精擦洗闪烁杯表面可减少静电影响,目前仪器常采用导体对地短路的办法迅速消除静电。

(3)化学发光(Chemiluminescence)

化学发光是由化学反应引起的自发性光子发射,它是通过化学反应使分子激发,退激时能量转化为光子。这种反应可能来自闪烁液,样品制备用的试剂或样品中的一些杂质。化学发光的时间可长可短,取决于化学反应的速度,而化学反应的速度依赖于反应物的浓度、温度等条件。化学发光严重地干扰样品的测量,因此测量时应尽量消除化学发光的影响。由于化学发光几乎都发生在碱性试剂、增溶剂和闪烁体相混时,此时可做酸化处理减少化学发光,但在酸化处理的过程中一定要注意酸的用量,酸量过多易产生相分离影响测量,同时酸是淬灭物质,过量的酸会加重测量中的淬灭作用而影响测量。温度对化学发光的衰减影响很大,可采用加温的办法加快化学反应速度,促使其快速衰减,然后经暗适应后再进行测量。测量室降温可减缓化学反应,以降低测量过程中的化学发光本底。

(4)磷光

由于闪烁杯及杯内的闪烁液在测量前受紫外线,日光,灯光等光线照射,使这些物质的分子激发处于亚稳态,退激时发出磷光,又称光致发光(Phosphorescence or photolummescence)。磷光的寿命是很长的,对测量的干扰也很大,为了减少磷光的影响,制样、配制闪烁液、闪烁杯内加闪烁液和样品等操作应尽量避免强光照射,最好在暗室的红灯下操作,然后暗适应一段时间后测量。

3. 淬灭及其校正方法

(1)淬灭产生及分类

液体闪烁测量中,荧光光子是由样品的 β^- 射线能量通过闪烁液的溶剂分子(M),传递给闪烁剂分子(F)而产生的,能量传递过程如下:

$\beta^- + M \rightarrow M^*$ 　　　　(溶剂分子受激)

$M^* + F \rightarrow F^*$ 　　　　(溶剂分子退激,闪烁剂分子受激)

$F^* \rightarrow F + h\upsilon$ 　　　　(闪烁剂分子退激,产生光子)

在上述能量传递过程中,将伴随着不同程度的能量损失而导致光子产量降低,这就是淬灭。根据淬灭产生的机制,将其分为以下主要类型:

1)局部淬灭　由于样品对射线不同程度的自吸收作用,而导致能量减少,这种现象以局部没有完全处理好的样品最为严重,所以称为局部淬灭。

2)浓度淬灭　被激发的闪烁剂分子返回基态时,其激发能量不是转化为光子而是以热形式散发。这种现象发生几率与闪烁剂浓度有关。当闪烁剂超过一定浓度时,由于分子密集的原因,分子间相互碰撞几率增高,致使能量传递过程中有一部分以热形式散发。这就是分子内淬灭,又称浓度淬灭。

3)化学淬灭　被激发的溶剂或闪烁剂分子与样品中的各种成份或制备样品时添加的一些成份(消化剂,助溶剂)之间可能会发生碰撞,消耗部分能量,这种现象称为化学淬灭。化学淬灭程度除与淬灭物的含量有关外,还与化学结构有关。例如:有机卤化物(R-X)的淬灭程度依 F(氟)、Cl(氯)、Br(溴)、I(碘)的元素族排列顺序而加强,对醇类和二氯化烷来说,直链越长,淬灭越严重;对于氯化物,氯原子越多,淬灭程度越高。

4)颜色淬灭　激发的闪烁剂分子退激时发出的荧光光子被液体闪烁系统内(包括样品)的有色物质吸收而减少,称为颜色淬灭。不同的颜色淬灭影响程度不同,以红、黄色最为明显,而兰色相对影响较小。

由于上述各种淬灭因素的影响,将导致 β 能谱向低能端偏移(左移)和计数率下降(图2-7)。

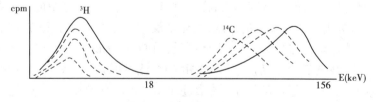

图 2-7　淬灭对 β 谱的影响

(2)淬灭校正方法

由于不同样品的淬灭因素和淬灭程度不同,导致各样品的实际测量效率不同。因此不能直接用所测计数率来作样品间放射量的相对比较,必须进行实际测量效率的校正,通过实际测得的计数率和校正的测量效率计算出每一个样品的放射性核素的衰变率,消除淬灭因素的影响,以确保样品之间的可比性。对样品进行实际的测量效率校正,称为淬灭校正(Quench correction)。

淬灭校正的方法很多,常用方法有:内标准源法,样品道比法,外标准道比法和 H 数法。

1)内标准源法

其原理为在待测样品的闪烁系统内加入已知放射性活度的同种标准放射性核素源,并借助其测量效率来确定待测样品的放射性活度。

测量程序:

①测量未加样品的闪烁液的本底计数率 n_b;

②测量各样品计数率 n_c;

③在各样品瓶内分别加入放射性活度均为 A 的标准源,再测计数率 n_m;

④计算探测效率:$E = (n_m - n_b)/A$;

⑤计算待测样品的放射性活度:$Ax = (n_c - n_b)/E$。

2)样品道比法(Sample channel ratio method,SCR)

将被测样品的 β 射线谱分成能量范围不同的两部分(A 道、B 道),通过两个单道脉冲幅度分析器分别测量两道的计数,并计算两道的比值。

$R = A/B$ 或 $R = A/(A + B)$

如果样品中存在不同程度的淬灭效应,则 β 能谱将相应有不同程度的左移,计数率和测量效率也有不同程度的降低。根据上述原理,应制备或外购一套标准的淬灭源,一套 8 只瓶,每瓶加有等量的放射性活度的标准源,其活度一般为 1×10^5 dpm 左右。第一只瓶不加任何淬灭剂,从第二只瓶起,依次递增加标准淬灭剂四氯化碳,构成淬灭梯度,然后封装。测量标准淬灭源,得到一组道比值 Ri 和计数率 Ni,通过 Ni 和标准淬灭源的衰变率,可求出各淬灭源的测量效率 Ei,以 Ei 为纵坐标,Ri 为横坐标,建立效率一道比($Ei—Ri$)曲线。

在相同工作条件下,测得待测样品的道比值 R_x 和计数率 n_x,通过 R_x 在 $Ei-Ri$ 曲线上查得对应的测量效率 Ex,再根据 n_x 和本底 n_b 计算该样品的放射性活度 Ax。

$$Ax = (n_x - n_b)Ex$$

3)外标准道比法(External standard channels ratio method,ESCR)

该法要求仪器配有外标准 γ 源,一般为 ^{226}Ra 或 ^{137}Cs,并设置两个外标准道。^{226}Ra 或 ^{137}Cs 照射样品,发生康普顿效应,产生康普顿电子,两个外标准道分别监测高、低两个脉冲幅度的康普顿电子谱,两道计数比称为外道比。因为康普顿电子与 β 粒子一样,受淬灭影响而发生能谱峰值下降,峰位左移,因此与样品道比一样,外道比也随淬灭程度不同而改变。将标准淬灭源每个样品测量两次,第一次无 γ 源,测得样品道计数率 ni,除以淬灭源的衰变率,求出测量效率 Ei,再进行第二次有外 γ 源照射情况下的淬灭源内康普顿电子的两道计数率的测量,并计算该两道计数率的比值 R,称为外标准道比。

然后以 Ei 为纵坐标,R 为横坐标,建立外标准道比曲线。

待测样品在相同条件下进行测量,一次无外 γ 源,样品道计数为 n_x,在外 γ 源照射情况下再测一次,得到外标准道比 Rx,在曲线上查出相应的 Ex。根据 n_x 和 Ex,可求出样品的放射性活度。

4)H 数法

1977 年 Horrocks 提出 H 数校正法。该法要求液体闪烁计数器必须采用多道脉冲幅度分析器,并且具备外 γ 源,常用^{137}Cs 源。

当外标准 γ 源照射闪烁杯及其容物时,将产生康普顿连续谱。如果有淬灭因素存在,康普顿谱高能端下降并向左移,淬灭程度越严重,左移距离越大。用康普顿谱高能边缘的拐点做为左移的特征点,在多道分析器中道比标识拐点位置左移的道数即为 H 数(图2-8)。

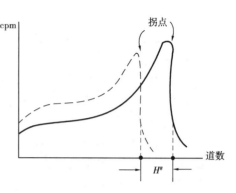

图 2-8　H 数示意图

用一组标准淬灭源,测量其计数率,并计算出实际测量效率 Ei,同时在外标准 γ 源照射后,测量其计数,通过专用软件由仪器配备的微机系统确定 H 数,然后以测量效率为纵坐标,H 数为横坐标,即可绘出 H 数淬灭校正曲线。

待测样品在相同条件下进行测量,先求出其 H 数,然后从 H 数淬灭校正曲线找出其实际测量效率,便可计算出待测样品的实际衰变数。

(3)各种淬灭校正方法优缺点比较

现将几种常用的淬灭校正方法优缺点的比较列于表2-2。

表 2-2　五种主要淬灭校正方法的比较

方法	优　点	缺　点
内标准源法	1. 如果精心操作,它是最准确的方法; 2. 对严重淬灭是最好的校准方法; 3. 对支持物上的样品是可靠的淬灭校正方法; 4. 可以同时校正化学淬灭和颜色淬灭。	1. 小量内标准放射源的定量吸取会引起很大误差; 2. 样品为内标准污染,不能重复使用; 3. 测量操作费时; 4. 校正多标记样品手续复杂,误差大。
样品道比法	1. 测量中不需再移动样品,测量速度快; 2. 对样品本身仅需一次测量; 3. 样品不污染,可重复使用; 4. 校正曲线在很宽范围内不依赖于样品体积; 5. 校正曲线对^{3}H 不依赖淬灭剂;对^{14}C 也仅在低计数率时与淬灭剂有关; 6. 一条校正曲线可以同时校正化学、颜色淬灭; 7. 较少依赖样品内的多相性; 8. 对中等淬灭校正很精确。	1. 要求样品有较高的计数率。否则要减本底才能求道比,比较复杂; 2. 对严重淬灭样品校正精确度差; 3. 需要使用双道符合液体闪烁计数器。

方法	优 点	缺 点
外标准法	1.可以自动化； 2.测量中不需要再次移动样品； 3.不改变样品成分,可重复使用； 4.γ外标准源强,测量时间少； 5.对很多淬灭剂有相同的校正曲线。	1.需要对样品和外标准各进行一次测量； 2.需要至少有双道的液体闪烁计数器； 3.化学淬灭和颜色淬灭校正曲线在严重淬灭时有差异。
外标准道比法	1.兼有外标准法和道比法的优点,与引入 γ 源的位置无关,排除了低强度计数时间长的缺点； 2.对各种颜色有不同的淬灭校正曲线,颜色淬灭和化学淬灭一般可用同一条校正曲线校准。	1.需要对样品和外标准各进行一次测量； 2.需要至少有双道的液体闪烁计数器； 3.化学淬灭和颜色淬灭校正曲线在严重淬灭时有差异。
H 数法	1,适用于不同闪烁液,对闪烁液体积依赖性不大,并能适用于低放射性水平的样品； 2.化学淬灭和颜色淬灭的校正曲线相接近。	需要有微处理机的先进仪器。

第四节　放射性测量统计误差及其控制

一、放射性的统计性

放射性核素的衰变总体上遵循负指数规律,但在衰变过程中,由于各个核互不关联,衰变是独立的随机事件,所以不同时刻衰变的核数不是一个固定的数值,但总在衰变总体期望值上下波动,属于离散型随机变量,服从一定的概率分布,这就是衰变过程中的统计涨落特性,称为放射性的统计性。

放射性核素衰变的统计涨落服从泊松分布规律(Poisson distribution)。

二、放射性测量计数的统计误差

由于衰变具有统计规律性,服从泊松分布,因此通过单次或多次测定,就可确定计数水平及其离散范围和离散程度,这个离散范围或离散程度就是放射性计数的统计误差,分为标准误差 α 和相对误差 δ 两类。

1. 标准误差(Standard error)

假设定时测量总计数为 N,根据泊松分布规律可知,其标准误差 σ_N 为：

$$\sigma_N = \pm \sqrt{N} \tag{2-1}$$

如果 N 计数通过 t 时间获得,则计数率 n 为

$$n = N/t$$

计数率的标准误差：$\sigma_n = \pm \sqrt{N}/t = \pm \sqrt{n/t}$ 　　　　　　　(2-2)

对于多次（A 次）定时测量，每次计数分别为 $N_1, N_2, N_3 \cdots \cdots N_i$，总计数

$$N = \sum N_i$$

平均计数 $\overline{N}$ $\overline{N} = \dfrac{1}{A} \sum N_i$

总计数 N $N = A\overline{N}$

其平均计数 $\overline{N}$ 的标准误差 $\sigma_{\overline{N}}$ 为：

$$\sigma_{\overline{N}} = \sqrt{\dfrac{\overline{N}}{A}} \tag{2-3}$$

多次测量的计数率均值($\overline{n}$) $\overline{n} = N/At$

其标准误差为：$\sigma_{\overline{n}} = \sqrt{n/At}$ (2-4)

2. 相对误差（Relative error）

为了鉴别，比较不同计数水平的误差大小，通常还需计算相对误差，相对误差为放射性标准误差与其测量值的百分比。由于放射性标准误差有不同的表达形式。因此，其相对误差也分别为：

$$\delta_N = \sqrt{1/N} \tag{2-5}$$

$$\delta_n = \sqrt{1/nt} \tag{2-6}$$

$$\delta_{\overline{N}} = \sqrt{1/A\overline{N}} \tag{2-7}$$

$$\delta_{\overline{n}} = \sqrt{1/A\overline{n}t} \tag{2-8}$$

放射性测量一般要求相对误差控制在 5% 以内。

3. 两个同类误差的算术运算

在放射性测量结果的计算工作中，往往涉及两个数值的算术运算，如：求样品的净计数率（两个数值相减：$n_s = n_c - n_b$）；求被测样品与标准样品计数率的比值（两个数值相除：比值 $= n_c/n_d$）。由于两个数值是分次测量的结果，各有其统计误差，且互不相关。因此，算术运算结果的总误差应遵循统计学理论的误差传递公式，即

$$S_T = \sqrt{S_1^2 + S_2^2} \tag{2-9}$$

进行计算。

式中 S_T 为两个数值算术运算结果的总误差，S_1 和 S_2 分别为两个数值各自的误差，且属同类误差 δ。

三、放射性测量统计误差的控制

放射性衰变的统计涨落决定了放射性测量的统计误差是不可避免的，但可以用适当的办法进行控制。

1. 提高计数 N

从相对误差的推导中可知，计数 N 越高，相对误差 δ_N 越小。提高样品计数 N 是减少误差的有效办法，对于计数率确定的样品，提高计数 N 的方法是：

（1）延长测量时间。因为 $N = nt$，测量时间越长，计数越高。

（2）适当增加测量次数 A，因为标准误差 $\sigma_{\overline{N}}$ 和相对误差 $\delta_{\overline{N}}$ 都与测量次数 A 的平方根成反比，适当增加测量次数可有效地减少统计误差和相对误差。但是 A > 4 时，效果将明显降低。

实际工作中,既要效果显著,又要节省时间,通常测量次数 A 不超过 3 次为宜。

(3)减少测量系统的影响因素,调整仪器的最佳工作条件,提高测量效率,对减少统计误差是有裨益的。放射性活度一定的样品,测量效率越高,计数率越高,相对误差越小。

2. 控制本底计数的影响

仪器的本底计数也有统计涨落变化,其规律也符合泊松分布。放射性样品的测量计数(N)实质上是由核衰变产生的计数(N_s)与本底计数(B)之和,即 $N = (N_s + B)$。如果放射性样品计数水平很低,接近本底计数时,本底将影响甚至于淹没放射性计数。因此本底计数决定了探测系统(仪器)的测量灵敏度,即最小可测量的大小。

(1)样品最小可测量控制

对于本底计数为 B 的测量系统,其统计误差为 $\sqrt{B}$,能分辨的最小可测量应大于 $B + 2\sqrt{B}$,美国标准局定义为三倍的本底计数。

在规定的测量时间(T)内,要使测量的相对误差(δ_{ns})控制在一定的范围内,其最小可测量为:

$$S(dpm) = \frac{1 + 2\delta_{ns}\sqrt{BT}}{E \cdot T \cdot (\delta_{na})^2} \tag{2-10}$$

式中:E 为测量效率,B 为本底。

由此可以看出降低仪器的本底,提高测量效率,对于提高仪器的测量灵敏度是很重要的。所以,目前常用品质因素 Q 来评价仪器的质量。

$$Q = \frac{E^2}{B} \tag{2-11}$$

(2)合理分配测量样品和本底的时间

合理安排测量样品时间和本底时间,对于测量低水平的放射性样品来说,也可以控制、减少测量误差。

放射性样品计数一般是净计数和本底计数之和。根据误差传递理论,样品净计数的统计误差和相对误差应为:

$$\sigma_{ns} = \sqrt{n_c/t_c + n_b/t_b}$$

$$\delta_{ns} = \frac{\sqrt{n_c/t_c + n_b/t_b}}{n_c - n_b}$$

合理安排测量时间包括两个内容:

1)在规定时间(T)内,合理分配测量样品时间 t_c 和测量本底时间 t_b,

$$\sigma_{ns} = \sqrt{n_c/t_c + n_b/t_b} = \sqrt{n_c/(T - t_b) + n_b/t_b}$$

或 $\sigma_{ns} = \sqrt{n_c/t_c + n_b/(T - t_c)}$

求 σ_{ns} 极小值,令 $d\sigma_{ns}(t_b)/dt_b = 0$ 或 $d\sigma_{ns}(t_c)/dt_c = 0$ 可得:

$$t_c/t_b = \sqrt{n_c/n_b} \tag{2-12}$$

将 $T = t_c + t_b$ 按上式分配,可使测量误差最小。

2)在规定的相对误差 δ_{ns} 范围内,合理选择样品测量时间 t_c 和本底测量时间 t_b。

由于

$$\delta_{ns} = \frac{\sqrt{n_c/t_c + n_b/t_b}}{n_c - n_b}$$

$$t_c/t_b = \sqrt{n_c/n_b}$$

$$n_s = n_c - n_b$$

可得：
$$t_c = \frac{n_c + \sqrt{n_c \cdot n_b}}{n_s^2 (\delta_{ns})^2} \tag{2-13}$$

若 $n_b/n_c < \delta_{ns}$ 时

$$t_c \approx \frac{1}{n_s (\delta_{ns})^2} \tag{2-14}$$

t_c 确定后，根据 $t_c/t_b = \sqrt{n_c/n_b}$ 计算 t_b。

第三章　与检验医学相关的核技术

目前检验核医学的工作内容虽然仍是以样品的体外放射分析为主,但随临床工作的需要与实验设施的日趋完备,以及适合于整体使用的标记试剂的不断研制出现,整体条件下的核医学诊断技术(通常称其为示踪实验)也将逐渐推广应用。无论是体外还是体内的核技术应用,都要用放射性标记化合物作为示踪剂(体外分析中用的示踪剂亦称分析试剂)。故本章有必要对示踪技术的原理与设计要点,放射性核素标记化合物,以及与检验医学相关的核技术作概述性介绍。

第一节　核素示踪原理与设计

一、示踪原理

1.同位素之间化学性质不可区分性

核素与其相应的同位素在元素周期表中排在同一位置,具有相同的原子序数、电子个数及排列方式,即具有相同的化学性质,它们在体内所发生的化学变化和生物学过程完全相同。因此,可以用放射性同位素研究稳定同位素,也可以用某种稳定同位素观察与其相应的另一种稳定同位素的变化。如用放射性^{131}I 来探讨稳定性^{127}I 的行为,用稳定性^{13}C 研究^{12}C 的变化等。

2.同位素之间物理性质的可区分性

生物体系的组成极为复杂,要在成千上万种混合物中定性或定量分析某一物质,常需进行复杂而繁琐的提纯工作;如果研究对象是生理物质,则生物体系中不仅有其相同的物质,而且也有结构类似的物质和其代谢产物,它们之间也可以互相转化,正常时处于动态平衡之中。要研究它在系统内的运动转化规律,就必须向系统内引入该物质。引入量太少,虽然不会引起机体生理状态的变化,但受定量分析灵敏度的限制,很难从大量的内源性物质中将其区分;若引入量太多,又会造成"异常含量"而改变系统的生理状态,使研究结果失真。要解决这一问题,只有预先把要研究的物质加上"标记"(Label),向系统内引入微量的标记物,才能追踪其去向(部位、数量及时相过程)。

放射性核素能发射具有一定特征的射线,用核仪器能准确地在体内或体外进行定性和定量分析。因此,可以将放射性核素或其标记化合物掺入稳定核素或其化合物中,引入待研究的系统,借助核仪器的测量,跟踪该类元素或其化合物在系统内的运转情况。

各种稳定同位素在其元素的总原子数中所占比例通常是一个定值,称为原子丰度(Atom abundance)。如^{16}O 是 99.759%,^{17}O 是 0.0374%,^{18}O 为 0.2043%。如果用一种稳定同位素标记某物质,引入待研究的系统,根据该稳定同位素原子丰度的变化,判断物质的运动转化规律。如给受检者口服^{13}C-甘油三油酸酯(标记在羧基),胃肠道吸收后迅速转变为$^{13}CO_2$ 呼出。脂肪酸吸收不良时,标记物主要从大肠排出,$^{13}CO_2$ 生成率下降,是脂肪吸收障碍的灵敏试验。

综上所述,相同的化学性质和不同的物理性质,是核素示踪技术(Nuclide Tracer

Technique)的基础。

二、示踪实验设计要点

1. 科学地选用示踪剂

(1)半衰期　根据实验周期,选择合适半衰期的核素。周期短的实验选用半衰期短的核素,周期长的实验选用半衰期长的核素。一般选用半衰期在几小时至几百天之间的核素较为合适。用于人体内的医用放射性核素,一般尽可能选用半衰期较短的核素。

(2)辐射类型和能量　放射性核素辐射类型和能量的选择,既要考虑便于测量,又要考虑辐射效应。α辐射的核素穿透力差,较难测量,且毒性很大,不宜用作生物实验,除放射自显影中偶尔使用外,一般很少使用。常用作示踪剂的核素主要是 β 和 γ 衰变体。

(3)示踪原子标记位置　研究物质的体内运动规律,只是考虑原标记物的去向,而不管其代谢产物,故不需严格定位的标记物。但在整个实验过程中,示踪原子必须处在标记化合物的稳定位置上,而不能起简单的交换反应。研究物质转化的实验要求标记核素处在被标记物的一定位置上,如在某些脱羧实验研究中,有意识地把^{14}C核素标记在化合物分子的羧基上。

(4)放射化学纯度　标记化合物不应含有其他放射性杂质,如果含有其他放射性物质,必须知道其含量,以便对实验数据加以校正。

(5)放射性比活度　进行放射性示踪实验时,放射性核素或其标记化合物往往被稳定同位素或其化合物所稀释,因此原始比活度必须足够高,才能使稀释后的测量样品达到一定的比活度,否则最后不能符合有效测量的要求。通常可以根据实验过程中放射性同位素被稀释的倍数 D、原始放射性示踪物的用量 C 以及测量仪器的探测效率 E 来计算放射性示踪物必须具有的初始比活度 A,使最后所能测出的放射性活度至少大于本底计数 B 的 2 倍。实验中各因素之间的关系可用下式表示:

$$\frac{AC}{D} > 2B \qquad\qquad\qquad (3\text{-}1)$$

2. 防止实验过程中的交叉污染

实验室内应明显划分活性区和非活性区,凡存放或操作放射性物质的器皿都必须作好放射性标记,不能与非放射性物质的器皿混用。

3. 注意安全防护

所有操作均应在铺有吸水纸的瓷盘中进行,操作 $1.85 \times 10^7 Bq$ 以上的 γ 放射物质和操作 $1.85 \times 10^7 Bq$ 以上的能量较大的硬 β 源,都必须有防护屏或其他防护措施,使外照射降至剂量当量限值以下。在进行强放射性操作前,一般都要作无放射性物质的模拟实验(又叫冷实验),待操作熟练之后才能进行放射性实验。

4. 妥善处理放射性废物

在生物示踪实验中,不可避免地会产生一些废物,如动植物尸体、粪便、反应废液等。这些废物常被放射性核素所污染,不能当做一般废物处理。放射性废水严禁倒入普通水槽中,应倒入标有"放射性废液"的容器内,经专门放射性污染排放系统排放。对于可能产生放射性气体的实验,应在通风柜内进行。实验中发生放射性事故时,例如盛放射性溶液的器皿破裂、打翻,放射性物质溅出、洒落,以及桌面、地面和人身的沾污等,应保持镇定,及时进行去污处理。

第二节 放射性核素标记化合物

放射性核素标记化合物,亦称放射性示踪剂(Radioactive tracer)的有关知识介绍如下。

一、基本概念

1. 放射性核素标记化合物

放射性核素标记化合物(Radionuclide labelled compounds)是化合物的分子结构中某一原子或某些原子被放射性核素原子取代后的化合物。

2. 同位素标记与非同位素标记

针对用于标记的放射性核素与被标记化合物组成的关系而将标记物分类的方法。

(1)同位素标记(Isotopic labeling) 若放射性核素是被标记化合物中固有元素的同位素,则称同位素标记。例如:各种有机化合物分子中必然含有碳、氢原子,可用它们的放射性同位素 ^{14}C、^3H 来取代;含硫、磷化合物可用 ^{35}S、^{32}P 来取代等。所得标记化合物的物理化学及生物特性可与原化合物基本相同。

(2)非同位素标记 若放射性核素不是被标记化合物中固有元素的同位素,则称非同位素标记。如:^{131}I 或 ^{125}I 标记蛋白质,^{125}I 标记类固醇激素等。非同位素标记所得标记化合物与原化合物的组成不完全相同,可能导致标记化合物的物理化学及生物学特性有所改变。

3. 放射性核素标记化合物的命名

命名虽无统一的法则,但有习惯的方法。对于无机化合物,通常在化合物的名称前注明标记核素的名称,如 ^{131}I-NaI,^{35}S-硫酸等。对于有机化合物,通常需在化合物名称前注明标记核素的名称及其在化合物中的位置,如:1-^{14}C-醋酸。上述方法是最基本的方法,为了进一步说明标记核素的原子在被标记化合物中的数量与分布,以及标记核素的种类多少,视实际情况还有以下命名方法:

(1)定位标记(Specific labeling) 用符号"S"表示。指标记分子中的标记原子95%以上被特定地标记在指定的位置上,如5(S)-^{3}H-尿嘧啶。通常定位标记可以省略符号"S"。

(2)准定位标记(Nominal labeling) 用符号"n"表示。指标记分子中的标记原子从合成方法上预测应在某一位置上,但由于未经实验分析证实不能保证只局限于指定位置,或者小于95%的标记原子被标记在指定的位置上,如6,7(n)-^{3}H 雌二醇。

(3)均匀标记(Uniform labeling) 用符号"U"表示。指标记分子中的标记原子从统计学上讲均匀地分布于分子中,每一位置上的标记几率是相同的,如U-^{14}C-葡萄糖。

(4)全标记(General labeling) 用"G"表示。指标记分子中所有相同的原子都可能或多或少地被标记原子所取代,但几率各不相同,如G-^{3}H-胆固醇。

(5)双标记或多标记(Double labeling and multiple labeling) 指在化合物分子中的不同位置引入两种或两种以上的放射性核素原子或引入一种元素的两种或两种以上同位素原子,如 C^3H_3-^{35}S-$CH_2CH_2CH(NH_2)$-COOH、$^{13}CH_3$-$^{14}COOH$ 等。

二、放射性核素标记化合物制备方法简述

1. 同位素交换法(Isotope exchange)

利用不同的化合物之间或化合物与单质之间,同种元素的两种同位素的相互交换来制备放射性核素标记化合物。如 ^1H 与 ^3H 交换，^{127}I 与 ^{123}I、或 ^{125}I 或 ^{131}I 交换等。同位素交换法的优点是简便、快速，不需要制备标记前体。如果反应条件选择适当，可获得较高放射性比活度的标记化合物。缺点是不易作定位标记，有机化合物主链上的原子无法标记。

2. 化学合成法（Chemical synthesis）

基于化学合成反应的原理，利用简单的放射性化合物作原料来制备所需标记化合物。这是制备标记化合物最常用的方法，原则上凡能用化学合成的化合物，均能用化学合成法制备标记化合物。

3. 生物合成法（Biosynthesis）

利用生物的生理代谢过程及酶的生理活性，将简单的标记化合物在体内或体外让生物吸收利用，转化成复杂的放射性标记的另一物质。这是制备某些用化学合成等方法难以制备的结构复杂的，特别是具有旋光异构性的标记物最简单、最容易的方法。如蛋白质、核酸、氨基酸、碳水化合物等的同位素标记物的制备。例如利用 ^{14}C-腺嘌呤能在鸡胚组织中合成 ^{14}C-核酸；又如利用小球藻的光合作用，使 $^{14}CO_2$ 参入藻细胞内，然后提取小球藻内蛋白质，再经水解，层析分离，便可得到 16 种 ^{14}C 全标记的氨基酸，全部是 L 型光学异构体。另外，利用某些微生物可以引起某种特定反应的特性，以及酶促反应的专一性，选择有一定标记位置的底物，可得到定位标记的化合物。

生物合成法的优点是反应条件温和、简便、快速，复杂化合物能一步合成，往往能一次得到多种有生物活性的生化物质。缺点是原料消耗大，产量低，副产物多，分离纯化较复杂，产物的放射性比活度较低。通常情况下，不能制备定位标记化合物。

4. 热原子反冲标记及加速离子标记

放射性核衰变、核反应及核裂变过程均释放出粒子或光子，同时原子核获得反冲能。热原子反冲标记（Hot atom recoil labeling）是通过核反应产生的放射性反冲原子与周围的化合物相互作用形成标记化合物。例如利用 $^3He(n,p)^3H$、$^{14}N(n,p)^{14}C$、$^{35}Cl(n,p)^{35}S$ 或 $^{10}B(\alpha,n)^{13}N$ 等核反应产生具有反冲能的 ^{14}C、^3H、^{35}S 或 ^{13}N 原子，取代有机化合物分子中相应的稳定核素，或与有机化合物分子发生加成反应来制备标记化合物。

加速离子标记（Acceleratedion labeling）是把放射性离子在电场中加速到很高的速度后轰击欲标记物质。此法能制备 ^{14}C 和 ^3H 标记化合物。例如由电磁分离器离子源得到的 $^{14}C^+$、$^3H^+$、$^3H_2^+$ 等离子在电场中被加速后向固体靶子轰击。

热原子反冲标记及加速离子标记的优点是能制得一些难以合成的复杂化合物，缺点是产率不高，生产复杂，分离困难，并且需要反应堆及加速器等特殊装置。

三、蛋白质与多肽的放射性碘标记技术

1. 碘标记化合物基本特性

碘元素的放射性核素种类繁多，其中 ^{125}I、^{131}I 和 ^{123}I 等因半衰期和射线能量适合于医学、生物学应用，可作为蛋白质、多肽、多种生物活性物质及药物等的标记核素。特别是 ^{125}I 和 ^{131}I 价廉易得，而 ^{125}I 为电子俘获衰变，放出能量为 35.5KeV 的 γ 射线和 27KeV 的特征 X 射线，易于探测，半衰期为 60.2 天，能保证一定的使用有效期和货架期，有利于 ^{125}I 标记化合物的商品化，因此广泛应用于体外放射分析中。

2. 蛋白质与多肽的放射性碘标记方法及基本原理

在有机化合物的碘标记中，苯环比直链易于标记，而且标记芳香环上的碘原子也较稳定。

用于标记的放射性碘的化学形式为 Na*I,*I⁻ 必须氧化成高价的氧化态 *I₂ 或 *I⁺ 才能标记到有机化合物分子上去。蛋白质、多肽的碘标记方法有直接标记法和间接标记法两类。

（1）直接标记法　以 Na*I 形式提供的 *I⁻ 首先在氧化剂的作用下被氧化成中间活性形式 *I₂ 或 *I⁺，然后再标记到蛋白质分子的酪氨酸残基的苯环上（酚羟基的邻位）。最少含有一个酪氨酸残基的蛋白质都能被标记，若被标记物的分子结构中无酪氨酸，则需要在该分子上先接一个含酪氨酸的物质，如酪氨酸甲酯（TME），然后再进行碘标记。除酪氨酸残基外，碘化反应还可发生在蛋白质分子中的组氨酸残基或色氨酸等有共轭 π 键的环状结构上，但是它们的反应性能比酪氨酸残基弱得多。基本反应式如下：

$$HO\!-\!\!\bigcirc\!\!-\!CH_2\!-\!C\,HCOO^- + {}^*I_2 \text{ 或 } {}^*I^+ \xrightarrow[\quad]{\overset{Na^*I}{\underset{(0)}{\downarrow}}} HO\!-\!\!\bigcirc\!\!-\!CH_2\!-\!C\,HCOO^- $$

（含 NH 及 *I 取代的结构，另加 3,5-二碘代产物 *I 取代的酪氨酸结构）

直接标记法中，由于氧化剂及氧化方法不同，分为多种碘标记技术。下面介绍几种常用的标记技术：

1）氯胺 T 法（Chloramine T, Ch-T）　氯胺 T 法是 1963 年 Greenwood-Hunter 为了制备 ¹³¹I-HCG 建立的。氯胺 T 是一种温和的氧化剂，在水溶液中产生次氯酸而使 *I⁻ 氧化。由于方法简便、快速、试剂便宜易得，标记效率高，而且重复性好，至今仍是使用最广泛的碘标记技术。通过选择反应物浓度、反应液体积、控制反应温度和时间，可以有效地控制碘化反应。加入过量还原剂即可中止反应，常用的还原剂是偏重亚硫酸钠（Na₂S₂O₅，又称焦亚硫酸钠，Sodium pyrosulfite）。碘化反应结束后，可以用树脂吸附法或葡聚糖凝胶过滤法除去游离碘。

反应一般于室温下或冰浴中在小试管中进行。需注意的是：①氯胺 T 在光和空气中不稳定，溶液应新鲜配制。②氯胺 T 用量应严格控制，用量过大会降低标记蛋白质的生物活性和免疫活性，用量不足又会降低标记率，应通过实验来确定。③偏重亚硫酸钠也应新鲜配制，用量一般为氯胺 T 用量的 1.5～2 倍。④pH 对碘化反应的影响也很大，应根据不同的蛋白质来确定最适 pH，一般为 pH7.4～7.8。为保证有足够大的缓冲容量，碘化反应应在 0.2～0.5M 的磷酸缓冲液中进行。⑤尽量减少反应体积，以提高碘化效率。⑥反应时间一般在 10s～3min 之间，反应时间过长，标记率的提高并不明显，而蛋白质、多肽的损伤却随标记时间增加而加重。⑦反应温度对标记率影响不大，一般于室温下进行。低温反应时，则可适当延长反应时间。被标记物的损伤可随温度升高而增加。

2）乳过氧化物酶（Lactoperoxidase, LPO）法　乳过氧化物酶法是 1969 年 Marchalonis 为标记免疫球蛋白首先建立的，用乳过氧化物酶代替氯胺 T 等化学氧化剂的方法。其原理是：当少量 H₂O₂ 存在时，乳过氧化物酶与 H₂O₂ 结合，释放出活泼的新生氧，后者使 *I⁻ 氧化。该法的特点是反应十分温和,标记蛋白质不仅可达到高放射性比活度,又保持其生物活性和免疫活性。反应 pH 可在 3.0~8.0 之间选择,反应时间约需 30~60min。中止反应用缓冲液稀释或加入半胱氨酸或巯基乙醇等。不足之处在于标记率比氯胺 T 法低 30%~40%。

乳过氧化物酶法操作中应注意:①H_2O_2 应分次加入,以避免因 H_2O_2 的浓度过大而抑制过氧化物酶的活性。用量应控制在标记蛋白量的 1% 以下,以减少因酶自身碘化而带入的放射化学杂质。为了克服这些缺点,对方法进行了改进,采用双酶标记法,即葡萄糖氧化酶—乳过氧化物酶(Glucose-oxidase-lactoperoxidase,GO-LPO)法。该法的原理是利用葡萄糖氧化酶作用于底物葡萄糖,有控制地持续产生微量的 H_2O_2,代替外加的 H_2O_2,然后微量的 H_2O_2 再经乳过氧化物酶作用而使蛋白质碘化。该法特点在于 H_2O_2 边产生边用于氧化 $^*I^-$,反应体系中无须加入氧化剂,反应更加温和,对蛋白质的损伤更轻微,能较好地保持蛋白质的生物活性和免疫活性。

3)固相氧化剂法 是将氧化剂交联在琼脂糖凝胶上或涂在塑料管或塑料珠子的表面,形成不溶性的固相氧化剂。该法的特点是简化标记步骤,中止反应不需加还原剂,避免了还原剂对蛋白质的损伤。

①固相酶法 将乳过氧化物酶或葡萄糖氧化酶交联到琼脂糖凝胶(Sepharose 4B)上,反应条件仍同于上述酶法标记。反应结束后,用离心法除去固相酶,可避免酶自身碘化后的分离困难,并使操作更加简便。

②氯甘脲即 Iodogen 法 氯甘脲即 1,3,4,6-四氯 3α,6α-二苯甘脲,引起碘化反应的机制与氯胺 T 相似。1978 年 Fraker 和 Speck 首先采用此法标记了蛋白质和细胞。操作方法:由于 Iodogen 在水中的溶解度极低,应将其用氯仿溶解后涂于反应管底部,用 N_2 气吹干,置 −20℃ 冷藏备用。碘化反应时,加入按比例配好的蛋白质和 Na^*I 混合液,混匀后反应 5~10 分钟,倒出反应液即中止反应。标记率可大于 60%,标记产物主要是单碘化合物,极少为双碘化合物。但必须注意的是当反应液中存在有机溶剂或洗涤剂时,会使 Iodogen 释放到溶液中。

③Iodo-Beads 法 Iodo-Beads 是 1982 年美国 PIERCE 化学公司提供的固相氧化剂,它是将氯胺 T 的衍生物 N-氯苯磺胺共价连接到无孔的聚苯乙烯小珠表面。碘化标记时将小珠放入含有蛋白质和 Na^*I 混合液的小瓶中,室温反应 5 分钟,取出小珠即中止反应。该法操作简便,蛋白质回收率高,标记反应比氯胺 T 温和。

4)N-溴替丁二酰亚胺(N-Bromosuccinimide)又称溴代琥珀酰亚胺(Succinbromimide)法 1982 年 Reay 用本法标记 RIA 的抗体,1987 年 Stephan 等用此法进行 ^{131}I 标记单克隆抗体,都取得了高标记率的结果。

N-溴代琥珀酰亚胺的作用与氯胺 T 和 Iodogen 相似,是一种弱氧化剂。这种碘化方法优点是:①标记率高。据 Stephen 报道碘化标记率大于 90%,标记产物可以不经分离纯化而直接使用。可用于标记浓度较低的蛋白质。②操作简单、快速、安全。缺点是 N-溴代琥珀酰亚胺没有从标记液中除去,体内实验可能产生毒性,但因含量极微,将标记单克隆抗体用于人体,其浓度仅为毒性剂量的 1/250000。

(2)间接标记法 又称联接标记法(Conjugation labeling),是先将放射性碘联接到一个小分子载体上,再将这个小分子物质与蛋白质结合。具有代表性的方法是 Bolton-Hunter 法,使用的试剂是 3-(对羟基苯)丙酸-N-琥珀酰亚胺酯(称 Bolton-Hunter 试剂)。标记方法分两步:①用氯胺 T 法使上述试剂碘化。②再将该碘化的试剂偶联到蛋白质分子上。反应式如下:

Bolton—Huntor
试 剂

①Ch—T
Na*I

蛋白质分子片断
（显示末端氨荃）

②偶联

*I标记的蛋白
质衍生物

本法的优缺点：①避免了氧化剂与蛋白质直接接触,对蛋白质的活性影响较小。②碘化的 Bolton-Hunter 试剂主要是联结到蛋白质分子表面赖氨酸残基的氨基或蛋白质分子的 N-末端上。当蛋白质分子缺乏酪氨酸不宜用直接标记法或酪氨酸残基位于蛋白质活性中心,碘化后会引起蛋白质生物活性和免疫活性明显降低,用本法标记可克服这些难题。③由于在蛋白质分子上引入了一个较大的分子所产生的位阻效应,对蛋白质的生物活性会产生影响,尤其对分子量小的蛋白质影响更明显。故一般不能用来标记分子量小于 1 万的蛋白质。此外,由于间接标记法的标记过程分两步走,故碘化蛋白质的放射性比活度和碘的利用率均较直接标记法低。

四、放射性核素标记化合物的主要质量指标

作为示踪剂及体外放射分析的分析试剂的放射性核素标记化合物,应具有较高的质量。衡量其质量的主要指标有:放射性核素纯度、放射化学纯度、放射性比活度、生物活性或免疫活性,以及标记核素原子在化合物结构中的位置与定量分布情况等。其中,放射化学纯度、放射性比活度及生物、免疫活性等三项指标在实验室制备标记化合物后,可通过较简单易行的方法加以测定。简要介绍如下:

1. 放射化学纯度

一种放射性核素标记化合物中,特定化学结构的物质的放射性占总放射性的百分数,称其为该物质的放射化学纯度。

测定放射化学纯度的最常用方法是放射层析法,即利用色谱技术,通过纸层析或薄层层析将纯化的标记产品中存在的各种组分分离开,然后测定各组分的放射性,代入下式计算放射化学纯度。

$$放射化学纯度(\%) = \frac{特定组分(化学形态)的放射性(cpm)}{各组分的放射性之和(cpm)} \times 100\% \qquad (3\text{-}2)$$

2. 放射性比活度

欲测标记化合物的放射性比活度,须要了解产品的放射性活度和化学量。测定方法有多种,较为简单的有直接测定计算法和层析谱放射性测定计算法或将层析谱经扫描后的面积计算法。

(1)直接测定计算法　将制备的标记化合物经纯化后,取部分配成溶液,测定其放射性浓度(KBq/ml),并用光谱法测定其化学浓度(μg/ml)。代入公式计算:

$$放射性比活度 = \frac{放射性浓度}{化学浓度} \qquad (3\text{-}3)$$

(2)层析谱放射性测定计算法　将制备后尚未纯化的标记物进行层析,再分段切取测量各段的放射性,绘制放射层析谱(图3-1),并按以下计算步骤进行计算:

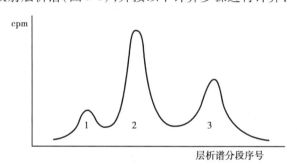

图3-1　放射层析谱示意图(分段切取测量法)

2. 特定组分放射峰,1、3. 非特定组分放射峰(即放射性杂质峰)

计算公式:

(1)标记率(%) $\dfrac{特定组分峰的各段放射性之和}{全层析谱各段放射性总和} \times 100\%$ 　　(3-4)

(2)放射性比活度 $= \dfrac{投入标记的放射性活度 \times 标记率}{投入标记的待标记物质的化学量}$ 　　(3-5)

对于体外放射分析(RIA、RRA)中的标记化合物,其放射性比活度还可以通过自身取代(Self-displacement)计算法间接地给出。方法原理和方法要点叙述如下。

自身取代法是建立在作为分析试剂的标记化合物与它的非标记标准品对它们的特异结合试剂(抗体或受体)具有相同的亲和力的基础之上。当特异结合试剂的用量完全不变的条件下,分别作两条剂量反应曲线,一条(A)是常规的 RIA(或 RRA)剂量反应曲线(见第四章),另一条(B)是单纯用递增量标记物与特异结合试剂相结合的剂量反应曲线。当两组反应达到平衡后分离出结合物并测放射性,计算结合率(B%)。常规的剂量反应曲线组各管的总放射性相同,而单纯标记物组各管的总放射性不相同,这一点在计算 B% 应予注意。因为两组反应系统内的特异结合试剂的质和量完全相同,因此各管的 B% 的大小完全取决于参与反应的分析试剂的总量(标准品＋标记物)。也就是说,当两条剂量反应曲线上 B% 相同的点所对应的分析试剂量也是相等的,即(标记物＋标准品)$_{曲线A}$＝(标记物)$_{曲线B}$,由此便可直接计算标记物的化学量,并由它的放射性进一步计算其放射性比活度。举例说明:

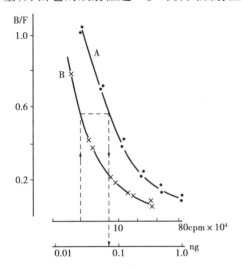

图 3-2 AI 的常规(A)和自身取代(B)剂量反应曲线

图 3-2 为血管紧张素 I(AI)的两条剂量反应曲线:A 是 AI 常规曲线(其中的 *Al 为 1×10^4cpm),B 是单纯 *AI 自身取代曲线。两条曲线的纵坐标均为 B/F,当 B/P＝0.6 时,曲线 A 读出 AI＝0.075ng,曲线 B 上读出 *AI 的放射性为 3×10^4cpm,扣除曲线 A 各管中的放射性 1×10^4cpm 后为 2×10^4cpm。故放射性比活度为 2×10^4cpm ÷ 0.075ng＝2.67×10^5cpm/ng。若仪器的探测效率为 60%,可进一步换算为6.742MBq/μg(182.2μCi/μg)。

为了计算的准确度,应取多个 B/F 值时的计算结果后求平均值作为待测标记物的放射性比活度。

3. 标记化合物生物(免疫)活性鉴定

首先应该明确,标记化合物无论用于生物体内的示踪研究,或是用于生物活性物质分析,都要求其生物活性或免疫活性与未作标记前相同或基本不变。其次还应知道,同一标记物的生物活性与免疫活性变化不一定平行,需分别测定。

常用的鉴定方法是特异结合试验,即鉴定生物活性时,让其与受体结合;鉴定免疫活性时,让其与抗体结合。首先以结合率是否高为指标判断其活性好坏,继而应观察标记物与特异结合试剂的亲和力是否与未标记的该物质相同。以 RIA 中的标记抗原为例,用不同稀释度的抗体,分别与标记抗原及标记抗原加非标记抗原的混合物进行特异结合。方法的要点是两组反应各管内的抗原总量应相等。若绘制出的两条抗体稀释度曲线平行或基本平行,说明标记抗原的免疫活性未发生或基本未发生改变。否则,与标记前差异较大。

五、放射性标记化合物的稳定性与贮存

1. 标记化合物的辐射分解

放射性标记化合物的稳定性较非标记化合物差,缘于化合物中标记核素的放射性衰变导致的辐射分解。按核衰变后使标记化合物损伤、破坏的机制分类,将辐射分解分为三类:

(1)初级内分解(Primary internal decomposition) 指核衰变产生子体核素使化合物的组成改变。

(2)初级外分解(Primary external decomposition) 指核衰变释放的射线直接对标记物分子本身及周围的标记物分子作用,使这些分子被激发、电离乃至化学键断裂。

(3)次级分解(Secondary decomposition) 指核辐射使标记物周围的其他物质(如:溶剂分子等)产生激活物质,如水分子被射线作用产生 HO *、H *、HO$_2^*$ 等自由基(Free Radicals)。这些激活物质再与标记物分子作用,使标记物破坏。

以上三类辐射分解都是标记物分子结构中的放射性原子发生核衰变造成的,所以又统称为放射性标记化合物的辐射自分解（Autoradiolysis）。

2. 标记化合物的贮存

鉴于标记化合物存在辐射自分解而导致稳定性更差，故在贮存时除了常规要求防潮，防霉，防氧化等外，还要针对辐射效应注意以下问题。

（1）适当降低比活度　辐射自分解中除初级内分解属放射性核素的核物理特性无法控制外，初级外分解与射线种类、射线能量、比活度等相关。射线穿透力越强，分子对射线能量吸收效率越低，不易损伤。同理，同类型射线中能量高的不易损伤分子。因此，释放低能 β 射线的核素标记物辐射自分解程度严重，且严重程度与比活度成正比。为此，适当降低比活度有利于减轻辐射自分解。

（2）保持标记物分子间的分散状态　标记物分子越密集，吸收射线能量的机率越大，易于损伤。故应使固态纯品标记物溶解在适当的溶剂中，使其分子呈分散状态，可有效地减轻初级外分解。又因辐射自分解中的次级分解是射线对标记物分子周围的其他分子（如：水分子）作用的结果，因此，选择溶剂时要尽可能选用不易产生自由基等激活物质的溶剂（如：苯）。非用水作溶剂不可时，应在溶液中加入自由基清除剂（Free radical scavengers），以阻止自由基对标记物分子的损伤。少量的 1% ~3% 乙醇即是有效的自由基清除剂。

（3）合理的贮存温度　降低温度能降低自由基对标记物分子的作用速率，减轻次级分解。但在冻结温度下，若温度不是很低，分子挤集现象易于发生，会加重初级外分解。因此，对于穿透力强，能量高的射线标记物，即初级外分解不是主要作用的标记物贮存，可采用通常的低温贮存。若穿透力极弱，则需要非冻结温度下的低温（2 ~4℃）贮存，或者是深低温（ -140℃ 以下）急速冻结贮存。急速冷冻条件下溶质分子仍保持分散和均相。

第三节　相关核技术概述

示踪技术的内容十分丰富，有些已逐渐由基础医学研究过渡到临床医学应用，充实了检验核医学的内容。本节简要介绍几项与检验医学关系较密切的示踪技术的基本原理和方法要点。

一、核素稀释法

1. 基本原理

核素稀释法（Nuclide dilution technique）是根据化学物质在稀释前后质量相等的原理建立起来的方法，其基本原理是当一定比活度的放射性核素或标记物与其非放射性物质混合均匀后，其放射性活度不变但混合物的比活度必然降低，降低的程度（即被稀释的程度）同标记物质与非标记物质的数量比有关。根据此原理可测定液体的容量和微量物质的含量。

2. 基本方法

（1）正稀释法　用已知量的标记物测定未知量非标记物的稀释法，称核素正稀释法（Direct nuclide dilution）。

物质容量测定　设 C_1、V_1 代表稀释前标记物的放射性浓度与体积，C_2 为稀释后的混合物放射性浓度，V_2 为用以稀释标记物的物质体积。若混合过程中无任何耗损，则混合前后的放射性相等：

$$C_1 V_1 = C_2 (V_1 + V_2), \qquad V_2 = \frac{V_1 (C_1 - C_2)}{C_2} \tag{3-6}$$

当示踪物的容量 V_1 相对于 V_2 可以忽略不计时,上式可简写为:

$$C_2 V_1 = V_2 C_2, \qquad V_2 = \frac{C_1 V_1}{C_2} \tag{3-7}$$

本法特别适用于体内不易分离组分的容量测定。

微量物质定量测定　用正稀释法对微量物质作定量测定应用范围更广,既可用于对体外标本中的药物或生化物质作定量,又可稍加变化用于测定整体内的多种物质。

1)体外标本定量　作体外标本定量时,取已知比活度(S_1)的标记物,定量(m_1)加入待测标本中,混匀后,用可靠的提纯步骤分出部分待测化合物,测放射性,定化学量,求出比活度(S_2),于是样品中被测物的量(m_2)可由下式计算:

$$S_1 m_1 = S_2 (m_1 + m_2), \qquad 则 \ m_2 = \frac{S_1 - S_2}{S_2} \times m_1 \tag{3-8}$$

当示踪物的化学量 m_1 相对于 m_2 可以忽略不计时,上式可简写为:

$$S_1 m_1 = S_2 m_2, \qquad 则 \ m_2 = \frac{S_1 m_1}{S_2} \tag{3-9}$$

2)体内组分的容量测定　作整体内组分的容量测定时,取一定量(V_1)已知放射性浓度(C_1)的标记组分,静脉注射,待体内混匀后另侧静脉取血分离出待测组分,测其放射性浓度(C_2),即可按式(3-6)或式(3-7)求出该组分的体内总容量(V_2)。

(2)反稀释法

核素反稀释法(Inverse nuclide dilution)的基本原理和正稀释法相同,但待测物是标记物,已知物是非标记物,具体应用有二种情况。

1)标本中有多种标记物

①被测标记物的比活度为已知值

作药物体内动力学研究时,标记药物的比活度是已知的,但血尿标本中混杂有标记代谢产物,单纯测定放射性不能反映原药浓度,化学量又少,定量分离困难。可在标本中加入一定量(m_2)的非标记原药,用可靠的分离步骤提纯部分原药,测放射性,定化学量,求出比活度(S_2),于是可通过下式计算出标本中标记原药的化学量(m_1):

$$S_1 m_1 = S_2 (m_1 + m_2) \qquad 则 \ m_1 = \frac{S_2}{S_1 - S_2} \times m_2 \tag{3-10}$$

上述方法的应用范围很广,凡是标记物在标本中量少,并混有杂质,只要知道它们的比活度(S_1),都可应用反稀释法定量。

②被测标记物的比活度为未知值

如果被测标记物的比活度(S_1)属未知数,可对上法稍加变化,即把样品分成两等份,分别加入不同量(m_2,m_3)的非标记物,混匀后,分离提纯部分被测标记物并测它们的比活度 S_2、S_3,利用下式求原标记物的化学量 m_1。该法也称为核素双稀释法(Double nuclide dilution)。

$$\frac{1}{2} S_1 m_1 = S_2 \left(m_2 + \frac{1}{2} m_1 \right) \qquad ①$$

$$\frac{1}{2} S_1 m_1 = S_3 \left(m_3 + \frac{1}{2} m_1 \right) \qquad ②$$

因为 $$①=②$$

所以 $$S_2\left(m_2+\frac{1}{2}m_1\right)=S_3\left(m_3+\frac{1}{2}m_1\right)$$

得 $$m_1=\frac{2(S_3m_3-S_2m_2)}{S_2-S_3} \tag{3-11}$$

2）标本中只有一种标记物

已知某标本中只有一种标记物，欲求其化学量（m_1），但因其量太少无法直接定量。这时，可先测该标本的总放射性 A，再加一定量非标记物（m_2），混匀后测比活度（S_2），按反稀释法原理求出 m_1，并从 $A=m_1\cdot S_1$ 求出原标记物的比活度（S_1）。

$$A=(m_2+m_1)S_2,\qquad m_1=A/S_2-m_2 \tag{3-12}$$

核素稀释法的结果准确与否，与试剂的纯度有密切关系。

二、放射自显影术

感光材料能感受核射线且极灵敏，因而在放射性核素的示踪研究中可利用感光材料对核射线进行探测。

把带有放射性示踪剂的标本与感光材料紧密接触，标本中放射性示踪剂发出的射线作用于相应部位的感光材料而形成潜影，经过显影、定影系列处理后可获得与示踪剂所在部位和放射性活度一致的由银颗粒组成的影像，通过对影像的阅读分析便可得知示踪剂在标本中的准确位置和数量。这种利用感光材料检查、记录和测量核射线的方法称为放射自显影术（Autoradiography ARG）。

放射自显影术的出现已有百余年的历史，近几十年来更是发展迅速，随着感光材料的不断改进及与其他技术的联合应用，目前放射自显影示踪研究已进入亚细胞水平。由于 ARG 能在形态学的基础上观察放射性示踪物在研究对象体内的动态变化过程，且能精确定位。对研究特定示踪物的代谢、更新以及作用的靶细胞部位，探讨功能与形态上的联系等尤有独到之处，所以在现代医学生物学研究的各个领域，如：药理学、毒理学、分子生物学、组织胚胎学、病理学、生理学、微生物学、免疫学等诸多学科广泛应用。

1. 基本原理

（1）感光材料 由卤化银和明胶所组成的乳胶。

卤化银（俗称银盐）：以微晶体的形式悬浮在明胶中，是核射线作用成像的物质基础，核射线作用的效应，显影和定影的变化都发生在卤化银晶体上。各种感光材料的特性是由卤化银晶体的组成、外形、大小及纯度等所决定的。

明胶：为动物骨骼及皮革制备的角蛋白。在乳胶中起到支持和分散卤化银晶体的作用，使之不会聚集和沉淀。同时明胶能与银离子相互作用生成不稳定的银胶络合物，络合物分解后生成金属银，在成像过程中起敏化剂作用。

ARG 常用的感光材料有：原子核乳胶、氚片、X 光片等（图 3-3）。

1）原子核乳胶（Nuclear enulsion）：为适应不同实验的需要有多种可供选择的制成品。

①液体核乳胶：常温下为粘稠液状，临用时用温水浴溶化，极限温度为 50℃，并可按所需乳胶层的厚度用双蒸水自由调节、稀释使用。银胶比例达 80：20（高灵敏度的光学照相乳胶的银胶比例为 47：53），银晶体颗粒较其他乳胶细（直径 $<0.24\mu m$），具有较高的分辨力，对暗室红灯不灵敏，可供较精细的光镜自显影或电镜自显影使用。

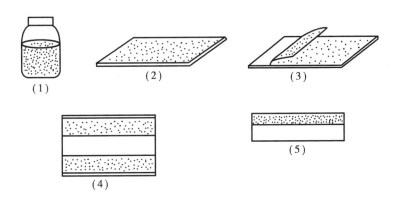

图 3-3　常用感光材料

(1)液体原子核乳胶　(2)原子核乳胶干板　(3)揭膜乳胶　(4)X 光片　(5)氚片

②核乳胶干板(Nulear emulsion plate)：将液体核乳胶涂在玻璃片上的制成品。由工厂成批生产,乳胶涂层厚度固定,可供宏观或光镜自显影使用。

③原子揭膜核乳胶(Stripping film emulsion)：把液体核乳胶涂在玻璃片上干燥,使用时按需用面积大小从玻璃上切割揭下,由工厂成批生产,乳胶涂层均匀一致,可供定量光镜自显影使用。

2)氚片(Tritium film)　银晶体颗粒直径约为 $1\mu m$,片基无色透明,仅一面涂有乳胶,外无保护层,常用于以氚为示踪剂的宏观放射自显影。

3)X 光片(X-ray film)　银晶体颗粒较粗,平均直径 $2.5\sim3\mu m$,片基较厚,两面或单面涂有乳胶,乳胶层外还涂有防止擦伤的明胶保护层。只适合作宏观放射自显影。

感光材料的保存:平时应注意避光、防潮、防热、防辐射,并在有效期内使用。

一般可在原包装上加上密封的塑料袋(袋内加干燥剂)直立置于 4℃冰箱内。使用前应先从冰箱取出,待回复室温后方可开启取用。液体核乳胶可置于带盖的棕色瓶中,用两层以上黑纸包好存放在 4℃冰箱中,注意避免冻结。

(2)放射自显影的潜影形成

对于乳胶中卤化银受射线作用而形成潜影(Latent image):卤化银通常由硝酸银与卤化物反应生成,(例如:$AgNO_3 + KBr \rightarrow AgBr\downarrow + KNO_3$)生成的溴化银晶体中 Ag^+ 和 Br^- 的排列非常规则,呈理想的晶体点阵结构,晶体内部电荷平衡,但这种完美晶体结构的溴化银晶体对核射线不灵敏,因而在制备乳胶时往往采用特殊的制作工艺设法使生成的卤化银晶体点阵发生缺陷,在扭位的晶格上电荷不再平衡,构成潜影形成过程中的敏化中心。当核射线作用于溴化银晶体时产生电离,离子对中的电子将向敏化中心移动形成带阴电荷的静电层,随后带正电荷的银离子向此处聚集,部分与电子结合成为银原子。这些极其微量的银原子在显影过程中起重要的催化作用,促使溴化银晶体还原成金属银颗粒,这时的敏化中心称为显影中心,凡建立了显影中心的晶体称为潜影形成。经显影、定影处理后显影中心的溴化银晶体很快被还原成金属银颗粒而显影,未建立显影中心的溴化银晶体则通过定影液被溶去。金属银颗粒在底片上组成可供观察的影像。单个金属银颗粒在电镜下呈丝团状,在高倍镜下呈椭圆形棕黑色颗粒,在暗视野里为明显的亮点。许多金属银颗粒聚集在一起形成我们肉眼所见的黑色影像。

(3)显影、定影

显影:通过显影液来完成,是使已建立了显影中心的卤化银晶体还原成金属银颗粒的过程。

实际上乳胶中的所有卤化银晶体都能被显影液还原成金属银颗粒,然而在建立了显影中心的卤化银晶体聚集了极微量的银原子,这些银原子在显影过程中起着重要的催化作用。所以在较短时间内被还原。而未建立显影中心的卤化银晶体则需较长的时间才能被还原,因此可通过控制显影时间将两者区分开。

显影液由显影剂(起还原作用)、促进剂(提供碱性环境以利显影过程的进行)、保护剂(中和还原剂的氧化产物)及抑制剂(抑制未感光的银盐分解)组成。

显影液在配制时要严格按配方所提供的顺序逐一加入试剂,不可颠倒,并应待前一种试剂完全溶解后再加入后一种试剂,最后加水至全量。配制完毕应加盖避光保存,防止氧化,需放置(过夜)后使用。

定影:通过定影液来完成,其作用是溶去未形成潜影的银晶体,保留已显影的银颗粒。

定影液由定影剂(溶去未形成潜影的银晶体)、保护剂(与酸反应,抵制定影液被酸分解)、停显剂(终止显影剂继续作用)及坚膜剂(防止乳胶膨胀、脱落及操作中擦伤、划伤)组成。配制时的注意事项与显影液相同。

2. 放射自显影的类型及基本方法

(1)自显影的类型

1)宏观放射自显影(Macroscopic ARG)观察范围较大,如小动物的整体标本,大动物的脏器标本以及各种电泳凝脉、层析板、免疫沉淀板都可作宏观放射自显影。要求的分辨力较低,只需用肉眼或借助放大镜进行观察,由黑度(光密度)来定位和相对定量。

2)光学显微镜自显影(Light microscopic ARG)观察范围较小,如组织学、细胞学标本要求的分辨力较高,需用光学显微镜进行观察,以银粒作为判断示踪部位及数量的指标。

3)电子显微镜放射自显影(Electron microscopic ARG)观察范围极小,适用于细胞、亚细胞水平的示踪研究,要求的分辨率很高,需用电镜技术进行标本制备及观察,以单层银粒为判断依据。

(2)放射自显影的基本方法

放射性自显影术包括向实验对象引入示踪剂,标本制备,自显影制备,曝光处理,显影、定影、水洗处理,标本的染色、封固等一系列技术操作过程(图3-4)。

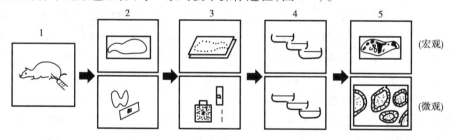

图3-4 放射自显影流程示意图

1.向动物体内引入示踪例 2.制成切片(整体,组织) 3.切片与感光材料紧密贴合曝光
4.曝光后的感光材料显影,定影,水洗,染色,封固 5.肉眼(或放大镜),光镜观察

1)示踪剂的引入 可根据实验要求采用喂养、灌胃、注射(iv. im. iH. iP)、滴加、培养液中加入等方法进行。需考虑最终制成的标本有足够的放射性以保证一定的自显影效率和分

辨力。

2）标本制备　按所作放射自显影的类型制成整体标本、组织标本或超薄电镜标本,制作方法与一般组织学技术相同,但操作过程中注意防止示踪剂的丢失、扩散或移位。

3）自显影制备　自显影制备的基本方法有:接触法、湿贴法、液体乳胶法、揭膜核乳胶法等。

①接触法　将带有放射性示踪剂的标本表面与乳胶表面紧密接触进行曝光。

②湿贴法　将组织切片直接裱贴在乳胶面上,不再分开,一起曝光、显影、定影、染色和封固。

③液体乳胶法　将液体核乳胶直接涂布在标本的表面进行曝光。与标本一起进行显影、定影、水洗、染色并封固在一起。本法最大的优点是乳胶的厚度可自由调节,乳胶与标本紧密接触。常用于光镜及电镜自显影。具体操作上又可分为:流布法、浸膜法、及用于电镜自显影的单层乳胶膜制作法。

4）曝光处理　曝光是指在避光、低温、干燥的条件下使射线充分作用于乳胶的过程。

在此过程中掌握好曝光时间对自显影质量尤为重要,曝光时间与标本中放射性活度密切相关,放射性活度高,曝光时间则短,在实际操作中较可靠的方法是实验曝光法:即在同一实验中多制备一些自显影片,经一定曝光时间后取一张试行显影,直试至影像满意时再将在同样条件下制备,曝光的其余自显影片显影。

5）显影、定影、水洗、干燥　乳胶感光后形成的潜影必须通过显影、定影处理才能成为可被检测的影像。

显影:显影温度应控制在 18～20℃,温度越高显影速度越快,但易使乳胶膜膨胀、松软,温度过低则显影不足。显影时间视显影液的活力(新鲜配制者及浓度大者活力高)稍有差异,一般控制在 2～4min,必要时可将显影液作适当的稀释降低其活力。操作时还应不停搅动显影液,使乳胶表面的显影液不断更新,防止显影不匀产生假象。

定影:定影温度在 18～20℃,定影时间一般为 8～15min 或以上。

水洗:经显影、定影后必须经过充分的水洗以确保清除残留的显影、定影剂及银盐,保证自显影的质量。一般要求在流水中清洗 20min 以上。

干燥:对自显影的保存十分重要,宏观自显影片可用干燥机或于空气中(注意防尘)自然晾干。光镜自显影可于染色后干燥。电镜自显影的干燥必须严格防尘。

6）自显影的阅读、分析　自显影中显影银粒的有无和多少是与标本中放射性的有无和多少一致的,故借此可确定放射性示踪剂在标本中的位置和数量。

①影响自显影阅读的主要质量指标

自显影的分辨力:指自显影像能显示放射性示踪物在组织结构中准确位置的能力及区分两个邻近标记结构(放射源)的能力。位置越准确、区分的距离越近者表示分辨力越高。

自显影分辨力高低与放射源向周围散射相关,散射少的分辨力高,散射多的分辨力低。

自显影的效率:指标本中的放射性核素在曝光期间,发生的衰变数与所造成的银粒数之比率。在正常情况下标本中的放射性活度与显影银粒数成正比。

②自显影阅读方法概述

宏观自显影:直接肉眼观察黑度,加以对比便可做出大致的判断,必要时可借助光密度计测量。为了使定量更加准确,可用已知放射性活度的标准梯度放射源与标本一起曝光、显影。

所得自显影像同时带有标准梯度放射源的影像,通过光密度计或图像分析仪测量可得到光密度与放射性活度相关的标准曲线,利用在相同条件下自显影像各部位所测得的光密度便可从标准曲线上查得相对的放射性活度。

在确定标记部位时可将自显影像与标本重叠起来观察,反复核对确实无误时方可作出结论。

光学显微镜自显影:单位面积上的放射性活度与单位面积上的银粒数目成正比,所以银粒计数是分析光镜自显影的基础。

阅片时注意从形态、大小、色泽等方面把银颗粒与色素颗粒、染料颗粒区分开,排除不正常的本底和假像。对于染色标本银粒不易鉴别时可用暗视野观察。

光镜自显影中银粒计数与放射性测量的计数一样同属统计学上的泊松分布。在确认标记结构后,可将本底和标记结构上的银粒数分别计数。一般情况下,当标记结构上的银粒数大于同等面积本底银粒数的 3 ~ 5 倍可确认已被标记。如需确定细胞标记率时,在本底正常的情况下,细胞核内有四颗以上银粒即可确认为标记细胞。

电子显微镜自显影:电镜自显影的结果分析一般需在很多自显影照片上进行,可先从多个视野的观察中获得初步的银粒分布印象,设计出分析方案,再从自显影中收集更多的资料进行综合分析。

当标记结构分散,自显影像不交叉、重叠,有时凭实际观察到的银粒分布情况便可得出结论。当银粒分布比较分散,且在结构中的位置不准确,则需进一步作统计学分析。

3. 影响放射性自显影质量的常见因素

1)乳胶中溴化银晶体的大小与密度 银晶体颗粒小且排列致密者,射线穿透时形成的潜影多,因而效率高,且因对射线的吸收好,散射少,分辨力也较高。

2)乳胶厚度 乳胶层较薄者影像交叉和散射减少,分辨力高。当乳胶层的厚度小于示踪核素的射程时,自显影效率会随乳胶层的加厚而增加。当乳胶层的厚度超过示踪剂的最大射程时,射程外的核乳胶不会被射线作用,自显影效率不再提高。

3)标本的厚度 标本较厚或密度较大,组织层次重叠,散射加重,导致分辨力降低。当使用能量较低的放射性核素作示踪剂时,由于厚标本的自吸收现象可导致效率下降。

4)标本与乳胶的距离 乳胶层与标本的距离增大时,散射较大,使分辨力下降,标本中的放射性也因被标本与乳胶间的空气或间隔层所吸收,使效率下降。距离过大时,能量较低的核射线甚至达不到乳胶层。

5)曝光时间 曝光时间不充分时将使自显影效率下降,但随着曝光时间的延长,乳胶受到高能射线作用的时间也延长,分辨力下降。一般情况下最好通过实验曝光法决定适当的曝光时间。

6)示踪核素的能量 能量高者在乳胶中射程较长,散射至放射源以外的银粒也较多,分辨力降低,实际工作中当其他条件相同时,应尽可能采用能量较低的放射性核素及采用较薄的标本,以获得较高的分辨力。

7)本底 在自显影中,除了标本中示踪剂能使银粒显影外,一些其他原因也能使银粒显影。这些显影的银粒构成自显影的本底,过高的本底会影响自显影的分辨力,尤其在低水平放射性测量中,本底银粒与低水平射线造成的银粒无法区分,甚至被本底所掩盖,造成较大误差。

在放射自显影中能使本底升高的因素除与核射线探测仪器本底升高的原因,如:宇宙射线、环境中放射性污染等相同外,还与感光材料超过使用期,保存和操作过程中温度过高,乳胶表面的压力、张力过大以及化学物质的使用等因素有关。暗室中红灯过亮,或在红灯下暴露时间过长,显影时间过长等等都会导致放射自显影本底升高,在操作中尤应高度注意。

上述 2)、3)、4)、6)诸影响因素图示于图 3-5。

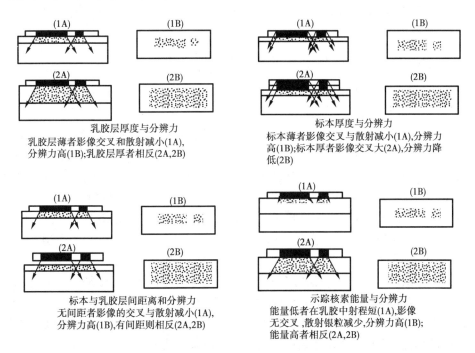

图 3-5 影响自显影质量的常见因素

三、物质转化示踪技术

研究体内和细胞内各种代谢物的转化规律,是深入认识生命本质的重要课题,核素示踪技术则是解决这一重要问题的主要手段,选用各种标记前身物,即可从标记产物的情况来判断前身与产物之间的关系,包括转化速度、转化发生的部位、转化所需要的条件、转化过程(有无中间产物及中间产物种类)、影响转化的因素等。核素示踪法研究物质转化的主要技术有参入实验、酶的放射分析及放射酶促分析、整体酶活力测定以及微生物放射测定法等。其中酶的放射分析及放射酶促分析将在第四章作介绍。现将其他几种方法简述如下。

1. 参入实验 生物体系中物质之间的关系十分复杂,但大体上可分为前身物、中间物和产物三类。当用核素(放射性或稳定性核素)标记物质 A,在一定的条件下(离体或整体)引入生物体系,经过一定时间之后,分离出多余的 A,测产物 B 的放射性(稳定核素标记则作质谱分析),若测出放射性,说明 A 是 B 的前身物。

参入实验的主要技术参数有两个:

①参入百分率(Incorporation percentage):又称相对参入量,可对前身物和产物的关系做出定量分析。

$$参入率 = \frac{产物的放射性}{前射物的放谢性} \times 100\% \qquad (3-13)$$

参入百分率只能表明加入的前身物转变为产物的百分率,而不能完全说明前身物转化为产物的总量或速度。这是因为生物体系中存在的内源性前身物对标记前身物的稀释,以及内源性前身物也要转化为非标记产物的结果。尤其是在内源性前身物很多,而促使转化的必要条件(如生物酶活力、机体免疫功能等)很弱的情况下,由于内源性前身物的竞争,形成的非标记产物则多,产物的放射性反而降低。

②相对比活度(Relative specific activity):为了排除产物和前身物分子量不同的影响,采用各自的比活度比值来反映它们之间的转化关系。

$$相对比活度 = \frac{产物的比活度}{前身物的比活度} \tag{3-14}$$

在离体实验中,通常使用过量的标记前身物,以保持其比活度在实验过程中基本不变,这时可直接用产物的比活度来代表相对比活度。

相对比活度反映的是转化率或标记前身物的利用率,即通常称谓的参入率(Incorporation rate)。参入率的大小与多种因素有关,诸如生物材料种类、参入时间长短、中间产物和产物的代谢库大小,以及转换速率等。这些因素既要在预实验中选定,又要在实验过程中严格控制。

参入实验分整体参入和离体参入两种。整体参入实验有利于观察物质在体内转化的全貌,易于获得最后结论。但因体内的循环交换和代谢旁路使得转化细节难以弄清。因此,研究转化过程的细节应采用离体参入实验。由于实验条件易于控制,有利于在分子水平阐明转化过程的具体步骤、转化条件及影响因素。用做离体参入实验的生物材料有组织切片、组织匀浆、游离细胞、亚细胞颗粒或无细胞酶系统.离体参入实验结果只能看做是一种可能,不可轻易做出最后结论,因为离体实验破坏了完整的代谢系统。为此,两种参入实验相互验证才能做出较可靠的结论。此外,参入实验的结果与实验条件有密切关系,还要特别注意以下环节:①标记前身物用量都应是"示踪量",即基本不改变系统原来的代谢状况。故对标记前身物的比活度要求尽可能高,以保证产物中有足够的放射性采满足测量要求。②示踪物的放射化学纯度要相当高,最好应 >99%,否则难以获得可靠结果。③要求产物的分离达到放化纯,即有恒定的比活度。

2. 整体酶活力测定 (见第四章第五节)。

3. 微生物放射测定法(Radiometric assay of microorganism) ^{14}C 标记的营养物(如 ^{14}C-葡萄糖、^{14}C-精氨酸等)经细菌利用或降解,最终产生 $^{14}CO_2$。收集 $^{14}CO_2$ 作液闪测量,以放射性活度来确定细菌数量及其代谢特点。利用这个原理还可进行抗菌素等的药敏性测定,食物和人体内某些物质的含量测定(如人血浆或红细胞中的叶酸水平测定),以及细菌复制时间测定等。

微生物放射测定的方法有两类:一类是用碱性物质(Ba、Na 的氢氧化物)吸收 CO_2,再用液体闪烁计数器测定。其装置中应用较多的是"两隔室闪烁瓶",即在普通闪烁瓶内放一个内杯作为反应瓶,内盛培养液、放射性底物和待检样品。内杯外置一浸有闪烁剂的滤纸圆筒,滴加碱液后加盖密封。此装置在 37℃ 下培养,产生的 $^{14}CO_2$ 被含有碱液的滤纸吸收,并用液体闪烁计数器测量。与此种装置原理一样,国内研制的称为顶网式闪烁代谢瓶,它在普通闪烁瓶的顶部安放一个网架,内放浸有碱性吸收剂(海胺或 NaOH 甲醇液)和高浓度闪烁液(10% PPO + 1% POPOP)的玻璃纤维滤纸,作为 $^{14}CO_2$ 捕集系统。闪烁瓶内放有放射性底物、培养基和待检样品(图 3-6)。

四、核酸探针标记技术

核酸探针技术是指具有特定的已知碱基序列的单链多聚核苷酸片段,能与互补核酸序列退火杂交,用于探测核酸样品中特定的核苷酸序列。要达到探测目的必须将核酸探针用示踪物(标记物)进行标记。根据所用标记物是否为放射性物质而分为放射性核素标记法和非放射性标记法。

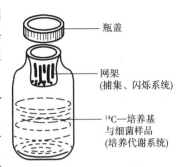

图 3-6 顶网式闪烁代谢瓶

1. 核酸探针的种类 根据核酸探针的性质及来源可分为:基因组 DNA 探针、cDNA 探针、RNA 探针及寡核苷酸探针。

(1)基因 DNA 探针 克隆化的各种基因片段是目前最广泛采用的核酸探针。基因片段经过克隆、纯化或聚合酶链反应(PCR)扩增后成为特异的 DNA 探针。

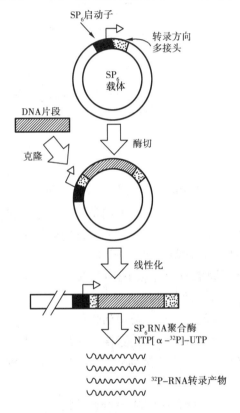

图 3-7 采用 SP6 DNA 载体
体外转录合成 RNA 探针

(2)cDNA 探针 cDNA 不含内含子及高度重复序列是一种较为理想的核酸探针。提取 mRNA 经逆转录合成 cDNA,再经 cDNA 克隆或 PCR 制备。

(3)RNA 探针 可通过 cDNA 克隆或用含 T7 或 Sp6 启动子的表达载体克隆制备,但 RNA 极易被降解,制备较为困难,故应用受一定限制(图 3-7,3-8)。

(4)寡核苷酸探针 为人工合成的寡核苷酸片段。根据基因序列或蛋白质多肽的氨基酸排列顺序推测出编码序列,然后合成一段 15~30 个核苷酸的寡核苷酸(Oligonucleotides)片段。

2. 核酸探针的标记

(1)放射性核素标记法 放射性核素标记核酸探针一般是利用酶促反应将放射性核素标记的核苷酸参入到新合成的核酸链中或将放射性核素的原子转移到核酸链的 5′或 3′末端。常用的方法有:缺口平移法、随机引物法、末端标记法以及 PCR 参入法。

1)缺口平移法 (Nick translation) 为经典的常用核酸探针标记方法。在进行标记的反应体系中有 DNase I、大肠杆菌 DNA 聚合酶 I(Ecoli DNA Polymerase I)、放射性核素标记的 dNTP([α-^{32}P]-dNTP)和待标记的双链 DNA 片段。

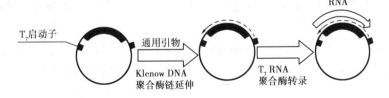

图 3-8 利用 T$_7$ 启动子的 M$_{13}$DNA 载体合成 RNA 探针

待标记的双链 DNA 片段在反应体系中被 DNase I 切开多个单链切口,大肠杆菌 DNA 聚合酶 I 的 5′→3′端外切酶将切口上 5′端的第一个核苷酸水解切除,3′-OH 被暴露,在其 5′→3′

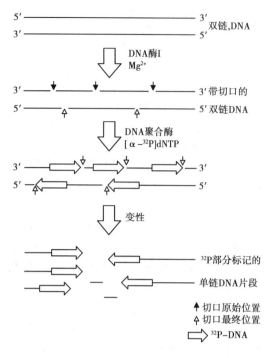

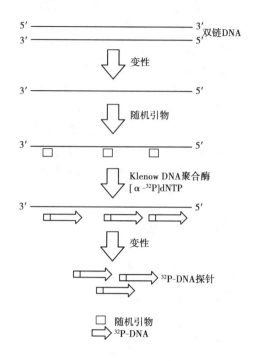

图 3-9　切口平移法原理示意图　　　图 3-10　随机引物法原理示意图

端聚合酶活性催化下以对侧 DNA 单链为模板,按碱基配对原则沿 5′→3′方向从反应体系中摄取相应的[a_^{32}P]-dNTP 连接到 3′—OH 末端合成新 DNA 链。切口则沿 5′→3′方向向下一位平移(图 3-9)。实际上是用放射性核素标记的 dNTP 替代原 DNA 链上的同种核苷酸,所以新旧链上的碱基序列完全相同,且由于 DNaseI 是在双链不同部位切开多个切口,故反应在多个切口同时进行,故两条链都能被均匀地标记,从而获得较高的放射性比活度。

2)随机引物法(Random priming)　是近年发展起来且能获得高比放射活性的核酸探针标记法。随机引物是指含有各种可能排列顺序的寡核苷酸片段的混合物(寡核苷酸片段长度一般为 6 个核苷酸残基,由降解小牛胸腺或人工合成获得,其可能排列顺序为 4^6 = 4095 种顺序。)

在反应体系中含有各种六聚核苷酸(随机引物)、Klenow 酶(为 DNA 聚合酶 I 的一个大片段,具 5′→3′聚合酶活性)、放射性核素标记的 dNTP([α_^{32}P]-dNTP)和模板 DNA 单链,六聚核苷酸可随机地与 DNA 单链上的同源区杂交提供 3′-OH 末端成为合成新 DNA 链的引物。在 Klenow 酶作用下沿模板(DNA 单链)在多个位点开始 DNA 的合成。在合成过程中将放射性核素标记的 dNTP 参入到新 DNA 链中(图 3-10)。

3)末端标记法(End labelling)　核酸探针是多聚核苷酸片段,具 5′和 3′端,末端标记法是利用适当的酶促反应使探针的末端连接上特定的放射性核素标记的基团,达到标记的目的。举例说明如下:

①5′-末端标记法:T4 多核苷酸激酶(T4 polynucleotide kinase)可催化某种标记的三磷酸核苷(如 r_^{32}P-ATP)分子中 r-磷酸基团转移到多聚核苷酸片段的 5′-OH 基团上(图 3-11)。

②3′-末端标记法　末端脱氧核苷酰转移酶(Terminal deoxynueleotidyl transferase)能将

dNTP 与寡核苷酸片段 3′端的-OH 催化形成磷酸酯键使得核酸探针的 3′端可连接上不同的标记 dNTP 基团。

4）PCR 参入法（Hot pek） 将待标记的核酸探针作为原始模板进行 PCR 扩增，使反应体系中 4 种 dNTP 底物中一种或一种以上为放射性核素所标记，而被参入到 PCR 产物中，达到标记目的。

（2）非放射性标记法

1）酶促标记法 生物素（Biotin），地高辛（Digoxigemin）标记的 dNTP 可与放射性核素标记的 dNTP 一样用聚合酶催化参入到新合成的 DNA 链中。

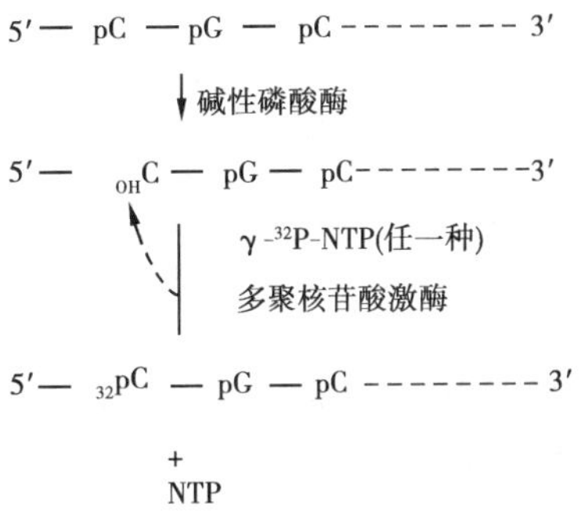

2）化学标记法 将生物素与另一类化学性质较活泼的基团相连，在特定的条件下，使活泼基团活化而与核苷酸特定部位共价结合，如光敏生物素（Photo biotin），成为生物素标记的核酸探针。

$5'$ — pC — pG — pC - - - - - - - $3'$

↓ 碱性磷酸酶

$5'$ — $_{OH}$ — pG — pC - - - - - - $3'$

↘ γ -^{32}P-NTP(任一种)
多聚核苷酸激酶

$5'$ — $_{32}$pC — pG — pC - - - - - - $3'$

+
NTP

图 3-11 5′末端标记 DNA 探针示意图

五、活化分析

1. 基本原理

活化分析（Activation analysis）是一种利用粒子束（如中子、带电粒子、γ 射线）照射样品，使其中待测稳定性核素发生核反应，从而对样品中的元素作定性和定量的超微量分析法。它包括活化和分析两个步骤。活化，就是将稳定性核素经过核反应，转变成相应的放射性核素。分析，就是用化学方法配合仪器或单纯用仪器测量活化后放射性核素所发射射线的能量和强度，进行定性或定量分析。

利用具有一定能量的特定粒子照射样品，使待测样品中的某些稳定性核素经核反应产生放射性核素，该放射性核素的放射性活度与待测元素间有一种定量的关系，这就是活化分析所依据的基本原理。因此，样品中待测稳定性核素的含量 W，可按下式计算：

$$W = \frac{AW}{\Phi \delta \alpha N_A (1 - e^{-0.693t/T_{1/2}})} \tag{3-15}$$

式中：A 为产生的放射性活度（Bq）；M 为待测元素的原子量；Φ 为照射粒子通量（粒子数/厘米^2·秒）；δ 为待测稳定核素的核反应截面；α 为待测稳定核素丰度；N_A 为阿佛加德罗常数（$6.023 \times 10^{23} \text{mol}^{-1}$）；t 为照射时间；$T_{1/2}$ 为放射性核素的半衰期。

2. 活化分析分类

（1）根据粒子束的种类不同可将活化分析技术分为三类：

1）中于活化分析（Neutron activation analysis，简写为 NAA）这是活化分析中应用最多的一种，按中子能量不同又可分为三种。

①热中子活化 热中子（Thermal neutron）能量低于 0.2MeV，引起的核反应主要是（n，γ）。热中子几乎能被所有的核俘获而放出 γ 射线，该反应的产物与靶核有相同的原子序数，多一个质量数，如核反应：$^{75}_{33}As + ^1_0n \rightarrow ^{76}_{33}As + \gamma$，记作 $^{75}As(n，\gamma)^{76}As$。

②共振中于活化 共振中子（Resonance neutron）的能量在 0.2 ~ 1MeV 之间，原子序数较高的元素，对此能量范围的中子能发生较强的共振辐射俘获，即（n，γ）反应。

③快中子活化 快中予（Fast neutron）是指能量大于 1MeV 的中子。其照射常发生的核反应是：（n，p）、（n，α）、（n，2n）。如：$^{16}O(n，p)^{16}N$，$^{31}P(n，\alpha)^{28}Al$，$^{14}N(n，2n)^{13}N$。

2）带电粒子活化分析（Charged particle activation analysis） 带电粒子为 p、d、α 等，核反应为：(p,γ)、(p,n)、(p,α)、(d,p)、(d,n)、(d,α) 等。如：$^{12}C(p,\gamma)^{13}N$，$^{32}S(d,\alpha)^{30}P$，$^{30}Si(d,p)^{31}Si$，$^{9}Be(d,n)^{10}B$。

3）γ 射线活化分析 核反应有：(γ,n)，(γ,p)，(γ,γ) 等，如：$^{19}F(\gamma,n)^{18}F$，$^{25}Mg(\gamma,p)^{24}Na$。该方法需高通量的 γ 射线，且反应截面小，在活化分析中较少用。

（2）根据不同的分析方法可将活化分析技术分为二种

1）仪器活化分析 单纯用仪器进行分析，样品不被破坏，又称非破坏性活化分析。

2）放射化学活化分析 用化学方法配合仪器进行的分析，样品采用放射化学处理，又称破坏性活化分析。

（3）根据不同的应用方式可将活化分析技术分为二种

1）离体活化分析 供分析的样品包括各种生物样品（如血液、体液、头发、脏器组织等）、环境样品（如空气、水、土壤等）以及食品、药品等。

2）体内活化分析 按照射部位和范围不同，分为全身活化分析和局部活化分析。

3. 基本方法

活化分析的基本方法包括照射（活化）样品的制备，照射后的放射化学分离及放射性测量等主要步骤，活化分析流程如下：

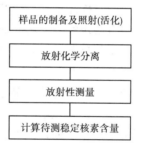

（1）样品制备及照射（活化） 血、脑脊液、尿等液体样品，以及各种组织、器官的鲜样、干样或灰样样品，都可直接用于照射。样品用量为 1mg 到 10g，放入内体积为 0.1ml 至 10ml 的高纯聚乙烯圆柱样品瓶，或专用高纯铝或石英照射容器中。被照容器应严格密封。在取样、制样过程中，应防止来自环境、容器、用具、试剂及空气中各种微量元素的污染。

辐照时，应根据照射后产生的放射性核素的半衰期长短，选择相应的照射时间。同时，用适当的监测元素与样品同时辐照，以确定样品所接受的中子通量。

（2）放射化学分离 照射后分离的目的，是为了除去产生干扰的放射性核素，使待测核素以放射化学纯的形式分离出来。由于待测元素的含量极微，易于吸附在容器壁上，或形成放射性胶体，或与其他物质发生共沉淀，从而造成分离困难，所以常采用载体和反载体技术。即加入一已知量的稳定同位素作为待分析放射性核素的载体（Carrier），如用 $^{75}As(n,\gamma)^{76}As$ 测定 As 时，可加入稳定性的 As 作为 ^{76}As 的载体。为了除去干扰的放射性核素，可加入一定量干扰放射性核素的稳定同位素作为分离过程的反载体（Anticarrier），如分析 Cu 时，若有 ^{59}Fe 干扰，则加入稳定性 Fe，然后借形成的 $Fe(OH)_3$ 沉淀除去 ^{59}Fe。

（3）放射性测量

活化分析中的主要测量仪器为 Ge(Li) 能谱仪和 NaI(Tl) 闪烁能谱仪。经过分离后的样品，可用相对测量法或绝对测量法进行放射性活度测量。相对测量法是活化分析中最常用的方法,这种方法是取标准样品和待测样品在相同条件下进行照射以及进行同样的化学处理,然后在相同条件下进行放射性活度测量,并用下列公式计算待分析元素的含量:

$$\frac{W_x}{W_s} = \frac{A_x}{A_s}\tag{3-16}$$

式中:W_x 为样品中待测核素的含量;W_s 为标准品中所测核素的含量;A_x 为样品中待测核素的放射性;A_s 为标准品中所测核素的放射性。

六、质子激发 X 线发射分析

20 世纪 70 年代以核技术为基础发展起来的又一种新的元素分析技术称为质子激发 X 线发射分析(Proton induced X ray emission analysis,PIXEA)。此项核技术的实质与活化分析有异曲同工的作用,即将待测元素用高速质子轰击,被测元素的原子核外电子被击出而留下空穴,由于更高能级轨道上的电子对该空穴的填充而出现壳层电子轨道能级差,并以特征 X 线(或俄歇电子)形式释放。特征 X 线的能量与入射粒子无关,只与被测元素种类相关。因此,可测定元素的特征 X 线谱,该线谱的形态因元素种类不同而不同,线谱强度(峰值)则与该元素的含量成正比。故测定特征 X 线谱,能从形态上分析待测元素种类(定性),从线谱强度上了解元素的多少(定量)。

PIXEA 可以多种元素同时分析,分析灵敏度高,样品用量少,故很适宜于医学生物学应用。国内已用于人体样品(血、尿、头发及活检组织)中的微量元素测定,以研究微量元素与健康的关系。但 PIXEA 技术的建立需要质子静电加速器(Proton constant-potential accelerator)作为高速质子源,还需建立较高要求的靶室(分析样品的场所)和测量分析系统。这是制约该技术推广应用的主要因素。

第四章　体外放射分析

体外放射分析指在体外对样品中的待测物进行超微量分析的多项核技术的总称。按反应机制可分为竞争性放射分析（Competitive radioassay）和非竞争性放射分析（Non-Competitive radioassay）两类。

在竞争性放射分析中，创建最早且应用范围最广的是放射免疫分析（Radioimmunoassay，简称 RIA）。继后出现的有竞争性蛋白结合分析（Competitive protein binding assay，简称 CPBA），放射受体分析（Radioreceptor assay，简称 RRA），放射酶分析，放射微生物分析等。这些方法的工作原理都是利用放射性核素标记物和被测物分别与相应的特异结合试剂：抗体、天然存在于血浆中的特异结合球蛋白、受体蛋白、酶或微生物发生竞争性结合反应，实现对样品中的极微量物质作定量分析。这些以竞争结合为反应机制的放射分析方法，曾被称为饱和分析法（Saturation analysis）。

在非竞争性放射分析中，创建最早且最具代表性的方法是免疫放射分析（1mmunora-diometric assay，简称 IRMA）。它的工作原理是被测物（抗原）与相应的放射性核素标记的特异结合试剂（抗体）进行充分的结合来实现对被测物作定量分析。

本章着重介绍放射免疫分析和免疫放射分析，其他分析方法只简述其要点。

第一节　放射免疫分析

1959 年 Berson 和 Yalow 在研究胰岛素免疫特性的基础上，用^{131}I—胰岛素作示踪剂，抗胰岛素抗体作结合试剂来测定血浆中微量的胰岛素获得成功。当时将这种体外放射分析方法定名为放射免疫分析法。

一、放射免疫分析原理

放射免疫分析是建立在免疫反应基础上的核技术。其最基本的原理是放射性核素标记的抗原和被测抗原（或其标准品）对有限量的抗体进行可逆性的竞争结合反应。终产物中的放射性抗原抗体复合物的放射性与被测抗原的含量之间呈逆相关的数学关系。因此，放射免疫分析的原理应从以下几点给予描述。

1. 竞争结合的反应机制

放射免疫分析的抗原及标记抗原与它们的特异抗体结合反应式为：

（不定量）　（有限量）

$$Ag + Ab \rightleftharpoons Ag - Ab（非标记复合物）$$

$$+$$

$$^*Ag \rightleftharpoons {}^*Ag - Ab（标记复合物）$$

（一定量）

在反应系统内，Ag 与*Ag 是同种抗原，惟一的区别是后者以放射性核素作标记。因此，它们的免疫活性相同,对其特异结合试剂(抗体)具有相同的免疫结合能力,即它们与抗体结合的结合百分率相等。为了建立竞争结合机制,在方法学上对它们的用量作出控制,即 * Ag 在反应系统内保持不变的定量;Ab 的用量维持在系统内完全不存在 Ag 时,也只能使 * Ag 被 Ab 结合一半左右;Ag 是被测物,在反应系统内的量是可变的;由于 Ab 的量有限,Ag、 * Ag 对 Ab 的结合必然出现竞争。

2. * Ag-Ab 的放射性与[Ag]间的逆相关是数学基础

在建立竞争结合的反应系统内,Ag、 * Ag 对 Ab 结合生成的复合物浓度(绝对量)取决于它们在反应系统内的浓度,即各自以其参与反应的实际浓度为基础,以相同的结合率生成复合物。当[Ag]大时,生成的[Ag-Ab]多。有限量的 Ab 被 Ag 结合多了,与 * Ag 结合生成的[* Ag-Ab]就少,反映在它的放射性计数率低。反之,系统内[Ag]少时,[* Ag-Ab]多,放射性计数率则高。

* Ag-Ab 的放射性与[Ag]的逆相关关系从质量作用定律基本数学公式的演化中也能清楚地表达。设 Ag 与 Ab 之间属 1:1 的单分子结合,而且是可逆反应。又因 Ab 不能区分 Ag 和 * Ag,因此放射免疫分析的免疫反应式可写成:

$$P + Q \rightleftharpoons PQ$$

式中:P 为抗原,包括 Ag 和 * Ag。在反应系统内,Ag 是可变量, * Ag 是不变的定量。因此,当 Ag 的量较多时,抗原的初始浓度[P_0]取决于 Ag;当 Ag 的量极微小时,[P_0]取决于 * Ag。

Q 为抗体,其初始浓度为[Q_0]。

PQ 为抗原抗体复合物,包括 Ag-Ab 和 * Ag-Ab。PQ 的放射性来自 * Ag-Ab,已如前述,其放射性与[Ag]呈逆相关。

上述反应达到动态平衡时,根据质量作用定律,反应的平衡结合常数 K 与平衡系统内的各物质浓度间有以下数学关系。

$$K = \frac{[PQ]}{[P][Q]} = \frac{[PQ]}{[P]([Q_0] - [PQ])} \tag{4-1}$$

$$或 K = \frac{[PQ]}{[P][Q]} = \frac{[PQ]}{([P_0] - [PQ])[Q]} \tag{4-2}$$

用放射性测量的结果计算出 PQ 的结合率(B)来表示[PQ]时,[PQ] = B[P_0]。式中 B 用百分数表示,[P_0] = [Ag_0] + [* Ag_0]。

又因 * Ag 在反应系统内保持定量,即系统的放射性总量不变。反应达到平衡时,没有被 Ab 结合的 * Ag 称为游离的放射性。游离率(F)与结合率(B)的和等于 1。有[PQ]/[P] = B/F = B/(1 - B)。

将[PQ] = B[P_0]和 $\frac{[PQ]}{[P]} = \frac{B}{1-B}$ 代入式(4-1):

$$K = \frac{B}{1-B} \times \frac{1}{[Q_0] - B[P_0]}$$

上式展开重排得:

$$B^2 - B\left(1 + \frac{[Q_0]}{[P_0]} + \frac{1}{K[P_0]}\right) + \frac{[Q_0]}{[P_0]} = 0 \tag{4-3}$$

式(4-3)显示,以放射性结合率 B 表示的[PQ]其放射性(来自 *Ag-Ab)与可变量[P_0](只有 Ag 是变量)间的函数关系式为一元二次方程式,其斜率为:即

$$-(1 + \frac{[Q_0]}{[P_0]} + \frac{1}{K[P_0]})$$

B 与[P_0]间呈负相关关系。

3. 剂量反应曲线是定量依据

在放射免疫分析工作中,对被测物进行测定的同时,设置一组反应系统用于绘制剂量反应曲线(Dose response curve,习惯上称为标准曲线)。在这组反应系统的各反应管内,分别加入已知递增量的被测抗原的标准品,相等量的抗体和标记抗原。在严格控制的条件下进行反应,待反应达到动态平衡后分离出产物并测放射性。计算反应参数(如:B%),绘制剂量反应曲线(如:[P_0] – B%)。再以被测物反应管的该反应参数从剂量反应曲线上求出被测抗原的量。

二、剂量反应曲线

在任何定量分析方法中,剂量与反应之间都存在着一定的函数关系。当使用不同剂量的被测物的标准品进行反应时,就可得到针对不同剂量标准品所对应的反应参数,从而能绘制出剂量与反应参数之间的关系曲线,故称之为剂量反应曲线。

放射免疫分析的抗原抗体结合反应服从质量作用定律。依据质量作用定律的基本公式(4-1)可以导出自变量[P_0]与复合物的放射性结合率(B)之间的函数关系,见公式(4-3)。同理,也可导出[P_0]与放射性游离率(F)及结合与游离放射性比值(R = B/F)间的函数关系:

$$F^2 - F(1 - \frac{[Q_0]}{[P_0]} - \frac{1}{K[P_0]}) - \frac{1}{K[P_0]} = 0 \tag{4-4}$$

$$R^2 + R(1 + K[P_0] - K[Q_0] - K[Q_0]) = 0 \tag{4-5}$$

可见抗原剂量[P_0]与 B、F、R 间的函数关系均为一元二次方程,所以剂量反应曲线具有非直线的性质,即曲线各轨迹点的斜率互不相等。

1. 标准曲线斜率对定量测定的影响

放射性测量存在不可克服的统计涨落。这种统计性误差在完全相等的情况下,会因剂量反应曲线各浓度段的不相同斜率而导致测定结果的精密度出现较大差异。图示说明如下:

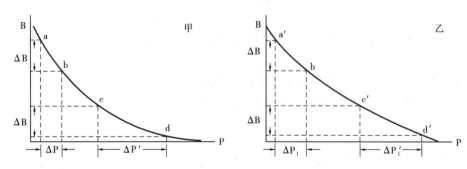

图 4-1 曲线斜率对测定精密度的影响

有某指标的放射免疫分析的两个实例剂量反应曲线(图 4-1 甲、乙),样品的放射性测量统计涨落为 ΔB,若样品属低浓度,在曲线甲上求得其浓度范围为 ΔP,而在曲线乙上求得的浓度范围为 $ΔP_1$;若样品属高浓度,在曲线甲上求得的浓度范围为 ΔP′,在曲线乙的高浓度区则为 $ΔP'_1$。浓度波动范围小的测定精密度好,反之则差。

由图 4-1 可见，$\Delta P < \Delta P_1$，$\Delta P' > \Delta P'_1$，$\Delta P < \Delta P'$，$\Delta P_1 < \Delta P'_1$。这是因为所涉及的曲线段斜率间差异显著所致，即曲线甲的 ab 段斜率（$\Delta B/\Delta P$）大于 cd 段斜率（$\Delta B/\Delta P$）；曲线乙的 a'b' 段斜率（$\Delta B/\Delta P_1$）大于 c'd' 段斜率（$\Delta B/\Delta P'_1$）。曲线间同等浓度段比较，则 ab 段斜率大于 a'b' 段；cd 段斜率小于 c'd' 段斜率。

2.影响剂量反应曲线斜率的常见因素

剂量反应曲线是定量分析的依据，其质量直接关系到方法的灵敏度和精密度。为了提高放射免疫分析的灵敏度和精密度，应使剂量反应曲线的斜率符合实际测定的需要。当大多数被测样品中的被测物质浓度都很低时，应尽可能增大剂量反应曲线起始段的斜率，以提高测定灵敏度。若样品中的被测物含量普遍较高，且处于中、高浓度水平时，应使剂量反应曲线的中等浓度段有较好的斜率，并且在高浓度区有一定的延伸，以保证剂量反应曲线在较宽的浓度范围内具有良好的测定精密度。

影响放射免疫分析的剂量反应曲线斜率的常见因素较多，其中主要来自反应试剂的质量与用量。此外，反应方式与温度对曲线的斜率也有一定的影响，分述如下：

（1）反应试剂　将 $R = B/(1 - B)$ 代入式（4-5）并作自变量对因变量的微分处理，得到剂量反应曲线斜率的微分式：

$$\frac{dB}{d[P_0]} = \frac{-B(1 - B)^2}{\frac{1}{K} + [P_0](1 - B)} \tag{4-6}$$

式（4-6）给出影响曲线斜率的试剂方面的因素：

1）抗体的亲和力　抗体的亲和力（Affinity）是以亲和常数 K（Affinity constant）来衡量。式（4-6）说明 K 值大的抗体能获得斜率大的剂量反应曲线。在放射免疫分析中，应选用 $K > 10^9 L/mol$ 的抗体。

2）抗原的用量　在剂量反应曲线的各个反应系统内，既有梯度变化的待测抗原标准品，也有固定量的标记抗原，即 $[P_0] = [P]_{非标记} + [P]_{标记}$，故 $[P_0]$ 的多少取决于 $[P]_{非标记}$。式（4-6）显示，只有当 $[P_0]$ 很少，也就是说 $[P]_{非标记}$ 很少时，剂量反应曲线的斜率最大。这也就从理论上证实了以放射免疫分析为代表的竞争性结合体外放射分析的剂量反应曲线总是低浓度区的斜率大于中、高浓度区。

3）标准抗原的免疫活性　从理论上讲，一切竞争性结合的体外放射免疫分析方法中，所使用的标准品应与被测物在化学结构，乃至空间立体结构上完全相同。对于放射免疫分析而言，符合上述要求的抗原标准品才能与被测抗原具有相同的免疫活性，与抗体的亲和力也完全相同。但在实践中，往往因标准抗原的来源困难，有时只能用结构类似，与抗体的亲和力也与被测抗原相似的物质替代，或者用化学方法合成制备。这必然引起"标准品"与被测抗原间免疫活性存在差异，即它们与抗体的亲和力不完全相同，导致用"标准品"制备的剂量反应曲线斜率小于直接用被测抗原标准品制备的曲线斜率（图 4-2）。同样的道理，即使是被测抗原的标准品，由于在存放期内发生免疫活性改变，也导致曲线的斜率变小。

4）标记抗原的放射性比活度与放射化学纯度　因为 $[P_0] = [P]_{非标记} + [P]_{标记}$，对于剂量反应曲线的某个确定的剂量点，$[P]_{非标记}$ 被确定，此时 $[P_0]$ 只与 $[P]_{标记}$ 关系密切。当使用放射性比活度高的标记抗原条件下，既能保障具有符合放射性测量统计误差要求的放射性计数率，又可以减少其化学用量，使 $[P_0]$ 降低，有利于提高剂量反应曲线斜率（图 4-3）。在放射免疫分

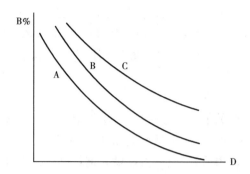

图 4-2　标准抗原免疫活性对剂量反应曲线斜率的影响

A. 待测抗原的剂量反应曲线。B."标准抗原"的剂量反应曲线,与 A 平行,说明两种
抗原的免疫活性一致。C. 同 B,但与 A 不平行,说明两种抗原的免疫活性有异

析中,标记抗原的放射性比活度一般至少为 3.7GBq/mg(0.1Ci/mg)或 370GBq/mmol(10Ci/mmol)。标记抗原的放射化学纯度,即标记物中标记抗原的放射性占该标记物总放射性的百分数,应达到 95% 以上。当放射化学纯度小于 90% 时,制备的剂量反应曲线在起始段斜率开始变小。因为标记物中放射性杂质较多会使非特异结合(NSB)增高,既影响测定的精密度,也影响测定灵敏度(图 4-4)。

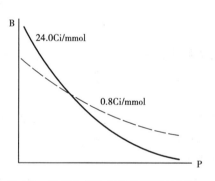

图 4-3　标记抗原放射性比活度对剂量
反应曲线斜率的影响

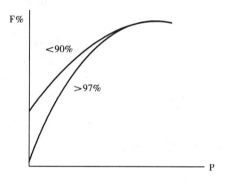

图 4-4　标记抗原放化纯度对剂量
反应曲线斜率的影响

5)抗体的用量　公式(4-6)还表达了剂量反应曲线斜率与反应系统中抗原抗体复合物的结合率(B)之间的相关性。在[P_0]确定的条件下,B 取决于抗体的用量。抗体用量较多时,B 随之增大。在[P]$_{非标记}$趋于零的曲线起始段,[P_0]≈[P]$_{标记}$。在标记抗原具有适当高的放射性比活度条件下,其化学量一般不大于 4/K。通过对式(4-6)求极大值的数学处理可知:当[P]$_{标记}$趋于 0 时,B = 0.33(33%);当[P]$_{标记}$ = 4/K 时,B = 0.50(50%)。随着反应系统内[P]$_{标记}$不同(0 ~ 4/K),应调节抗体的用量使 B = 33% ~ 50% 时,曲线的起始段才具有最大的斜率,方法的灵敏度也达到最佳值。但此时剂量反应曲线的应用范围很窄。为了兼顾测定的灵敏度和曲线各浓度段(尤其是中等浓度段)都有较好的斜率,可适当提高标记抗原和抗体的用量(图 4-5)。

(2)反应方式　放射免疫分析的反应方式中,若采取顺序加样法,即将抗体与标准抗原先经充分时间温形成复合物后加入标记抗原,再进行短时间的温育。这种反应方式使标记抗原与抗体的结合率变小,剂量反应曲线起始段有较大的斜率,有利于提高测定灵敏度。

（3）反应条件

1）pH 和离子强度　抗原抗体特异结合（SB）的亲和力还受反应系统的 pH 影响，而且不同分析系统都有其使 K 值保持最大的 pH 值。因此，不仅要针对特定的分析系统选择最适 pH，还应该给予足够的离子强度维持缓冲能力，以保障反应系统的 pH 值不变。例如：cGMP 的 RIA 要采用 pH4.75 的 0.05M 醋酸钠缓冲液，而有些肽类激素则使用 pH7.4 的磷酸盐或 pH8.6 的巴比妥缓冲液。对于大多数分析系统常使用 pH7.5 左右的 Tris-HCl 或磷酸盐缓冲液，离子强度通常在 0.05 ~ 0.1M 之间。

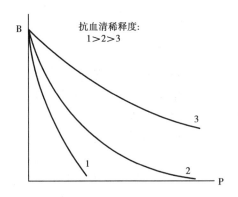

图 4-5　抗血清不同稀释度对剂量
反应曲线斜率的影响

2）反应温度　温度对 K 值有明显的影响，所以温度对曲线斜率的影响是不容忽视的。在 RIA 的温育过程中，应严格控制温育温度，尤其是一些对温度依赖性强的分析系统，例如：血管紧张素Ⅱ的放射免疫分析系统，温育温度由 25℃ 降至 5℃，K 值由 $4 \times 10^{10} M^{-1}$ 提高为 $9 \times 10^{10} M^{-1}$。

三、放射免疫分析方法学

放射免疫分析的基本方法流程：

加样：向反应管内加入 Ag、Ab、*Ag。

↓

温育：在一定的温度下温育，使反应达到动态平衡。

↓

分离：用适当的方法将处于反应动态平衡中的放射性抗原抗体复合物 B（包括非放射性复合物）与游离的标记抗原 F（包括非标记的游离抗原）分离。

↓

测 B 或/和 F 的放射性计数。

↓

绘制剂量反应曲线：对测定的放射性计数率按设定的反应参数作适当处理后，绘制曲线或进行数学拟合求曲线的数学表达式。

↓

通过剂量反应曲线或其数学函式式求出被测样品中的待测抗原的含量（浓度）。

↓

签发检测报告。

根据以上流程，从方法学的角度对其中的几个主要问题说明如下。

1. 基本的反应试剂

（1）标准抗原　标准抗原（Standard antigen）指具有已知真实含量，且不含对免疫反应产生干扰杂质的抗原（Antigen）。

1）标准抗原在 RIA 中的用途　主要用途有三个方面：①用标准抗原免疫动物，制备抗体（Antibody）。②用标准抗原通过化学的方法制备放射性核素标记的抗原（Marker antigen）。③用标准抗原替代被测抗原，参与 RIA 反应，绘制剂量反应曲线。

2）RIA 对标准抗原的基本要求　依据上述主要用途，对标准抗原有以下基本要求：①质量上具有高纯度。从化学结构上,标准抗原与被测抗原应相同,包括相同的立体结构。从化学纯度上,希望具有很高的纯度,若某些抗原不能制备成高纯度的标准抗原,但其中所含的杂质必须符合以下要求:该杂质不干扰 RIA 的竞争结合反应,即标准抗原应具备免疫纯。所含的杂质数量不能超过对标准抗原进行准确定量的最大允许量。②数量上具有高准确度。由于用标准抗原绘制的剂量反应曲线是 RIA 的定量依据,因此标准抗原的标定值与其真实含量应相符。否则,将直接影响被测抗原的测定结果,表现在批内出现系统误差,批间存在明显的变异。所以对标准抗原的所有计量操作(称量、溶解、稀释、取样)都应准确可靠。③性质上应有较好的稳定性。RIA 测定的物质多属生物活性物质,易受环境的影响而变性,这些物质的标准品同样存在这个问题。为了力求标准抗原在使用周期内易于贮存与运输,应十分注意不同物质所要求的不同条件并严格按要求的条件进行贮存与运输。同时,为避免对标准抗原作反复冻融而变质,应将其作小量分装保存。每份的量以足够每批反应的使用为宜。此外,在 RIA 常规项目中,应以能考察标准抗原质量的某些指标,例如有效剂量(ED)作为监测的参数,以便及时发现标准抗原是否出现变质。还应该在一批标准抗原即将使用完之前,就要提前起用下一批标准抗原,并与前一批同时使用,以比较它们的平行性,确保批间的可比性。

(2)抗血清 抗血清(Antiserum,简写 AS)是指含有抗体的血清。抗血清的质量对 RIA 至关重要,可从以下三个指标进行考核。

1)与待测抗原(包括其标准品)的亲和力 抗血清中的抗体与其特异结合的抗原之间的亲和力是指结合能力。可用抗原抗体反应的平衡结合常数(Equilibrium binding constant)来衡量,即前述的亲和常数 K 值。由于同种属动物间的个体差异,对同种抗原的应答反应能力存在差异,表现在同种动物个体间抗血清的 K 值不同,有的相差较大。

抗血清 K 值的测定常用 Scatchard 作图法:

$$将式(4-1)改写为:B/F = K[Q_0] - K[PQ] \tag{4-7}$$

可见 B/F 与[PQ]之间为线性关系,直线的斜率 b = - K。

式(4-7)中:B/P 为结合与游离的放射性比值:F = T - B。[PQ] 为反应达到动态平衡时系统内生成的抗原抗体复合物的浓度,即[PQ] = [Ag - Ab] + [*Ag - Ab)。可由放射性测量结果计算的结合率(B%)乘以反应系统内标准抗原与标记抗原的初始浓度之和求得,即[PQ] = B% ×[P_0]。

表 4-1 胰岛素 RIA 数据(五次实验均值)

管号	结合率 B%	B/F	$[P_0] = [P_0]_{标准} + [P_0]_{标记}$			$[PQ] = B%[P_0]$	
			$[P_0]_{标准}$	$[P_0]_{标记}$	$[P_0]/0.3ml$	ng/0.3ml	$\times 10^{-11} mol/L^*$
1	50.60	1.024	0	0.008	0.008	0.00405	0.225
2	47.07	0.889	0.013	0.008	0.021	0.00988	0.549
3	43.26	0.762	0.026	0.008	0.034	0.01471	0.817
4	41.31	0.704	0.035	0.008	0.043	0.01776	0.987
5	36.79	0.582	0.052	0.008	0.060	0.02207	1.226
6	33.26	0.498	0.070	0.008	0.078	0.02594	1.441
7	27.78	0.385	0.105	0.008	0.113	0.03139	1.744
8	20.42	0.257	0.170	0.008	0.178	0.03635	2.019
9	17.54	0.213	0.210	0.008	0.218	0.03824	2.124
10	11.93	0.135	0.340	0.008	0.348	0.04152	2.306

Scatchard 作图法的具体方法如下：

按照制备剂量反应曲线的方法，待竞争结合免疫反应达到动态平衡后再用适当的方法分离复合物和游离物，测量它们的放射性，计算每个标准剂量点 $[P_0]_i$ 反应管的 $(B\%)_i$ 和 $(B/F)_i$（也可以只测量复合物的放射性 B，再用原始加入的标记抗原的放射性，即总放射性 T 减 B 得 F）。$B\% = B/T \times 100\%$，由 $B\%$ 计算 $[PQ]_i = (B\%)_i \times [P_0]_i$ 并在线性坐标纸上绘 $[PQ]$ – B/F 直线图，经直线回归或延长直线法求得 K 值。举例如下：

求抗胰岛素血清的 K 值(Scatchard 作图法，数据引自参考文献6)。已知：经稀释的抗胰岛素血清每管加入 0.1ml，标记胰岛素的比放射性为 7.4MBq/μg，每管加入 0.1ml(0.008ng)，标准胰岛素的各管浓度见表 4-1，每管 0.1ml。总反应体积为 0.3ml。

以表中第 8 列($\times 10^{-11}$ mol/L)为横坐标，第 3 列(B/F)为纵坐标绘制 Scatchard 图(图 4-6)。

①直线延长法：将直线两端延长，分别与纵、横坐标相交。与纵坐标交点 = 1.105，与横坐标交点 = 2.66×10^{-11} mol/L。故直线的斜率 $b = Y/X = K = 1.105/2.66 \times 10^{-11} = 4.15 \times 10^{10}$ L/mol。

②直线回归法：对图 4-6 的直线作直线回归，得直线方程式 $y = 1.1175 - 0.4261 \times 10^{11} X$。故直线的斜率 $b = K = 4.261 \times 10^{10}$ L/mol。

可见，直线延长法与直线回归法所得的 K 值之间略有差异。

2)交叉反应率　用抗血清与抗原类似物的交叉反应能力表达抗血清的特异性(Specificity)。由于被测抗原的类似物(通常指结构类似物)也能与抗血清中的抗体相结合，因此，在

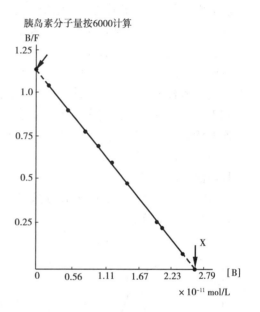

胰岛素分子量按6000计算

图 4-6　Scatchard 作图法求抗体 K 值

反应系统内，这类类似物的浓度越大，与抗体的结合产物相应也多，必然会产生明显的交叉反应(Cross reaction)。由于抗体的这种消耗而导致抗体与被测抗原的结合量减少。抗体与抗原类似物的结合能力用交叉反应率(Cross reaction rate)作指标。

交叉反应率% = 抗体与标记抗原结合被抑制50%时抗原用量÷抗体与标记抗原结合被抑制50%时抗原类似物用量。

交叉反应率测定：分别绘制被测抗原、抗原类似物的剂量反应曲线：在两组反应系统内分别用递增量的被测抗原标准品和被测抗原类似物。由于抗原类似物与抗血清的结合能力远远小于抗原标准品，故抗原类似物的反应浓度应比抗原标准品大 1~2 个数量级。两组反应系统中的标记抗原和抗血清的用量均相同。在一定的温度下温育，待反应达到平衡后分离 B 与 F，测 B 的放射性。分别绘制抗原标准品、抗原类似物浓度-结合物放射性曲线图(图 4-7)。从图上求出 $B_0/2$ 时标准抗原与抗原类似物的浓度，代入式(4-8)计算抗血清对该种抗原类似物的交叉反应率。

通常待测抗原的类似物并非一种，因此，应依据这些类似物与被测抗原在化学结构上的相近程度，选择最具代表性且在样品中的含量可能较多的数种类似物，分别测定抗血清与它们的

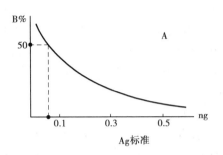 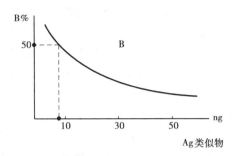

图 4-7　RIA 的标准抗原和抗原类似物的剂量反应曲线

交叉反应率。很显然,优质的抗血清应具备与其抗原有很高结合能力的同时,对抗原类似物的交叉反应率却很低。这样的抗血清才具有强特异性。

3)抗血清的滴度　抗血清的滴度(Titer)又称效价。它反映了与一定量抗原发生特异结合的抗血清中的抗体浓度。单位容量抗血清中特异抗体浓度越高,与一定量抗原发生反应所需要的抗血清容量越少。因此,抗血清的滴度用抗血清的稀释度来表示。

在 RIA 中抗血清的滴度用绘制抗血清稀释曲线法求得:在数个反应系统内分别加入一定量的递增稀释倍数的抗血清和等量的标记抗原,混匀后于一定温度下温育达到反应平衡,分离 B 与 F,测 B 的放射性,计算结合率 B%。以抗血清稀释度为横坐标,B% 为纵坐标,绘制抗血清的稀释曲线(图 4-8)。

以 B% =50% 时对应的抗血清稀释度为其滴度。RIA 分析工作中,应使用由稀释度曲线所确定的抗血清滴度及容量。

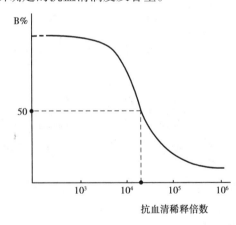

图 4-8　抗血清稀释曲线

（3）标记抗原　标记抗原既是 RIA 竞争结合反应的基本试剂之一,又是放射免疫分析的示踪剂,是 RIA 放射性测量的放射性来源。因此,其质量的好坏对分析质量同样至关重要。

1)对标记抗原的基本要求　①要求标记抗原的免疫活性与被测抗原(及其标准品)一致。由于在抗原分子上引入放射性核素,尤其是非同位素标记(Non-Isotope labelling)时,由于引入外来核素原子更易于发生性质上变化。而且在标记过程中的氧化、还原反应也会导致抗原分子变性。②要有适当高的放射性比活度和放射化学纯度。前已述及,标记抗原具有高放射性比活度和高放射化学纯度,有利于提高 RIA 的测定灵敏度和精密度。但放射性比活度太高的标记抗原在贮存期内易发生辐射自分解而导致变性速度加快,显然是不适宜的。在医学生物学使用中,最常用的标记核素有 ^3H 和 ^{125}I。小分子化合物常用 ^3H 标记,每个分子上引入一个 ^3H 原子,其最大放射性比活度可达 1.08TBq/mmol(29.2Ci/mmol)。多肽,蛋白质等富含氨基酸的物质,常用 ^{125}I 标记,每个分子上引入一个 ^{125}I 原子,其最大放射性比活度可达到 80.7TBq/mmol(2180Ci/mmol)。

2)标记抗原免疫活性检验　在 RIA 竞争性免疫结合反应中,标记抗原与非标记抗原对抗体的特异结合能力应该相同,亦即 K 值相等。当抗体的用量相同时,它们有相同的结合百分率。依据这个原理,检验标记抗原的免疫活性(1mmunocompetence)的方法有几种:剂量反应曲线比较法,抗血清稀释曲线比较法,以及最大结合百分率测定法。后一种方法简便易行,介绍如下:用少量标记抗原与过量抗体进行结合反应。计算最大结合百分率。

$$最大结合百分率(即 B_0\%) = \frac{复合物的放射性}{参与反应的标记抗原放射性} \times 100\% \tag{4-8}$$

若使用的标记抗原免疫活性无损伤,测定的 $B_0\%$ 应与以往使用的已知免疫活性完好的标记抗原相同或基本一致。

2.分离结合与游离物的常用方法

当 RIA 反应达到动态平衡后应借助某些手段将结合的复合物(B)与未被结合的游离抗原(F)分离,才能测定它们的放射性。为了使放射性测量结果能代表反应结果,要求分离方法能使 B 与 F 得以完全有效地分开,而且要求分离方法不破坏已经达到动态平衡的免疫反应。实践中完全符合这种基本要求的分离方法很难找到,尤其是不能影响反应的动态平衡问题,任何方法都难以满足。只能从提高分离速度、降低操作温度,缩短分离剂和反应系统的接触时间等方面,尽可能降低上述影响的程度。常用的分离方法列举如下:

(1)非特异分离方法

1)吸附法 利用多孔性物质的物理吸附作用,将小分子游离抗原吸附,而大分子抗原抗体复合物留在反应液中,经离心后分离 B 和 F。常使用蛋白质、葡聚糖、右旋醣酐等包被经活化的活性炭为此法的分离剂。此法具有简便、经济、快速的优点。但其缺陷是专一性差,若包被不均匀也可吸附大分子复合物,同时当小分子游离物被部分吸附后,生成的复合物会发生解离而破坏原始的动态平衡,造成分离的重复性差。因此,使用本法时,应在低温下加包被活性炭和离心,并严格控制分离剂与反应液的接触时间和整个分离操作时间。

2)沉淀法 某些中性盐或乙二醇的高聚物达到一定浓度时,可使大分子抗体及抗原抗体复合物等蛋白质类物质沉淀,而小分子抗原仍处于溶解状态,再经离心就可分离 B 与 F。常用的中性盐为 40% ~ 50% 饱和度的 $(NH_4)_2SO_4$,能使 γ 球蛋白达到等电点而沉淀。常用的乙二醇高聚物是分子量为 6000 的聚乙二醇(简称 PEG),当其终浓度达到 7% ~9% 时能使抗原抗体复合物沉淀。沉淀法具有简便、经济、一次可处理大量样品等优点。但同样有重复性差,非特异性结合率高,且易受 pH、离子强度、温度等实验条件影响的缺点。

3)抽滤法 利用一定孔径的滤膜能阻止大分子通过,而小分子可自由滤过的性质分离 B 与 F。通常的流程是

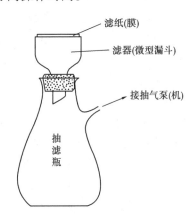

滤纸(膜)

滤器(微型漏斗)

接抽气泵(机)

抽滤瓶

图 4-9 过滤法分离 B 与 F 装置

负压抽滤→缓冲液淋洗→烘干滤膜→测滤膜上 B 的放射性。抽滤法同样具有简便、经济的优点,在某些项目中非特异性结合率还很低。其缺点是应用范围受 B 与 F 的分子量差异的限制,只有在分子量差别很明显时,此法才有较好的分离效果。常用的滤膜是由纤维素曲制成的微孔滤膜(Millipore)。抽滤用的滤器是在漏斗的斗面上安装一片多孔滤片构成.整体抽滤装置见图 4-9。

（2）特异性分离方法

1）双抗体法　RIA 中使用的对被测抗原进行特异结合的抗体称为第一抗体（简写 Ab_1），通常来自家兔或豚鼠。若在另外种属的动物（如：羊、马等）身上以 Ab_1 为抗原，就可产生抗 Ab_1 的抗体，称其为第二抗体（简写为 Ab_2）。Ab_1 与 Ab_2 在适当的条件下可发生特异性免疫结合，生成分子量很大的免疫复合物，且能自然沉淀。因此，在 RIA 反应达到平衡后，向反应系统内加入 Ab_2，并经温育，免疫沉淀即可形成：

$$Ag + Ab_1 \rightleftharpoons Ag - Ab_1 \xrightarrow{+ Ab_2} Ag - Ab_1 - Ab_2 \downarrow$$

可见双抗体法是一种以免疫结合为基础的特异性分离 B 与 F 的方法。具有分离效果好、非特异性结合率低，也同样可处理大量样品等突出的优点。其不足之处是应用 Ab_2，增加了方法的经费投入。此外，需要第二次温育，延长了方法的流程时间。为了节约 Ab_2 的用量，以降低成本，可以与 PEG 法合用，称为双抗体-PEG 法。

2）固相抗体法　将 RIA 中的抗体事先联接在某种固相材料上，常用的固体材料较多，如塑料、纤维素、凝胶颗粒、多孔玻璃微球等。分析工作时，将液相的非标记抗原（被测抗原或抗原的标准品）和标记抗原与固相抗体共同温育，反应达到平衡后弃去液相，淋洗固相，最后测固相上联接的抗原抗体复合物（B）的放射性。本法具有分离效果好且简便、快速的优点。实践中严格控制淋洗次数及洗液用量，以保证分离效果的重复性。

3）葡萄球菌 A 蛋白（SPA）沉淀法　SPA 是某些金黄葡萄球菌细胞壁的一种蛋白成分，能与 IgG 中的 Fc 片段发生特异结合。因此，它类似于双抗体法中 Ab_2 的作用，而且与 Ag—Ab_1 的结合反应速度较 Ab_2 快。当其终浓度达到 2.5％时，室温下半小时即可完成反应，经离心分离 B 与 F。

3. RIA 的反应方式与加样程序

根据加样顺序与温育次数的区别，RIA 的反应方式可分为三种，各有其特点，分述如下：

（1）平衡法　使非标记抗原和标记抗原与抗体有相同的结合机率是平衡法的主导思想。平衡法易于掌握，重现性好，具有竞争放射分析的典型特征，因此数据处理较方便。其不足之处是灵敏度不尽人意。

平衡法的加样程序：将非标记抗原（剂量反应曲线组各管用被测抗原的标准品，样品组各反应管是被测抗原）、抗血清、标记抗原依次加入反应管，混匀后一次性温育至反应达到动态平衡，再加分离剂分离 B 与 F。

（2）顺序加样法　使非标记抗原与抗体之间的结合几率大于标记抗原与抗体间的结合，即从加样顺序上人为地造成非标记抗原具有较高的竞争结合能力。这种反应方式可以增大剂量反应曲线起始段的斜率，有利于提高方法的灵敏度。但剂量反应曲线的工作浓度范围变窄，且偏离竞争结合的典型特征，给曲线的数学处理带来一定的难度。此外，反应重现性易受温度时间，尤其是标记抗原加入后的第二次温育时间长短的影响。

加样程序：先将非标记抗原和抗血清在反应管内作第一次温育，待反应达到动态平衡后，加入标记抗原，再作较短时间的温育后分离 B 与 F。

（3）一天法（STAT 法）　此法是针对临床急需检测结果而提出的反应方式，即不等 RIA 反应达到动态平衡就终止反应。此法对标记抗原有特殊要求，对反应时间的控制也十分严格。否则，难以获得接近典型特征的剂量反应曲线，分析误差也会增大。

4. 放射免疫分析方法设计

RIA 的方法设计,是根据分析的目的与要求,通过对基本反应试剂的用量、加样程序、分离 B 与 F、反应条件等选择与控制,达到尽可能满足分析灵敏度、精密度、准确度的要求。

(1)标记抗原与抗体用量选择　通过标记抗原和抗体的用量合理选择,可以达到分别以追求灵敏度或在大多数样品的被测抗原含量不很低的范围内,具有高精密度的目的。

1)标记抗原用量选择

①估算法:根据规定的放射性测量的统计误差对最低计数率的要求,作出标记抗原的用量确定。例如:假若要求放射性测量统计误差≤5%,针对所使用的测量仪器和系统,最低计数率必须≥500cpm。那么,该 RIA 项目中标记抗原的原始用量应使其计数率等于或略大于多少 cpm?依据 B 的 cpm 与[P]呈负相关的原理,在 RIA 剂量反应曲线各反应管中,最高剂量反应管 B 的 cpm 应≥500。若该剂量点 B 的计数率约为标记抗原原始用量计数率的 10%,则标记抗原的原始用量应是 500cpm÷10% =5000cpm。

②寻找标记抗原的"减弱浓度"法:用不同浓度的标记抗原分别与系列稀释度的抗血清反应,即在同一坐标系统绘制多条抗血清稀释曲线。随标记抗原用量不断减少,曲线不断右移,直至不再出现明显右移(最后两条曲线接近重合)为止。倒数第二条曲线所使用的标记抗原浓度称为"减弱浓度",亦即 RIA 工作中加入反应管的标记抗原最低限浓度。由于该浓度与标记抗原与抗体的亲和力相关,当亲和力下降时,"减弱浓度"值升高。所以,实际应用时,应选用略高于"减弱浓度"的标记抗原量。如图 4-10 示意的"减弱浓度"为 0.01ng/ml,而实际使用浓度应在 0.1 ~ 0.01ng/ml 之间。

2)抗血清使用滴度选择　标记抗原量确定后,由下述方法之一选择抗血清的滴度:

①抗血清稀释度曲线法　以选定的标记抗原用量与系列稀释度的抗血清反应,绘制抗血清稀释度曲线,以 B% =50% 的相应抗血清稀释度为其滴度,见图 4-8。

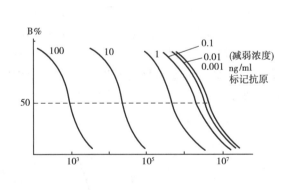

图 4-10　减弱浓度法选择标记抗原用量

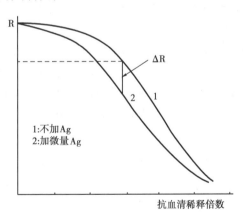

图 4-11　增量法选择抗血清滴度

②增量法　所谓增量法是指在绘制抗血清稀释度曲线的反应系统各管内,除了有标记抗原外,还含有微量的标准抗原,其剂量用 ΔD 表示。根据实验要求,增量法又可分为以下两种:

一是要求剂量反应曲线的斜率尽可能大为目标。此法的指导思想认为,决定测定精密度的主要因素是曲线斜率。故要求曲线在测定的浓度区内有较大的斜率。在此设计思想的基础上,若进一步追求灵敏度尽可能高时,增量法按以下方法进行:在同一坐标系统内绘制两条抗血清稀释曲线,如图 4-11 所示。曲线 1 的各反应管内除含有系列稀释度的抗血清外,只有标记抗原;曲线 2 则在曲线 1 的各反应管所含物质的基础上再加 ΔD 剂量的标准抗原。两条曲线间任一处的垂直距离 ΔR,是该处抗血清稀释度条件下由于 ΔD 所引起的反应变化。$\Delta R/\Delta D$ 即是使用相应稀释度抗血清进行 RIA 反应时,所得剂量反应曲线的斜率。又因 ΔD 是一个微小剂量的标准抗原,所以 $\Delta R/\Delta D$ 代表了曲线起始段的斜率。当使用两条曲线间 ΔR 最大处对应的稀释度抗血清进行 RIA 反应,可获得起始浓度就具有很大斜率的剂量反应曲线,从而能提高测定灵敏度。实验证明,对大多数 RIA 项目,这种稀释度的抗血清,可使 B% = 30% ~ 50%,与理论值接近。若不是十分追求高灵敏度,而是期望在某个浓度范围内具有尽可能高的测定精密度,增量法则按以下方法进行:两条抗血清稀释曲线中,曲线 1 的各反应管中,除了定量的标记抗原和系列稀释度的抗血清外,还加入定量的欲使其斜率足够大的剂量为 D 的标准抗原。曲线 2 的各反应管在曲线 1 所含反应物的基础上再加入微量 ΔD 的标准抗原。同样,ΔR 最大处对应的抗血清稀释度为应选择的滴度。用此滴度进行 RIA 反应,可使 D 剂量处的曲线斜率最大。

二是以尽量减少剂量的标准误差(σ_D)为目标。此法的设计思想认为,测定的灵敏度和精密度不仅取决于剂量反应曲线斜率,还与反应的标准误差(σ_R)关系密切。因为 σ_D 正比于 σ_R,反比于 $\Delta R/\Delta D$,故有 $\sigma_D \propto \sigma_R / \dfrac{\Delta R}{\Delta D}$。可见,在各个反应管的 σ_R 确定的情况下,由于 ΔD 是一个不变的固定值,σ_D 则与 ΔR 成反比关系,即使用 ΔR 最大处相应的抗血清稀释度可使 σ_D 最小。在上述设计思想的指导下,若追求高灵敏度,需绘制如图 4-11 的两个抗血清稀释度曲线,即曲线 1 的标准抗原剂量 D = 0,曲线 2 的 D = ΔD。从图 4-11 上找出各个稀释度的抗血清所对应的 ΔR,再计算曲线 1 的每种稀释度的抗血清的反应复管 R 的 σ_R,以 R 为横坐标,σ_R 为纵坐标绘散点图后连成直线(图 4-12A)并进行直线回归。有了图 4-12A 及其直线回归方程后,即可求出任意 R 对应的 σ_R。以图 4-11 两条曲线为例,可绘制出 $\sigma_R/\Delta R$ 与抗血清稀释度间的关系曲线(图 4-12B)。曲线最低点(即 $\sigma_R/\Delta R$ 最小。如上述 σ_R 确定后,此时 ΔR 是最大的值)所对应的抗血清稀释度正是要选择的滴度。用这个滴度的抗血清进行 RIA 反应,可使零标准管的剂量标准误差 σ_D 最小,也就是能与零剂量相区别的剂量最小,所以灵敏度最高。同样的道理,若在两条抗血清稀释度曲线的各反应管内加入剂量为 D 的标准抗原,那么所得结果即为剂量 D 处精密度最好(σ_D 最小)的抗血清滴度。

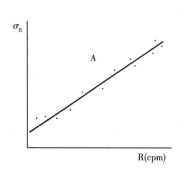
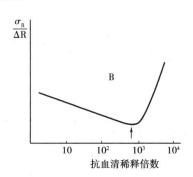

图 4-12 σ_R-R(A)与 $\sigma_R/\Delta R$-抗血清稀释度(B)相关曲线

(2)曲线工作范围设计 对一个 RIA 项目,在选定了标记抗原用量与抗血清滴度后,应确定标准曲线的工作范围,即标准抗原用量的上下限剂量。通常,标准抗原的下限值应与上述选定的标记抗原用量(化学量)相当。上限值则用实验方法确定:绘制一条 B/B_0-logD 的剂量反应曲线,呈反 S 形(图4-13)。曲线高浓度段趋于水平的起始点所对应的剂量即为曲线的标准抗原上限剂量。上、下限剂量确立后,在此范围内设立几个中间剂量值。往往采用在下限剂量基础上成倍增加,或在上限剂量基础上成倍缩小的办法,设置 3~5 个中间剂量。

实际工作中,往往出现大多数样品中被测抗原含量较低,或者是多数样品中被测抗原含量较高的情况。对于前者,应着重于追求提高灵敏度为目标进行曲线的工作范围设计。具体办法是适当减少标记抗原用量,并同时增大抗血清的稀释度。此时,少数含被测抗原较多的样品应经适当稀释或减少反应用样品量来达到仍落入曲线工作范围的目的。对于后者,应以加宽曲线工作范围为目标。具体办法是在适当增加标记抗原用量的同时缩小抗血清的稀释度,获得的剂量反应曲线有较高的上限剂量,能满足多数样品含较多被测抗原的定量需要。对于少数含被测抗原较低的样品,则应通过浓缩、提取或增加样品反应量等办法,使其能落入曲线工作范围内。

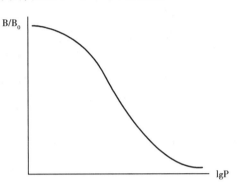

图4-13　lgP-B/B_0 剂量反应曲线

(3)反应介质　RIA 反应需要在接近中性或微碱的介质环境中才能顺利地发生免疫结合反应,通常要求 pH7.5 左右,为保证有足够的缓冲能力,离子强度约为 $0.05~0.1mol/L$。不同的分析系统有各自的使 K 值保持最大的最适 pH 和离子强度,应通过实验选定。一旦确定就应保持不变,以保障批间的重现性。

(4)反应的容积,温度及时间

1)反应容积　RIA 的反应动力学主要取决于反应物在系统内的浓度而不是绝对量。因此,缩小反应容积以提高反应浓度,有利于反应快速达到动态平衡。常规分析系统选用 $0.3~1.2ml$ 的反应容积。

2)反应温度与时间　不同的抗原抗体反应系统对反应温度与时间的要求,有时差异很大。所以,一个新的 RIA 项目建立过程中,应通过实验加以比较选定。通常应遵循下述原则:抗血清亲和常数大,被测抗原含量高的反应系统,可在较高温度(15~37℃)下作较短时间温育。由于 K 随温度升高而降低,形成的复合物牢固度较差,易于解离。若在较高温度下温育时间越长,解离率相应增加;反之,抗血清的 K 值较小,且被测抗原在样品中含量又不高时,必须在4℃下作较长时间的温育,形成的复合物结合牢固度较大,不易解离。

(5)B 与 F 分离方法选择　各种方法的原理及优缺点已在前文叙述。这里就方法选择问题简要陈述如下:首先必须明确 B 与 F 的有效分离是保证结果准确可靠的重要因素之一。第二是能否有效分离与分离方法本身关系密切。因此,选择分离方法是 RIA 设计的一项重要内容。在前述的各种方法中,PEG 法和双抗体法以及这两种方法的联合应用被很多 RIA 项目的研制者乐于采用。建议首选 PEG 法,若分离效果不佳,再改用双抗体法。第二抗体的使用滴度是否恰当,对分离效果和第二次温育时间的长短都有直接的影响。选择方法如下:将不同稀释度的第二抗体与定量的第一抗体-标记抗原复合物进行温育,以最大结合串所对应的稀释度作为第二抗体的滴度。

(6)样品采集与保存 合理采集,科学处理及妥善保存被测样品,是保证有准确的测定结果的重要环节。因此,在 RIA 设计时必须认真对待,往往要通过实验选定最佳方案。不同的 RIA 项目,对样品采集与保存的要求不同,使用者可依据商品 RIA 药盒说明书写明的处理方法进行。通常应注意以下基本原则。

1)加入反应管的被测样品的性状应尽可能与天然存在时相同。因此,最好采用原样品。只有当样品内的被测物含量很低,或样品内存在较多干扰物,以致 RIA 方法的灵敏度、特异性达不到要求时,才采取有机溶剂萃取,理化方法浓缩、纯化等预处理措施。又因为采集的样品脱离了机体,其性状在离开机体后的时间越长,变异的可能性越大。为此,应尽可能缩短采集样品至 RIA 反应的时距,最好是在新鲜样品采集后及早进行 RIA 反应。

2)RIA 检测的样品很大部分是血清或血浆,血液采集后应即时分离出血浆或血清。当天不能及早进行 RIA 反应的血浆或血清样品应存放于 −20℃ 以下的环境中,直至检测时才解冻。一份样品若需多次反复测定,应预先作小量分装冷冻,以免反复冻融而破坏样品中被测物的活性。

3)RIA 的反应系统内,除了三种基本反应试剂和缓冲溶液外,还需要在采样或反应时加入某些试剂,如血液的抗凝剂,抗体、尿液的防腐剂,反应的保护剂等。这些添加的试剂都存在于反应液中,要求它们不影响免疫结合反应。哪些化学物质能用,哪些不可用,应有选择。例如:抗凝剂常用 EDTA-Na$_2$,慎用肝素;防腐剂多用 NaN$_3$;稳定剂可用 0.05% ~ 0.1% 牛或人血清白蛋白(在 cAMP 的 RIA 或 CPBA 反应系统内)或 0.1% 明胶。在肽类激素 RIA 测定时,采集的血液样品应加到含有抑肽酶的试管内,有助于提高稳定性。此外,还应了解添加剂应用与否,要视具体项目而定,并非每一个项目都需要添加剂。

5. 放射免疫分析的数学处理

(1)放射免疫分析的反应与剂量表达 RIA 的定量是利用剂量与反应间的量效关系,即随着剂量的变化,效应(亦称反应)会发生相应的改变。前已述及,这种剂量(用 D 表示)与反应(用 R 表示)间的关系可以用剂量反应曲线加以描绘。RIA 的放射性测量结果是计数率(cpm),它本身就是表达 R 的一种形式,此外还有其他多种形式;同样,D 的表达还有 lgD 形式。因此,同一批实验的 D 与 R 的不同组合,就有不同形态的剂量反应曲线,归纳起来有三类:曲线、直线及反 S 型线。R 的表达形式与 RIA 反应管类型的设立和放射性测量的对象(B 或/和 F)有直接关系。为了说明这种关系先介绍 RIA 反应管类型,见表 4-2。

表 4-2 RIA 应管类型

组别	类型			基本反应试剂		分离试剂
	名称	常用符号	Ag	Ab	*Ag	
标准曲线组	非特异结合管	B$_N$ 或 N	—	—	√	√
	总放射性管	T	—	—	√	—
	最大结合管	B$_0$	—	√	√	√
	标准剂量管	B$_1$	系列浓度标准品	√	√	√
样品组	样品管	B$_x$	被测样品	√	√	√
质控组	质控样品管	B$_{QC}$	质控样品	√	√	√

表 4-3　cAMP 测定数据实例(剂量反应曲线组)

管类	管号	标准品 Pmol	测量均值 cpm	净值 (均值 $-B_N$)	B_0/B_i	B% (Bi/T 100%)	F% (1 $-$ B%)	F/B	B/F	$B_i/B_0 \times 100$
T	1,2		3000	2950						
B_N	3,4		50							
B_0	5,6		1657	1607		54.5	45.5	0.83		
	7,8	0.25	1582	1532	1.05	51.9	48.1	0.92	1.08	95
	9,10	0.50	1304	1254	1.28	42.5	57.5	1.35	0.74	78
	11,12	1.00	993	943	1.70	38.0	60.0	1.63	0.61	59
Bi	13,14	2.00	746	696	2.31	23.6	76.4	3.24	0.31	43
	15,16	4.00	489	439	3.66	14.9	85.1	5.72	0.17	29
	17,18	8.00	279	229	7.01	7.8	92.2	11.88	0.08	14

按表 4-2 所设立的反应管类型,可将 R 写成下列多种表达形式:B(包括 B_N、B_0、B_i、B_x、B_{QC},下同。B 直接用放射性测量结果 cpm),B%(各反应管的 cpm 与总放射性管 cpm 间的百分比,即 B/T×100%),B/B_0(各反应管放射性与最大结合管放射性的比值),B_0/B(B/B_0 的倒数)等。若在放射性测量时,还测量了游离物 F 的放射性,或用 1 $-$ B% 来计算 F%(称放射性游离百分率),还可将 R 写成:F(同理,F 包括 F_N、F_0、F_i、F_x、F_{QC},下同。也直接用 cpm 表示),F%(即 F/T×100%),F/B(游离放射性与结合放射性的比值),B/F(F/B 的倒数)等。举实例将 R 的常用表达形式列于表 4-3。

R 的上述表达形式还可以转换为 lg。R 和 D 的不同表达形式及其多种组合的目的是提高量效关系的相关性,尽可能减少因标准曲线本身存在的某些缺陷给测定造成额外误差。因此,R、D 的表达形式及其相互组合,同样是实验设计时很重要的工作,需要经数据处理的实践来确定最佳方案。

(2)实验数据预处理　RIA 的原始实验数据是在 B 与 F 分离后的放射性测量结果,即每个反应管的 cpm 值。因此,要将其按设定的 R 表达形式进行计算。对于配置有单板机,乃至微机等计算装置及相关运算软件的放射性探测仪器,这种计算工作无须人工进行。

(3)绘制剂量反应曲线　在实验数据预处理的基础上,按设定的 R、D 组合要求,选定坐标系(算术坐标纸或半对数坐标纸或双对数坐标纸)绘制随剂量改变引起反应相应变化的散点图后,描绘成平滑线,即剂量反应曲线。同样,在具有计算装置与软件的射线探测仪器上,可按指令绘出剂量反应曲线。

(4)剂量反应曲线的数学拟合　剂量与反应间的关系可以用数学式表达,鉴于曲线的形态不同,D 和 R 的数学关系可能是线性的,也可能是非线性的。把描绘量效关系的曲线用数学式表达的过程称为曲线的数学拟合。

在 RIA 不断发展的历史进程中,先后提出过多种数学模型,归纳起采分为两类:第一类是针对剂量反应曲线的实际形态,寻找与其有相似曲线形态的函数式,如多项式函数及样条函数式。第二类是针对 RIA 反应特征而设计的函数式,如直线模型及非直线模型。实践证明,第二类拟合方法明显优于第一类拟合方法。因此,以 RIA 基本特征为基础的数学拟合方法是当前普遍应用的方法。以下内容将对具体的数学拟合方法作扼要介绍。

1）直线化数学模型　此模型是建立在 RIA 反应时,由于抗体用量很少而处于基本被饱和结合的论点之上,因此,有以下推论:

当 D = 0 时,　　　　　　　　　　　$[PQ]_0 = B_0P$　　　　　　　　　①

D = X 时,　　　　　　　　　　　$[PQ]_X = B_X(P + X)$　　　　　　②

①、②式中:$[PQ]$ 为抗原抗体复合物浓度,P 为标记抗原浓度,D 为非标记抗原浓度,B 为结合百分数(即 B%,此处省略了%)。

由于抗体总是处于基本饱和结合状态,故 $[PQ]_0 \approx [PQ]_X$,并由①、②两式可导出:

$$B_0/B_X = 1 + 1/P \cdot X \tag{4-9}$$

可见,自变量 X 与因变量 B_0/B_X 之间是直线关系,直线与 y 轴(B_0/B_X)的截距等于 1,直线的斜率为 1/P(图 4-14)。

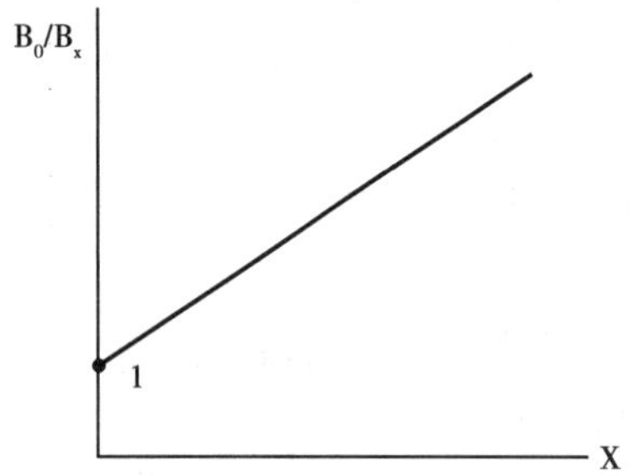

此法的主要缺陷是误差不均匀,尤其在直线的两侧误差不对称,也难以用一般的加权法给予补偿。优点是计算简便。

在此法的基础上,针对其不足,可将式(4-9)作如下演化:

两侧取倒数:

$$B_X/B_0 = P/(P + X)$$

图 4-14　$X-B_0/B_X$ 直线模型图

两侧分母改写为分母减分子:$B_X/(B_0 - B_X) = P/X$

两侧取对数:

$$\lg \frac{B_X}{B_0 - B_X} = \lg P - \lg X$$

$$令 \lg \frac{B_X}{B_0 - B_X} = logit \frac{B_X}{B_0}$$

所以　　　　　　　$logit(B_X/B_0) = \lg P - \lg X$　　　　　　　(4-10)

可见自变量 lgX 与因变量 $logit B_X/B_0$ 间是直线关系,X 必须 >0,直线与纵坐标的截距为 lgP,直线的斜率为 -1(图 4-15)。此种转换称为 logit 转换法。

logit 转换法的优点是能使误差的不均匀性通过加权法补偿,且可采取适当措施剔除坏点。缺点是零剂量丢失(因为 X >0),造成灵敏度降低。

2）非线性数学模型　随微机及其软件的发展,计算的复杂与否已不再是 RIA 剂量反应曲线数学处理的主要矛盾。因此,要求以 RIA 反应的基本特征为依据,且能包含对曲线形态有较大影响的非特异结

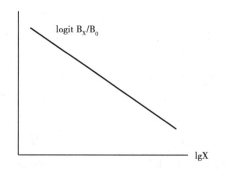

图 4-15　lgX-logitBx/B0 直线化模型图

合因素在内,适用多种不同反应系统,又具有一定稳健性(Robustness)的数学模型被研究出来。其中被 WHO1985 年版采用的有两种:

①Logistic 模型　此模型是对 Logit 模型改进的结果。首先,针对 Logit 模型对零剂量的丢失,造成灵敏度降低的问题,剂量反应曲线的横坐标不用 lgD 而直接用 D。其二是 RIA 各反应

管的实测值不事先扣除非特异结合(NSB),而是通过计算机拟合扣除 NSB。这样可以避免因 NSB 测定不准确而给拟合引入误差。

公式演化过程如下：

先将公式(4-9)改写为通式并等号两侧取反对数：

$$\frac{B_X}{B_0 - B_X} = \frac{W}{X^b} \tag{1}$$

令 $y = Bx + d$，$a = B_0 + d$，其中 $d = NSB$

则上式写成：

$$\frac{y - d}{a - y} = \frac{W}{X^b} \tag{2}$$

设非标记抗原的剂量 $X = C$ 时，$B_X = B_0/2$ 并代入式(1)：

$$\frac{B_0/2}{B_0 - B_0/2} = \frac{W}{C^b}$$

所以　$W/C^b = 1$，$W = C^b$ 代入式(2)：

$$\frac{y - d}{a - y} = \frac{C^b}{X^b}$$

经整理重排：

$$y = \frac{a - d}{1 + \left(\dfrac{X}{C}\right)^b} + d \tag{4-11}$$

公式(4-11)就是 Logistic 模型的通式,有 a、b、c、d 四个参数,故称四参数 Loeistic 模型。为了绘图方便,使用半对数坐标纸,即横坐标用对数坐标标示 X(图 4-16),可见图形为对称的反 S 型。实际上,用计算机拟合时,直接用公式(4-11),式中 a、b、c、d 四个参数由计算机对实验所得各标准反应管的数据进行非线性最小二乘回归(可加权)求出。四参数 Logistic 模型只适用于典型的平衡反应系统。

为了使该模型能适应于非平衡反应系统,提出了五参数 Logistic 模型,即在公式(4-10)的分母部分以指数形式增加一个不对称因子 E,将公式(4-11)改写为：

$$y = \frac{a - d}{\left[1 + \left(\dfrac{X}{C}\right)^b\right]^E} + d \tag{4-12}$$

参数 E 也是通过计算机对多剂量点标准反应管的实测数据进行拟合求出。

②四参数单位点质量作用模型　前面列出的直线化和 Logistic 模型都是建立在 RIA 反应系统内

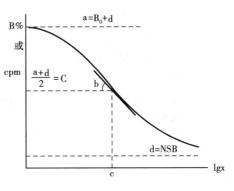

图 4-16　四参数 logistic 模型图

抗体被饱和结合的假设条件下,实际上随非标记抗原浓度的不同,抗体不一定均处于被饱和结合,也就是说各反应管中的抗原抗体复合物(即标记与非标记复合物的总量)并非相同。因此,前述的几种模型仍然属于半经验式。为了更确切地反映剂量与反应的关系,以期拟合的曲线能真实描绘 RIA 反应的实验实际,应该直接由质量作用定律导出数学模型。其中较成熟的是四参数单位点质量作用模型(4-Parameter single binding site mass Action model)。该模型不仅直接从质量作用定律导出,还把 NSB 作为一个与游离抗原的量成正比的参数引入函数式。其公式推导过程如下:

设测得的结合部分的浓度为 B,游离抗原浓度为 F。假设条件规定非特异结合与游离抗原成正比,故 NSB 的浓度 = bF,b 是非特异结合百分数。特异结合的浓度 = SB = B − NSB = B − bF,又令标记抗原和非标记抗原的初始浓度分别为 p^* 和 X,抗体的初始浓度为 q,平衡解离常数为 c,F 与 B 的比值:F/B = R,于是有:全部抗原的初始浓度 P = p^* + X,F = P − B,各符号间还有以下关系:

R = F/B = (P − B)/B①,展开①式后整理:

B = P/(1 + R)②,②式代入 F = P − B:F = PR/(1 + R)　　　　　　　　③

③式代入 NSB = bF = BpR/(1 + R)　　　　　　　　④

SB = B − bF = P/(1 + R) − bPR/(1 + R) = (P − bPR)(1 + R)　　　　　　　　⑤

从理论上分析,对抗原抗体的特异结合可逆反应而言,结合部分就是 SB;游离抗原应为 P—SB—NSB,即测得的 F;在抗体只有有限量的 RIA 反应系统内,抗体的绝大部分被抗原结合形成抗原抗体复合物,即 SB,其非特异结合可忽略不计,故游离抗体应为 q − SB。据此,将有关参数代入质量作用定律的基本公式(4-1),于是有:

$$K = [PQ]/([P][Q]) = SB/F(q − SB)$$

$$c = \frac{1}{K} = \frac{F(q − SB)}{SB} = \frac{\dfrac{PR}{1 + R}\left(q − \dfrac{P − bPR}{1 + R}\right)}{\dfrac{P − bPR}{1 + R}}$$

将上式展开重排,并以 p^* + X 代入 P,可导出:

$$R^2[b(c + p^* + X) + q] + R[c(b − 1) + q − p^* − X] − c = 0 \qquad (4\text{-}13)$$

公式(4-13)就是四参数质量作用定律模型的基本函数式。式中 X 为自变量(标准抗原浓度,是个系列变化的量),R 为因变量。c、b、p^*、q 四个参数由计算机以标准管的实验数据拟合求出。

四参数质量作用模型的优点:个别突出值即坏点对其影响小,既满足于平衡系统,对非平衡系统也能适用,稍加改变后还可应用于非竞争性免疫分析。其不足在于误差并非最小。

四参数质量作用模型的图形与自变量(横坐标)的表达方式不同而分别为曲线(自变量用 X)和反 S 型线(自变量用 lgX),如图 4-17 所示。

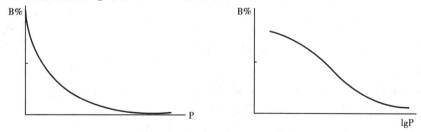

图 4-17　四参数单位点质量作用模型图

(5)曲线的拟合优度　同一组实验数据往往可用多种数学模型进行拟合,但拟合的结果存在差异。因此,应采用某些量化的指标对拟合的质量作评价。

1)残差 Q 与相关系数 r^2　对于线性拟合,按最小二乘法原理,各标准剂量点的直线拟合所得 $\hat{Y_i}$ 反应若与实验结果 Y_i 之差的平方和为最小时,拟合的结果符合实验结果,也就是说具有很好的拟合优度。

令 $Q = \sum (\hat{Y_i} - Y_i)^2$ 称其为残差(Residual error)。

当 Q = 0 时,拟合优度最好。

又根据统计学理论,两变量完全相关时,相关系数 r^2 应等于1。因此,线性拟合后,若能使 r^2 等于1或接近于1,说明拟合优度极好。

2)拟合百分比偏差 DEV%　对于非线性拟合,常用 DEV% 来评价其优度。将各标准管的反应参数实测值代入拟合公式,求其剂量 X′。很显然,X′ 与标定的剂量 X 之间有一定的差异,即 X′≠X。其差异程度定义为拟合百分比偏差,简写为 DEV%。

$$DEV\% = (X' - X)/X \times 100\% \tag{4-14}$$

通常要求各标准点的 DEV% < 10%。

3)拟合误差范围,即标准偏差 S　无论是何种拟合,都存在拟合误差范围,该范围越小拟合优度越好。用拟合的标准误差 S 反映此种误差范围,定义为:

$$对于直线　　S = \sqrt{Q/(n-2)} \tag{4-15}$$

$$对于曲线　　S = \sqrt{Q/(n-4)} \tag{4-16}$$

式中 n 为标准曲线的标准剂量点数,从式(4-15)、式(4-16)可见,S 与 Q 的平方根成正比。因此,S 越小,拟合优度越好。

四、放射免疫分析的质量控制

以放射免疫分析为代表的体外放射分析,是一类超微量分析技术,影响其测定精密度、准确度的因素也很多。为了确保其测定结果的可信性,必须对其分析质量进行控制并评价。现将放射免疫分析的质量控制(Quality control1),简称质控(QC)的有关问题介绍如下。

1. RIA 的误差及其主要来源

(1)误差与分类　任何一个样品中的被测物都有其客观存在的真值。而这个绝对的真值总是无法直接测出,只能用标准化的方法测定某个公认的值当做其"真值"。这个"真值"又称标准值,标称值或靶值。

实际测定的值与公认的"真值"之间存在的差异称为测定误差。从误差产生的原因来区分,可将误差分为三种:

1)系统误差　产生此种误差的原因是确定的,例如:试剂变性、变质,称量、稀释不准,不同批号的明显差别等是系统误差的主要产生原因。因为原因明确可寻,所以能通过分析判断找出原因加以克服。系统误差的特点:测定结果呈现系统性的偏高或偏低,即有单向性的性质,且有规律性。故可通过适当的方法对测定结果进行校正。

2)随机误差　产生此种误差的原因纯属偶然,难以确定。误差的特点:测定结果忽高忽低,呈双向性变化,总是围绕某个数值上下波动。误差具有统计性质,有一定的概率分布。

3)过失误差　人为的过失造成的实验误差,其特点:测定结果严重失真,且无规律。

针对上述三种误差,从质量控制的角度只能考虑前两种,而过失误差形成的严重失真结果,应被排除在质量评价之外,在作质量评价前必须将这些极不真实的测定结果剔除。

(2)误差的主要来源　放射免疫分析的每个环节都会给测定引入误差。主要有以下

来源:

1）试剂　前已述及,试剂是分析的系统误差得以产生的主要因素。包括:

①标准品变性;不同批号的标准品之间存在的性质差异;使用标准品时称量、溶解稀释不准,以及取量差异等。

②标记抗原在制备后的贮存期内发生标记核素原子从抗原分子上脱落,造成放射性游离率增高;标记抗原自身辐射分解引起变性等。不同批号的标记抗原也存在性质上的差异。

③抗体贮存条件不当,或使用中反复冻融造成其免疫活性改变;不同批号(或免疫动物)抗体之间的亲和力差异;使用时因稀释不当发生滴度上的差别等。

④分离试剂的配方改变或配制不当造成分离效果的差异;存放期中的变质变性等。

⑤缓冲溶液配方改变;配制不当发生性质变化;内含的蛋白质类物质变质等。

2）样品　自采集、制备,贮存至测定的每个环节都可能引入误差。

3）操作　反应试剂与样品的取样及加样不准;反应条件(温育温度与时间)控制不当;结合与游离的放射性物质分离操作掌握不好等。

4）分析器具与设备　称量用的天平不准,加样器具因磨损程度不同造成加样器之间差异,或不同型号、不同厂家、不同批号加样器具之间的差别等。

5）放射性测量　放射性的统计性决定了放射性测定存在的统计误差。

6）数据处理　剂量反应曲线数学拟合不当,拟合的优度不高,会给测定结果引入较大误差。若采用手工法绘制曲线,有可能引入更明显的误差。

由此可见,放射免疫分析等体外放射分析技术的误差来源很多,稍不经意就有可能引入不可忽视的误差。因此,必须十分注意每种试剂的质量,每种器具的状况,每个步骤的规范。

2. 放射免疫分析质量控制的主要任务与分类

质量控制的根本目的是对分析工作中产生的误差进行检查与性质判断,对出现的质量异常现象要寻找原因并采取纠正措施,以保障分析的误差被控制在允许的范围之内。

依据质量控制的任务不同,将其分为两类,即实验室内质量控制和实验室间质量评价。它们任务表列如下:

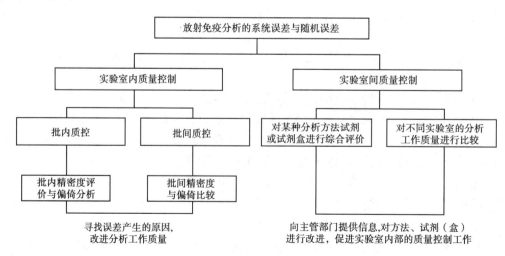

可见,实验室内部质量控制是整个质量控制工作的基础性工作,也是每个实验室可以独立完成的经常性工作。而实验室间的质量评价需要在地区或全国性的机构统一组织领导之下才

能实施。因此,作为实验室工作者,应重点学习实验室内的质量控制方法。

3.质量控制样品

质控的很多内容,需要通过一个"标准系统"来完成。这个"标准系统"称为质量控制样品。

(1)对 QC 样品的基本要求

1)QC 样品的性质与待测样品相同。在临床工作中应使用人血清样品。

2)所含待测物与被测样品中的待测物属同一物质,且免疫活性一致。

3)所含被测物的量为已知量,且有在剂量反应曲线工作范围内的高、中、低三个浓度档次组成一组。

4)一次制备足够量,按上述浓度档次小量分装、编组后,低温(-20℃以下)保存,以保证能在较长的时期内分批使用。

(2)实验室制备方法 QC 样品既可购自计量部门,也可自行制备。实验室常用制备方法有两种:首选方法是在常规项目检测时,留取多余的患者血清,并视检测结果按设定的三个浓度档次收集。达到一定量后用该项目的测定方法对它们作至少 5 次测定,计算结果的平均值和标准差,以 $\bar{X} \pm SD$ 为其靶值。此外,也可以在缓冲溶液内加入少量无待测物的蛋白质后,再按设定的高、中、低三种浓度分别溶入待测物的标准品。继而作 5 次以上测定,确定其靶值。

(3)QC 样品的使用方法 根据当批的被测样品数量确定的 QC 样品组数,从冷藏设备中取出后复融。具体方法如下:

1)确定 QC 样品平行管(双复管)总数

平行管总数 $n = \sqrt{当批 RIA 待测样品总数}$

2)确定 QC 样品的组数

组数 $N = n/3$ 小数部分四舍五入后取整数

3)确定 QC 样品在测定管中的排列位置 以组为单位在所有待测样品的首、尾各放置一组,分别称为 $QC_{首}$ 和 $QC_{尾}$。其余各组均衡地安排在待测样品间。例如:需一次分析 100 个样品。按上述,$n = \sqrt{100} = 10$,$N = n/3 = 10/3 = 3.33 \approx 3$。按以下顺序安排:标准曲线组反应管→$QC_{首(1)}$→第 1 号 ~ 第 50 号待测样品→$QC_{(2)}$→第 51 号 ~ 第 100 号待测样品→$QC_{尾(3)}$。

4.质量控制指标

对于一项新的 RLA 方法,常用以下六个指标作全面的质量考核。

(1)灵敏度(Sensitivity) 指能检测出与零标准剂量(即 B_0 管)具有统计差别的最小可测剂量(Minimum detectable dose)。计算方法有以下几种:

1)B_0 管的结合率($B_0\%$)均值减去其二倍标准差后所对应的剂量反应曲线剂量值,为该分析方法的灵敏度。通常应有 10 个以上的 B_0 管,在 RIA 全过程后计算它们的 $\bar{B_0}\%$ 和 SD,并以 $\bar{B_0}\% - 2SD$ 查找曲线的相应剂量,或通过数学拟合式计算出剂量。

2)B_0 管结合率降低 10% 后相应的剂量值为测定灵敏度。结合率以 B/B_0 表达时,$B/B_0 = 100\%$,即以 $B/B_0 = 90\%$ 的相应剂量为测定灵敏度。B_0 管设置数同样不少于 10 支。

3)依据精密度图求测定灵敏度(见后述)。

以上三种求解 RIA 方法灵敏度的办法中,前两种简便,但较粗略。第三种办法较准确,受到学者们的推荐。另外,由于方法不同,对于同批数据所得结果存在差别。因此,在灵敏度考核的结论后面应注明采用的方法。

（2）特异性（Specificity） RIA 的特异性指抗体识别其抗原的能力。此种能力越强，方法的特异性亦强。用抗体对其抗原类似物的交叉反应率来表征抗体的特异性（见本节三）。

（3）精密度（Precision） 精密度是指在一定条件下，用同一实验方法检测多份同一样品结果的重复程度（性）。因此，它是评价随机误差的指标。多份相同样品检测结果的波动越小，说明重复性好，精密度高。因此统计学中表示数据波动性的指标，如标准误差（SD）和变异系数（CV），都能表征方法的精密度。

$$标准误差 SD = \sqrt{\frac{\sum(X_i - \bar{X})^2}{n-1}} \tag{4-17}$$

$$当 n = 2 时，SD = \frac{|X_1 - X_2|}{\sqrt{2}} \tag{4-18}$$

式中：n 为数据（或样品）总数；i 为数据（或样品）编号，i = 1,2,3,…,n；X 为数据值；$\bar{X}$ 为 n 项数据的均值；X_1、X_2 为平行双复管的两个数据。

变异系数 $CV = SD/\bar{X}$

$$或 CV\% = SD/\bar{X} \times 100\% \tag{4-19}$$

（4）偏差（Bias）和准确度（Accuracy） 偏差是指测定值偏离真值的程度。用偏离真值的百分比来表示：

$$偏差 b = \frac{测定值 - 真值}{真值} \times 100\% \tag{4-20}$$

偏差是评价系统误差的指标。

准确度是指测定值与真值的符合程度。考核符合程度的实践往往需要多份测定的结果进行计算。这些数据因随机误差有两种表现：相互间相差较小，或相互间相差很大。前者反映出测定的随机误差小，精密度好；后者则相反。但是它们的平均值在测定系统没有系统误差或系统误差很小时，可能出现两种结果，当随机误差很小时，均值与真值相等或接近，表现出符合程度很高；随机误差很大时，其均值与真值接近或相差很大，表现出符合程度可能高，也可能不高。若测定系统存在较大的系统误差，那么上述的均值一定远离真值，表现为符合程度很差。所以，方法的准确度既受系统误差支配，也受随机误差影响，而且这种影响在测定份数较少时，表现得更为明显。在这种情况下，会因测定值的过于离散使其均值本应与真值有高程度的符合变得不符合。因此，从统计学角度，依据误差传递原理，准确度的计算应为：

$$准确度 = \sqrt{(偏差)^2 + (精密度)^2} = \sqrt{b^2 + SD^2} \tag{4-21}$$

还可以用图 4-18 来描述准确度、精密度、偏差三者的关系：①准确度、精密度均好。②准确度较好，精密度差。③准确度差，精密度好。④准确度、精密度均差。

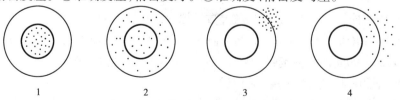

图 4-18 偏差、精密度、准确度三者关系示意图

实验室内常用回收实验,健全性试验,"零"水平测定等评价方法的准确度。

（5）稳定性（Stability） 指 RIA 批间的重复性。因为剂量反应曲线是测定方法的定量依据,查验曲线的某些参数是否稳定是考核方法稳定性的常用方法。这些参数有 $B_0\%$、$NSB\%$、有效剂量（ED_{25},ED_{50},ED_{75},其中 ED_{50} 是不可少的指标）。此外,还可以用 QC 样品测定值的批间重复性加以验证。

（6）临床有效性（Clinical effectiveness）指一项分析方法完成临床目的的程度。在一项分析方法建立被鉴定前,需要进行临床应用研究,确定被测定指标的正常值及其波动范围,统计正常值与异常值的交叉范围及诊断符合率（阳性率、阴性率、假阳性与假阴性率等）,以评价该项目的临床应用是否有效及其有效程度。

5. 实验室内质量控制方法

前述的六项质控指标能从不同的方面来评价 RIA 方法的质量,是较全面的考核内容。对于临床常规检测项目,使用的都是商品试剂盒,它们在商品化前已对方法灵敏度,特异性及临床有效性等进行了很多研究,并在技术鉴定中被认可。而且这些指标在通常情况下不会因试剂的细微变异,实验室的不同,操作技能的水平差异而发生显著变化。因此,作为商品化试剂盒应用的实验室可不作上述三项指标的考核,而主要从方法精密度,偏差和准确度,稳定性等方面进行质量控制和评价。这些指标的质控方法多种多样,现列举其中常用的且被公认属于简便易行,功能良好的方法介绍如下。

在进行实验室内部质量控制（Internal quality control,简写为 IQC）之前,应对实验数据作必要的审核,剔除"坏点",即去除明显超出正常波动的突出值（Qutlier）。方法:对可疑的复管计数率作变异系数计算,若出现 $CV\% > 12\%$ 者,应剔除。例:某样品双复管放射性为 2138cpm 和 1898cpm,视为复管误差过大,是否应剔除? 经 $CV\%$ 计算:

$$SD = \frac{2138 - 1898}{\sqrt{2}} = 169.7$$

$$CV\% = \frac{SD}{X} \times 100\% = \frac{169.7}{(2138 + 1898) \div 2} \div 100\% = \frac{169.7}{2018} \times 100\% = 8.4\% < 12\%$$

故不应剔除

（1）精密度评价方法

1）计算 SD 和 CV 原理和方法如前述。值得注意的是应该使用测定的剂量 D 的 SD_D 或 CV_D 来表征精密度,不宜简单地用放射性测定结果（cpm）的 SD_R 或 CV_R。因为剂量的精密度既取决于反应（R）的精密度,还取决于剂量反应曲线的斜率,即 SD_D 与 SD_R 并非平行。

2）反应误差关系（Response error relation,简写为 RER） 指反应 R 的 SD_R 随 R 的变化而变化的关系。通常情况下,R 与 SD_R 间呈正相关的线性关系（图 4-19）。这是一个能表达复管的反应平行性好与差的有用指标。图 4-19 显示的截距 a 主要反映 NSB 的波动;直线斜率 b 则反映反应的变异（$CV = SD_R/R$）。b 增大说明反应 R 的 CV 增大。若 b 的增大超过通常情况的一倍以

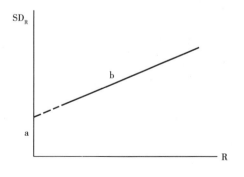

图 4-19　RER 直线函数式图

上,说明整批实验的随机误差已经很大,且达到可靠性很差的程度。

RER 值的数学运算有两种方法:一是对一批实验的公式计算法,二是使用多批实验的计数资料构成一个大样本建立的估算函数式法。分别介绍如下:

①公式计算法:因为 $RER = SD_R/R$,对于双复管反应,

$$SD = \frac{|X_1 - X_2|}{\sqrt{2}}$$

故对于有 n 对双复管反应(除无反应可言的总放射性管外)的单批实验,反应误差的平均值 $\overline{SD_R} = \frac{1}{n} \sum (|X_1 - X_2|)/\sqrt{2}$

反应 R 的平均值 $\overline{R} = \frac{1}{2n} \sum (X_1 + X_2)$

$$RER = \frac{\overline{SD_R}}{\overline{R}} = \frac{\frac{1}{n} \sum |X_1 - X_2| / \sqrt{2}}{\frac{1}{2n} \sum (X_1 + X_2)} = 1.4142 \times \frac{\sum |X_1 - X_2|}{\sum (X_1 + X_2)} \qquad (4\text{-}22)$$

WHO 规定:一项 RIA 反应复管平行性优秀时,$RER \leqslant 0.04$,平行性良好时,$RER > 0.04$,但不得 > 0.12,否则平行性很差,视为不合格,需考虑该批实验应重新进行。

②函数式法:从统计学角度,上述①法的每一个 SD_R 来自很小的样本(n = 2),分布上不属高斯分布,故存在有悖于统计学理论的缺点。而函数式法是将多批实验资料组成大样本,并将 SD_R 按从小到大顺序排列后作线性回归,求出直线方程式:

$$SD_R = a + bR \qquad (4\text{-}23)$$

英国学者 S. L. Jeffcoate 认为,该函数式的斜率 b 反映了加样误差,截距 a 反映了放射性结合物与游离物的分离误差(又称错分误差,Misclassification)。在多批实验建立的大样本条件下,所获得的线性函数式有确定的 a、b 值,若在以后的该项目实验中,出现 a 增大,说明分离误差增大;若 b 增大,说明加样误差增大。同时人们还认为,若某个样品的计数变异 CV > 4b 值,应确认该样品极不精密,予以舍弃。

RER 的意义仅能说明实验的反应误差情况,并不能说明剂量与剂量误差的关系。因此用 RER 反映 RIA 测定结果的随机误差有其难以克服的缺陷,即只能说明剂量随机误差的一部分问题,而不是全貌。

3)精密度图(Precision profile,简写 P. P 图)

RIA 分析的误差由两个方面确定,即实验中出现的反应误差和剂量反应曲线的斜率。也就是说,即使反应的 RER 相同,也会因曲线的斜率相差而出现不同的剂量误差。为此,英国学者提出,通过 RIA 的剂量反应曲线将 RER 转换为剂量与剂量误差(SD_D 和 $CV_D\%$)的关系,再以曲线各剂量的对数值(lgD)对应其 SD_D 或 $CV_D\%$ 作图,称为精密度图。所以,精密度图既能反映 RIA 剂量离散情况的全貌(包含了反应本身和剂量反应曲线斜率等两方面因素造成的误差),又能衡量剂量反应曲线的质量。

以 RER 为基本参数手工绘制 P. P 图的方法步骤:

①在单对数坐标纸上,以横坐标(对数轴)为剂量,纵坐标为 B/B_0,绘制剂量反应曲线。若使用多批实验资料时,可绘制以剂量对应反应的均值及其误差的剂量反应曲线及其包络带。

②单批实验用公式(4-21)计算法,多批实验用函数公式(4-22)法确定 RER 值。

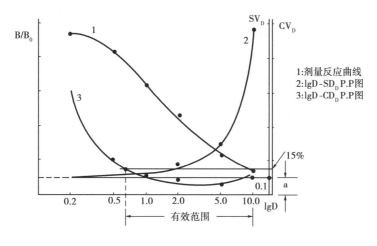

图 4-20　RIA P. P 图
1. 剂量反应曲线　2. lgD-SD_DP. P 图　3. lgD-CV_DP. P 图

③单批实验时,用剂量反应曲线各剂量点反查曲线获得 Ri,再乘以计算的 RER 值,即为剂量的反应误差(SD_R)。多批实验时,将各剂量的放射性测量均值代入函数式求各剂量的反应误差(SD_R)。

④以各标准点的 $\overline{R} \pm 2SD_R$ 值查剂量反应曲线,获得相应的剂量 D_1 和 D_2。$|D_1 - D_2|/4$ 即为各标准剂量点的误差(SD_D);SD_D/D 的百分数则为各标准剂量点的变异系数($CV_D\%$)。

⑤在原坐标纸上另立两条纵轴,分别代表 SD_D 与 $CV_D\%$,并标出对应各标准剂量点的散点图后连成平滑线,即 lgD-SD_D 和 lgD-$CV_D\%$,这两种曲线均称为 RIA 的精密度图(图 4-20)。

P. P 图在 RIA 中的功能,除前述可以反映剂量的随机误差全貌及剂量反应曲线质量外,还有以下用途:①确定 RIA 的方法灵敏度。用 lgD-SD_D 曲线下行延长线与纵轴的截距 a 所得对应的 SD_D 值乘以 1.4,即为方法灵敏度的数值,其单位用剂量反应曲线的标准剂量单位。例如:图 4-20 的结果 a = 0.1pg,灵敏度为 $1.4 \times 0.1pg = 0.14pg$。②界定剂量反应曲线的有效工作范围。依据剂量反应曲线在剂量较小和较大时,变异系数相应较大的原理,lgD-$CV_D\%$ 的理论形态应是上凹的曲线。当按常规以 $CV_D\% = 15\%$ 为界线时,作平行横坐标的水平线,必然与该 P. P 图有两个相交点。该两点所对应的剂量范围即为剂量反应曲线的有效工作范围。也就是说,凡是样品的剂量落在该剂量范围内,其变异系数符合常规要求,不超过 15%,是有效的。上例中的曲线设计范围是 0.2pg ~ 10pg,而按常规由 P. P 图确定的有效范围下限为 0.66pg,上限未被明确界定。因此,该实例的剂量反应曲线有效工作范围应是 0.66pg 以上,至设定的上限 10pg 之间。③评价 RIA 最佳工作条件。当改变工作条件(抗血清稀释度,标记抗原用量,温育条件,分离方法,缓冲液组成等)都会对 P. P 图的形态产生影响。当 P. P 图出现下移,说明改变是成功的,有利于提高 RIA 的精密度。否则是不成功的,不及原有的工作条件。④用于 RIA 的质控评价。利用 P. P 图在坐标中的位置改变来评价批间,实验室间,不同试剂盒间的工作质量。在条件相同的情况下,用以评价操作者的技能水平。⑤判断"坏点"。在实验室工作中,若出现某个标准点或样品的 SD_D 或 $CV_D\%$ 超过该项目以往实验 P. P 图相应剂量的 SD_D 或 $CV_D\%$ 值三倍以上时,应视为"坏点",予以剔除。

以上介绍的三种评价 RIA 精密度的方法中,P. P 图受到 WHO 推荐,是较全面反映测定质量的优良方法。RER 能对反应的原始数据作出精密度评价,方法简便易行,在具有简易计算装置(如单板机)的探测仪器中就可使用简单的计算程序自行运算,与测定结果同时给出。因此,它虽有缺陷,却仍被多数实验室采用。

(2)偏差与准确度评价方法

1)回收实验 回收实验是测定由系统误差引起偏差的经典方法。即在无被测物的空白样品中加入已知剂量的被测物(通常用被测物的标准品),测定全过程。将测定结果代入以下公式计算回收率:

$$回收率\% = \frac{测定值 - 空白值}{已知值} \times 100\% \tag{4-24}$$

对于 RIA,回收率应在 90% ~ 110%,即偏差允许在 ±10% 之内。

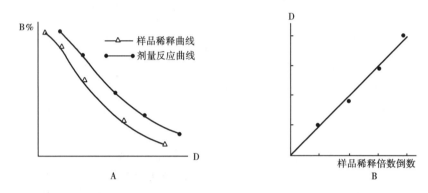

图 4-21　平行性实验(A);样品测定值与其稀释倍数的相关性试验(B)

回收实验还应该在剂量反应曲线的工作范围内选择高、中、低三种剂量进行,以考核不同剂量水平时的偏差程度。

2)健全性试验 RIA 要求其标准品应与被测物具有相同的免疫学性质,这样才能依据剂量反应曲线准确地测定被测物含量。因此,用标准品绘制的剂量反应曲线与用系列不同稀释度的被测物(即样品)绘制的剂量反应曲线,应具有平行的性质(图 4-21A)。这种试验称为健全性试验。健全性试验还可用不同稀释倍数的被测样品在 RIA 测定后,观察其测定结果与稀释倍数的相关性。当出现接近于 1 的相关系数时,说明 RIA 方法具有很好的健全性(图4-21B)。

健全性不好的可能原因:①标准品与待测物的免疫学性质存在明显差异。②反应系统内存在不可忽视的干扰反应。③剂量反应曲线各反应管与待测样品管的介质环境有较大差别。

3)二样本-Youden 图 Youden 提出,在 RIA 待测样品的首部、尾部各放置一组 QC 样品的二样本作图法,称为二样本-Youden 图。该图是一个既能考察方法准确度,又能评价方法精密度的简便、直观、有效的质控方法。对于实验室内部、外部的质控都很有价值。

作图方法:以 $QC_{首}$ 的测定值对 $QC_{尾}$ 的测定值在线性坐标上作图(图 4-22)。标出 QC 样品的靶值和以靶值为圆心,其2SD 为半径的圆面积。此圆范围内为准确区(A);与直角等分线平行的圆的两条切线之间为偏差区。在圆右上方的范围为正偏差区(B),在圆左下方的范围为负偏差区(C);两条切线以外的称为不精密区(D)。通常需在多批实验结果的基础上,用QC 样品测定值的统计计算结果($\overline{X}$ 及其2SD)作图,作为对以后各批实验考评的基础。在以后的实验中,QC 样品测定值在 A 区,说明测定既准确又精密;若在 B 区,提示有正偏差出现,若在 C 区,提示有负偏差出现,而测定的精密度均好;若落入 D 区,则既不准确又不精密。可见,A 区反映了实验的系统误差和随机误差都很小。B、C 区的系统误差明显,随机误差很小。D 区则两种误差都很明显。

每组的 QC 样品有三种浓度,在绘制二样本-Youden 图时,既可以将三种浓度分别绘制(图 4-22),也可以将三种浓度绘在一张座标纸上(图 4-23)。

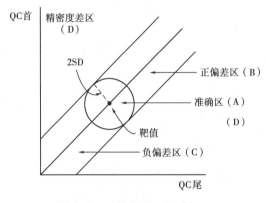

图 4-22　二样本-Youden 图

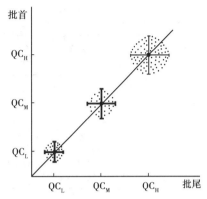

图 4-23　多批实验的三种浓度 QC 样品
二样本-Youden 图

4)Cusum 图　Cusum 提出,把每批实验的 QC 样品测定值与其靶值的差($X - \bar{X}$)累计后按实验批次连续作图。方法:在线性坐标纸上立纵轴表示累计偏差,于 0 偏差点划横线代表实验批次。将每批实验的 QC 样品测定值与靶值的差累计计算后标在坐标上,并连结相邻点。所作出的图称为 Cusum 图(图 4-24)。对于图形变化评价如下:①相邻点间连结的斜线出现连续上

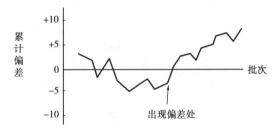

图 4-24　RIA Cusum 图

升或下降,提示有正偏差或负偏差。②斜线的斜率反映偏差的大小。斜率保持不变,说明批间的偏差相同。③斜线两端点的落差超出 QC 样品靶值标准差(SD)的三倍时,提示有偏差出现,若超出五倍,则已有明显的偏差发生。

此外,对于持续出现的偏差还可以用多批实验数据分段计算其 $\bar{X} \pm SD$ 后作 t 检验来判别。这种统计学方法属于经典的方法,方法的灵敏度取决于正常波动的程度。

(3)稳定性评价方法　前已述及,RIA 的稳定性表现为某些实验参数或 QC 样品测定值在多批实验测定中的重现性。因此,上述 Cusum 作图法既然是考察偏差的方法,也就不言而喻是方法稳定性的考评方法之一。在实验室中,对方法稳定性的考核还有其他多种方法,其中比较简便、直观的是质控图法,又称 Shewart 作图法,或称 Levey-Jennings 作图法。该法可以使用 RIA 中的任何参数进行,常用的有 B_0、NSB%、ED、QC 样品测定值等。该法的基本作图方法:选定参数后,以该参数的数值为纵坐标,并画出七条水平线,中间一条代表多批(通常要求 10 ~ 20 批)实验的该参数均值($\bar{X}$),中间线以上的三条依次为该参数的 +SD、+2SD、+3SD 的位置,中间线以下的三条则依次为该参数的 -SD、-2SD、-3SD 的位置。横坐标表示实验顺

序(批号)或日期。将以往 10~20 批实验的该参数的具体数值标在与其批次相应的位置,再将相邻的点连结成线。这就是 RIA 的质控图(图 4-25 是三种浓度 QC 样品测定值的质控图)。

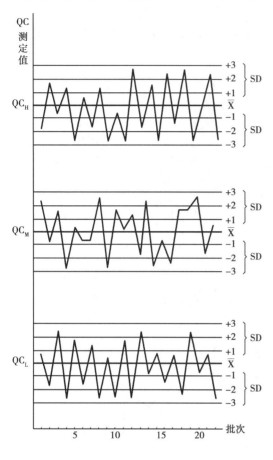

图 4-25　RIA 质控图

质控图提供的方法稳定性评价信息如下:正常情况下允许有 5% 的点超过 ±2SD,1% 的点超出 ±3SD。若实际% 超出以上限额,提示该参数的批间稳定性差。

对于用 QC 样品测定值作参数时,因为每组 QC 样品有三种浓度,若每种浓度都用双复管,则有六支反应管。在一些实验中往往不止用一组 QC 样品,因此,同种浓度的 QC 样品测定值就有多个。这种情况下,无论有多少批实验,应把同种浓度的所有测定值放在一起作统计计算出 $\overline{X}$(亦称期望值)和它的 SD。而同批内的多支同浓度 QC 样品测定值的均值作为该批的实测值标在座标相应的位置。三种浓度可绘在同一座标上。评价方法:在以后的实验中,① 三种浓度的各个测定值与其期望值相比有的高出,有的不足,但均未超出正常波动范围($\overline{X}\pm2SD$),或只有个别超出,但仍在 $\overline{X}\pm3SD$ 之内。此种情况说明无明显异常。② 有较多的测定值超过 $\overline{X}\pm2SD$,乃至 $\overline{X}\pm3SD$,但无偏向一侧的趋势。说明随机误差大,但不属偏差。若有一定数量的测定值超过 $\overline{X}\pm3SD$ 时,说明随机误差相当大,应考虑该批实验数据需舍弃。③ 大多数测定值偏向一侧,且三种浓度的各自测定管的实测均值也偏向一侧,则提示有系统误差,说明该批实验与以往 10~20 批实验的总体水平相比重现性极差,尤其在以下情况之一发生时,应舍弃该批数据:三种浓度的实测均值有一个超出的 $\overline{X}\pm3SD$;有两个同侧超出 $\overline{X}$ 的 2SD;三个均值都同侧超出 $\overline{X}$ 的 ±SD。④ 三种浓度的 QC 样品中,有两种浓度的各个测定管实测值属于正常情况,仅有一种浓度的各个测定管实测值单侧性地发生超常偏差,且相互接近。提示剂量反应曲线可能存在问题(有突出值或模型选择不当),也可能是该浓度的 QC 样品有变性、变质。

此外,在绘制质控图时所采用的 10~20 批实验参数的数据,除前述的方法,即一次性累积作图后不再变动外,还可以每次均取本次实验前的最近 10~20 批实验的数据计算 X 及其 SD,重新作图。这种方法将出现不固定的质控图,始终保持每批实验都与最近的 10~20 批实验相比。

6. 实验室间的外部质量评价

实验室间的外部质量评价(External quality assessment,简写为 EQA)是建立在实验室内部质量控制基础上,由行政部门或被授权的专业机构统一组织领导下,实施的一项系统工程。其任务是通过采用客观统一的标准和方法,对不同实验室的测定结果进行比较,以分析、发现、查明产生误差的原因,并加以克服、改进,达到提高各实验室间测定结果的可比性,以逐步实现放射免疫分析方法的标准化为其目的。

实验室间的外部质量评价方法细节不作详述,其梗概情况如下:

组织领导者的工作:①向各参评实验室下达制定好的实验方案,发放 EQA 样品。②统一处理各实验室提供的原始数据。③将处理结果反馈给参评实验室,并针对结果提出评价意见。

参评实验室的工作:①按统一方案与要求进行实验。②定期向组织者提供实验信息(如:T、NSB、B、标准剂量点及 EQA 样品等反应管放射性测量的原始数据)。③根据反馈的信息认真查找产生误差的原因,并加以克服,努力提高检测质量。

第二节 其他竞争性结合体外放射分析

与放射免疫分析原理相同的其他体外放射分析有竞争性蛋白结合分析和放射受体分析。CPBA、RRA 不仅与 RIA 的原理相同,方法流程及定量分析的依据也是相同的。在对 RIA 的原理、方法、质量控制等内容有了较系统学习的基础上,本节仅就 CPBA、RRA 的一些特殊问题作简要说明。

一、竞争性蛋白结合分析

竞争性蛋白结合分析始于 20 世纪 60 年代初期,是一类利用机体天然存在的,与一些小分子生物活性物质具有特异结合能力的球蛋白(或酶蛋白)作为特异结合试剂,测定生物样品中的小分子生物活性物质的含量。首先建立这类方法的是 1960 年 Ekins 用存在于血浆中的甲状腺素结合球蛋白(Thyroxine binding globulin,简称 TBG)为特异结合试剂,测定样品中的甲状腺素浓度;继之于 1963 年 Murphy 用血浆中的皮质类固醇结合球蛋白(Corticosteroid Binding Globulin,简称 CBG)为特异结合试剂,测定样品中的皮质激素含量。经过与 RIA 同步的发展,可以用于 CPBA 特异结合试剂的还有性激素结合球蛋白,内因子(一种糖蛋白),鼠血清中的一种结合蛋白,视蛋白,以及从肌肉中提取的蛋白激酶,还有叶酸还原酶,互补 DNA 等,分别测定雌、雄激素,维生素 B_{12},维生素 D,视黄醛,cAMP、cGMP,叶酸,RNA 等。但是,这类方法的发展速度远不及 RIA,这是因为 CPBA 有很大的局限性和方法学上的缺陷。

1. CPBA 的特异结合试剂的来源丰富,制备简单。但与 RIA 的抗体相比,特异性不强,滴度较低(稀释度介于 $50 \sim 200$ 倍),与配体结合的亲和力不高(亲和常数介于 $10^7 \sim 10^9$ L/mol)。

2. 方法的灵敏度不高,其最小可测浓度约为 $10^{-7} \sim 10^{-9}$ g/L。

3. 对样品要求高。由于作为特异结合试剂的生物物质的特异性,亲和力均不十分理想,要想使测定有较满意的符合实际的结果,必然对生物样品提出较高的要求。往往要对生物样品中被测物进行提取,以提高样品中被测物浓度,能更好地适应方法灵敏度不高的要求,此外,通过提取可去除多数干扰测定的物质,以提高方法的特异性。表 4-4 列出几种激素血样品的提取方法,供应用时参考。

4. 适用面窄 CPBA 使用的特异结合试剂都是机体内天然存在的某些蛋白质或酶。而能用于测定配体的此类蛋白质或酶的种类十分有限,这就极大地限制了 CPBA 的应用范围。

鉴于上述原因,近十余年来,随着 RIA 的进一步发展和 IRMA 的崛起,CPBA 已不再受青睐,乃至有逐渐被 RIA、IRMA 取代的趋势。

二、放射受体分析

放射受体分析始于 20 世纪 70 年代,是利用受体蛋白为特异结合试剂,对相应配体进行定量测定的又一种竞争性结合体外放射分析方法。自 1970 年 Lefkowitz 等用 RRA 测定血浆中促肾上腺皮质激素的浓度以来,RRA 几乎都应用于激素的微量分析。由于受体的亲和力组织间差别不大,选择余地小,而且受体与相应配体结合的专一性又不及抗体抗原间的结合,故 RRA 的灵敏度比 RIA 小 10 ~ 100 倍。加之 RRA 在方法学上还有一些特殊要求,造成实验的再现性,稳健性等均不及 RIA。所以,作为单纯的定量方法,基本上已被 RIA 所取代。但是,受体与相应配体的结合反应速度很快,又代表了被测配体的生物活性,这两点又见长于 RIA。因此,在研究物质的结构与功能的关系上,RRA 更优于 RIA,正日益受到重视。

表 4-4　几种激素血样品处理方法

激　素	血样品处理方法	回收率%
T4	1. 乙醇提取法 2. 胃蛋白酶消化法	78.5 ~ 93.6 97 ~ 107
睾　酮	1. 碱性条件下二氯甲烷提取 2. 二氯甲烷提取后纸层析(展开剂为石油醚:甲醇:水 = 10:1:3)	71 ~ 98 >70
皮质醇	先用石油醚提取,去除孕激素,再用二氯甲烷提取	80 ~ 108
孕　酮	石油醚	70

1. 受体特性概述

受体是一种糖蛋白,存在于细胞膜和细胞内。当其与相应的配体(主要是激素、生长因子、神经递质和药物等)结合,细胞内即发生各种生物化学反应,最终引起配体特有的生物学效应。所以,用受体与其配体结合来测定配体含量,能提供具有生物活性的配体浓度。但受体与其配体结合的特异性不及抗体,即受体既能特异地与其相应配体结合,又能与其配体结构相近的其他物质结合。

受体的分子量在 10 万 ~ 30 万,在机体内与其他细胞膜蛋白一样,不断地进行合成、分解或再利用,以维持其正常的容量水平。但在病理状态和不同的生理条件下,细胞受体的数量会发生相应的变化。例如:大鼠肝细胞催乳素受体容量,以胎鼠最低,出生后随成长而逐渐增多,且雌雄差异显著,雌鼠妊娠期显著增多,注射雌性激素能增加其含量。

受体按其存在的部位分为两类:肽类激素和儿茶酚胺等水溶性物质,不能透过细胞膜,故这类配体的受体只存在于细胞膜上,称为膜受体。甲状腺激素、类固醇激素等脂溶性物质,可以透过细胞膜进入细胞内,故这类配体的受体存在于胞浆或胞核,分别称为浆受体、核受体。

此外,受体属热敏性很高的活性生物物质,因此,制备、使用受体的过程均应在 4℃ 条件下进行。受体还对介质环境(pH、盐浓度等)有较严格的要求。

2. 受体选择与制备

受体是 RRA 的特异结合试剂,所以在建立 RRA 方法时,必须注意受体的选择与制备。

选择受体组织应是富含受检配体的受体组织或细胞。表 4-5 列出部分肽类激素 RRA 用的受体组织、细胞,供选用。

受体制备视使用目的而有多种形式。对于膜受体,有纯化胞膜,富含胞膜的亚细胞组分、细胞匀浆、单个分散的细胞、培养细胞以及可溶性胞膜等。单纯作为 RRA 测定时,通常选用亚细胞组分或培养细胞。制备方法:将靶组织破碎,用缓冲液制成匀浆,纱布过滤并稀释后离心(2000×g),沉淀经洗涤后制成的悬浮液先经低速离心(500×g),弃沉淀后上清液经 15000×g 离心,弃上清后沉淀再经蔗糖梯度超速离心(55000×g),沉淀即为纯化膜受体。对于胞液受体(如类固醇激素在靶细胞液中有可溶性受体),其制备方法:将靶组织剪碎,加缓冲液匀浆,经 1000×g 离心,去除沉淀(膜和核),上清液再经 105000×g 离心 1h,所得上清即胞液受体。

表 4-5　部分肽类激素 RRA 用的受体组织和细胞

激　素	受体组织和细胞
催乳素	乳腺、肝、肾、前列腺
GH	肝、培养的淋巴细胞(IM—9)
ACTH	肾上腺
TSH	甲状腺、脂肪细胞
LH、FSH	睾丸、卵巢
ADH	肾
胰岛素	肝、脂肪细胞、成纤维细胞、红细胞、单核细胞、肾、胎盘、培养的淋巴细胞(IM—9)
胰高血糖素	心肌、肝
血管紧张素Ⅱ	血管、肾上腺
催产素	乳腺
生长因子	胎盘、软骨细胞、淋巴细胞
雌激素	子宫

制备的受体应小量分装,深低温(-60℃以下或液氮)保存。其结合能力与保存时间的关系依据受体种类不同,差异很大,不能一概而论。

以上介绍的受体制备方法是流程式的粗略内容。针对不同配体的受体,制备方法及保存条件也不完全相同。因此,实际工作中还应根据具体受体对象与使用目的,参考相关文献资料,制定细致、周密的实验方案。

3. RRA 的应用趋势

前已述及,RRA 方法本身存在的不足,使其在单纯对配体定量方面不及 RIA 而较少使用。但对于以下情况,却不失为有价值的方法。①某些小分子激素无法制备抗体,或存在的交叉反应使得 RIA 无法测定时,可用 RRA 法。②研究蛋白激素及其亚单位的种属差异,生物活性强弱及亚单位重组后的生物活性变化等,RRA 能给出满意的结果。③用于筛选和检测激素的激动剂和颉颃剂。④RRA 测定受体抗体日益受到重视,对于某些疾病的病因研究、诊断、疗效监测与预后判定等都有重要作用。目前已经确定产生受体抗体的疾病有 Grave's 病(TSH 受体抗体)、胰岛素 B 型抗症(胰岛素受体抗体)、重症肌无力症(乙酰胆碱受体抗体)。检测 TSH 受体抗体、胰岛素受体抗体的 RRA 试剂盒已商品化并应用于临床。⑤RRA 用于判定某些肿瘤的恶性程度。研究证明,癌基因 erbB 密码蛋白是生长因子 EGF 受体的一部分。通过对 RRA 剂量反应曲线数据分析,可计算 EGF 受体的亲和常数及受体数目。研究发现,某些肿瘤组织(如:乳癌及泌尿系统肿瘤组织)中 EGF 受体数越多,恶性度越大。因此,RRA 也就可以通过对 EGF 受体数目的计算而用于抗癌药物筛选。

第三节 免疫放射分析

免疫放射分析首先是由 Miles 和 Hales 于 1968 年创建的,他们利用过量^{125}I 标记抗体与相应待测抗原进行非竞争性免疫结合反应,以达到对抗原作定量分析的目的。其灵敏度和可测范围分别比 RIA 大 10 倍和 6 倍,操作程序也比 RIA 简单。

一、基本原理

1. 单位点 IRMA 原理　单位点(one-site)IRMA 是利用过量的标记抗体(*Ab)与待测抗原(Ag)进行免疫结合反应,形成抗原标记抗体复合物(Ag*Ab),当反应达到平衡后,再用固相抗原免疫吸附剂(Immunoadsorbent,ImAd-Ag)与剩余的标记抗体结合,并将其分离。反应如下:

$$Ag + {}^*Ab \rightleftharpoons Ag {}^*AB + {}^*Ab \xrightarrow{+ImAd-Ag} ImAd - Ag - {}^*Ab + Ag {}^*Ab$$

2. 双位点 IRMA 原理　双位点 IRMA(Two-Site IRMA)是先用固相抗体(ImAd-Ab)与待测抗原(Ag)进行免疫结合反应,尔后再与过量标记抗体(*Ab)结合,形成固相抗体-抗原-标记抗体复合物(ImAd $-$ Ab $-$ Ag $-$ *Ab),剩余的标记抗体仍留在液相,从而被分离。通常两种抗体是不同的亚型,分别结合于抗原的两个抗原决定簇。故又称夹层法(Sandwich technique,或 Junction test),反应式如下:

$$ImAd - Ab + Ag \rightleftharpoons ImAd - Ab - Ag \xrightarrow{+ {}^*Ab} ImAd - Ab - Ag - {}^*Ab + {}^*Ab$$

二、免疫放射分析方法学

1. 免疫放射分析方法分类

(1)双抗体夹心法:从加样程序上看,有以下三种方法

1)固相抗体先与抗原结合,再与标记抗体结合

$$ImAd - Ab + Ag \rightleftharpoons ImAd - Ab - Ag \xrightarrow{+ {}^*Ab} ImAd - Ab - Ag \text{——} {}^*Ab + {}^*Ab(过剩)$$

2)抗原先与标记抗体结合,再与固相抗体结合

$$Ag + {}^*Ab \rightleftharpoons Ag - {}^*Ab + {}^*Ab \xrightarrow{+ImAd-Ab} {}^*Ab(过剩) + ImAd - Ab - Ag - {}^*Ab$$

3)抗原与固相抗体和标记抗体同时反应

$$Ag + ImAd - AB + {}^*Ab \rightleftharpoons ImAd - Ab + Ag - {}^*Ab + {}^*Ab(过剩)$$

以上三种方法都生成夹心状的抗体-抗原-抗体复合物,故称双抗体夹心法。

(2)标记第三抗体法　抗原先与两种亚型的单克隆抗体结合,再与过量的标记第三抗体结合。

$$ImAd - Ab_1 + Ag + Ab_2$$

$$\rightleftharpoons ImAd - Ab_1 - Ag - Ab_2 \xrightarrow{+ {}^*Ab_3} ImAd - Ab_1 - Ag - Ab_2 - {}^*Ab_3 + {}^*Ab_3(过剩)$$

此法使用的两种单克隆特异抗体都不标记,标记第三抗体是以^{125}I 标记兔(或豚鼠)抗小鼠 IgG(非特异性)的抗血清制得的,它凡遇小鼠 IgG 都能形成抗原抗体复合物,所以是一次制得后可用于各种不同抗原与小鼠单克隆抗体结合的 IRMA,称为"通用性标记抗体"。

上述各种方法属双位点 IRMA,具有如下共同特点:①抗原都具有两个抗原决定簇;②所

使用的单克隆抗体应是一对在与同一抗原分子结合时互不干扰的抗体;③都采用了固相免疫吸附剂,因此,结合的放射性(B)都在固相上;④各种方法都使用放射性核素标记的抗体,初始用量都是过量,未结合的剩余部分即游离的放射性(F)都在液相中;⑤由于 B 与 F 分别分布在固相和液相,因此,容易被分离。

（3）双标记抗体法　有些结构复杂的抗原有 3 个或更多个抗原决定簇,为此,可以用两个标记抗体进行 IRMA 分析,以提高复合物的放射性比活度,从而提高方法灵敏度和精密度。最后形成的标记复合物见图 4-26A。

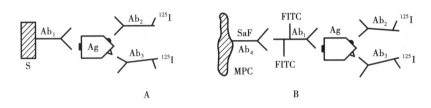

图 4-26　双标记抗体 IRMA 最后形成的复合物示意图
SaF:抗 FITC 抗体,MPC:磁性纤维素脂微粒,FITC:异硫氰酸荧光素

实例;测定 TSH 所建立的双标记抗体 IRMA 系统见图 4-26B。该系统中 Ab$_1$ 不直接连于固相支持物,而是用异硫氰酸荧光素标记,三种标记抗体先与抗原共同在液相中温育形成复合物,然后加入固相抗体 S－Ab$_4$(SaF),S 是磁性纤维素脂微粒(MPC),Ab$_4$ 是抗异硫氰酸荧光素(FITC)的多克隆抗体。由于 Ab$_1$ 每一分子上可接多个分子的异硫氰酸荧光素,S－Ab$_4$ 加入后仅需短时间即可达到满意的分离效果,总的分析时间仅需 2 小时,灵敏度比一般双位点IRMA 法提高 1 倍。

2. 双位点免疫放射分析操作流程

（1）正向两步法（Forward Two-step）:

1）将已包被抗体的塑料珠(ImAd-McAb)和标准抗原或未知样品加人预先准备好的试管内,在 37℃ 条件下温育 4 小时(不时轻摇试管)。

2）吸弃上清液,用 PBS(0.1M,pH7.4)洗塑料小珠,洗后吸弃 PBS 液,反复 3 次。

3）加入一定量标记抗体(＊McAb),在 37℃ 条件下温育 4 小时(不时轻摇试管)。

4）吸弃上清液,用 PBS 液洗塑料小珠,洗后吸净 PBS 液,反复 3 次。

5）将塑料小珠移入另一试管内测其放射性。

（2）反向两步法（Reverse two-step）

1）将标准抗原或未知样品和标记抗体(＊McAb)加入预准备好的试管内,在 37℃ 条件下温育 4 小时。

2）加入固相抗体(ImAd-McAb),在 37℃ 条件下温育 4 小时(不时轻摇试管)。

3）吸弃上清液,用 PBS(0.1M,pH7.4)液洗涤塑料珠,洗后吸净 PBS 液,反复洗涤 3 次。

4）将小珠移入另一试管内测其放射性。

（3）一步法,又称同时加样法（Simultaneous operation）

1）将标准抗原、标记抗体和固相抗体加入到预先准备好的试管内,在 37℃ 条件下温育 4 小时(不时轻摇试管)。

2）吸弃上清液,用 PBS 液洗涤固相塑料珠后,吸净 PBS 液,反复洗涤三次。

3）将小珠移人另一试管内测其放射性。

3. 影响免疫放射分析的主要因素

（1）被测抗原性质　双位点 IRMA 需要被测抗原分子上必须有两个或更多个抗原决定簇，因此，使其实际应用范围受到限制，只局限于多肽和大分子蛋白质抗原的分析。

（2）结合在固相抗体上的抗原稳定性　在反应中，抗原有从固相抗体上分离的倾向，被结合的抗原数量较多时，上述倾向更为明显，故高浓度区的准确度较差。

（3）反应时间和温度　在 4℃ 条件下，第一步反应达到 24 小时，有 90% 以上进人动态平衡，而第二步反应需要 24 小时才接近达到最大结合。若反应时间不足，难于产生一条理想的剂量反应曲线。提高反应温度，结合反应增强，反应速度明显加快，如采用 37℃ 或 45℃ 水浴，第一步反应可缩短至 1.5 ~ 2 小时，但是，随反应温度的升高，血清效应也增加，剂量反应曲线会受到不同程度的抑制。

（4）标记抗体浓度　增加标记抗体浓度可缩短第二步反应时间，扩大测定范围，但是，零标准管的放射性计数也会增加，对灵敏度产生不利影响。

（5）固相物的洗涤　第一步反应结束后的第一次洗涤能有效地去除反应液中游离的抗原类似物和其他干扰第二步反应的物质，但洗涤过度会使已结合的抗原从固相上丢失，导致结合物的放射性降低。第二步反应后的第二次洗涤是为了去除剩余的标记抗体，若洗涤不够，放射性测量值虚假升高，致使结果偏高；若洗涤过度，会使结合的放射性丢失，则结果偏低。

（6）血清、电解质和其他溶质的非特异效应　血清效应（Blood serum effect）是指血清中的有关成分（如 IgM 或 α_2 微球蛋白等）能非特异地抑制抗原抗体特异结合的效应。反应温度升高，血清效应越明显。此外，还与血清中反应之后的残留量有直接关系。因此，第一步反应后的洗涤是降低血清效应的有效方法。还可以通过增加固相载体与抗体之间的"臂"长来减轻。电解质、尿素和其他溶质也能影响某些抗原的测定。

三、免疫放射分析的特点

免疫放射分析与放射免疫分析比较，具有许多优点，但也有其局限性，现将免疫放射分析的特点分析如下。

1. 示踪剂

IRMA 是用标记抗体作为示踪剂，抗体分子上含有多个酪氨酸残基，有利于碘化标记，而且不同抗体其标记方法基本相同，即标记方法易于规范化，便于推广。这就解决了 RIA 中某些抗原难于得到满意标记物的问题。有些抗体是先结合在免疫吸附剂上，尔后进行碘标记，这样既可保护抗体分子上的至少一个活性结合位点，又可将游离放射性碘及低亲和力的和损伤的标记抗体洗去。结合在固相免疫吸附剂上的标记抗体低温（-20℃）保存更加稳定。使用前用 pH2.0 ~ 2.4 的缓冲液洗脱可获得亲和力更高的标记抗体。标记抗体的比活度越高，参加免疫反应的化学量就越少，分析的灵敏度也越高。因此，要求标记抗体应有足够高的比活度。标记抗体的蛋白质量与 ^{125}I 的合适比例为每 $50\mu g$ 蛋白质用 74MBq（2mCi）^{125}I 进行标记，使每一蛋白分子连接 1 ~ 2 个 ^{125}I 原子，比活度可达到 0.518 ~ 1.036MBq（14 ~ 28μCi）/μg。

2. 反应动力学

根据质量作用定律，反应速度与反应物的浓度成正比。在 IRMA 中，标记抗体是过量的，而且不存在竞争性结合或其他复杂的反应，所以，反应速度较 RIA 快。由于示踪剂是过量的，在 IRMA 中及使应用亲和力较低的单克隆抗体也能得到较满意的结果。

3. 灵敏度

在本章第一节中已对灵敏度的定义作过阐述。从定义可知,能与零剂量具有统计差异的最小可测剂量的数值的大小与零剂量标准点的特异结合,即反应 R 的相对误差 σ_R/R 成正比,而与剂量反应曲线起始段的斜率成反比,也就是说,RIA、IRMA 的灵敏度均与 σ_R/R 及斜率相关,又因斜率正比于亲和常数 K,故比例式可写成 $(\sigma_R/R)/K$。由于 RIA 与 IRMA 的免疫结合反应机制不同,灵敏度与 $(\sigma_R/R)/K$ 的关系结果有较大差别;其中 K 值的影响是相同的,而 σ_R/R 的影响不同。对于 RIA,NSB 主要影响高剂量区,对低剂量的影响很小,可忽略不计,故 RIA 的灵敏度直接正比于 $(\sigma_R/R)/K$;对于 IRMA,NSB 主要影响低剂量区,不可忽视,即 σ_R/R 与 NSB%(用 b 表示)成正比,NSB 所占总计数 N 的 b 越低,零剂量的相对误差越小。因此,IRMA 的灵敏度应与 $(\sigma_R/R) \cdot b/K$ 成正比。当其他条件相同,实验误差和 NSB 的% 也相等的情况下,IRMA 的灵敏度高于 RIA。举例说明:令 $\sigma_R/R = 1\%$,$b = 1\%$,$K = 10^{12}M^{-1}$。对于 RIA,灵敏度正比于 $0.01/10^{12} = 10^{-14}$,而 IRMA 则为 $0.01 \times 0.01/10^{12} = 10^{-16}$。因此,在条件相同情况下,b 通常为 $1\% \sim 10\%$ 时,IRMA 的灵敏度比 RIA 高 $1 \sim 2$ 个数量级。

4. 特异性

IRMA 使用的抗体绝大多数是单克隆抗体,而且至少是双位点系统,一种物质必须同时有两个乃至两个以上的抗原决定簇才能最后形成标记复合物。因此,IRMA 不容易发生严重的交叉反应,特异性更高。

IRMA 使用两种抗体,每一种都有其特异性。特异性反映了两种现象,即交叉反应和干扰现象。交叉反应是指有的物质(干扰物)同时能与双位点 IRMA 的标记抗体和固相抗体结合,在无待测物时两种抗体通过交叉物质也能连接,造成测定值偏高。因此,交叉反应率的计算与 RIA 不同,是以零标准管的测定值除以参与反应的干扰物的用量。用下列公式计算:

$$双位点 IRMA 交叉反应率(\%) = \frac{含干扰物的零标准测定浓度}{零标准管中干扰物质浓度} \times 100\% \qquad (4\text{-}25)$$

干扰现象是指某些干扰物质能与一种抗体结合,但不与另一种抗体结合。这种干扰物质可使结合的标记抗体量减少,造成测定值偏低。测定干扰反应率的方法,是以无干扰物时标准品已知浓度除与有干扰物时标准品测定浓度的百分比。用下列公式计算:

$$双位点 IRMA 干扰反应率(\%) = \frac{含干扰物质标准管测定浓度}{标准品已知浓度} \times 100\% \qquad (4\text{-}26)$$

5. 标准曲线的工作范围

IRMA 中,若 K 足够大,所用抗体量选择适当,可以获得较宽的标准曲线工作范围。通常 RIA 的工作范围是 $2 \sim 3$ 个数量级,而 IRMA 可达 3 个数量级以上。这给临床实践工作带来很多方便,含量低的样品不必浓缩,含量高的不必稀释。

另一方面,双位点 IRMA 中的一步法和反向两步法在抗原浓度过高的时候可能出现"倒钩效应(Hood effect)"。即抗原剂量加大到一定程度时,再增加抗原,测得的复合物放射性反而降低(图 4-27)。这是因为形成大量抗原抗体复合物的同时,也会有较多的抗原保持游离状态,而固相抗体量有限,会造成游离抗原与抗原-标记抗体复合物竞争有限量的固相抗体,部分固相抗体被游离抗原占领,不能再起分离抗原-标记抗体复合物的作用。此时,从某种意义上讲已不再是单纯的非竞争结合反应,实验设计时应避免抗原达到这种剂量。

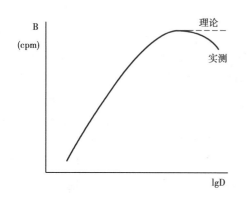

图 4-27　IRM 倒钩效应

6. 方法的稳健性

方法的稳健性较好是 IRMA 的突出优点之一,亦即方法不易受外界环境或实验操作的影响。

IRMA 系统中,K 的变化虽可影响剂量反应曲线的形状,但当抗体浓度远大于 1/K 时,K 的影响明显减少,由于抗体是过量的,因此,温度变化引起 K 值变化的影响较小,在 4～37℃范围内往往对实验结果无明显影响。

RIA 的加样误差可严重影响测定结果,而 IRMA 则不同,因标记抗体和固相抗体都是过量,所以加样误差对分析结果影响很小,只有抗原的加样误差才会明显影响分析结果。

待测样品的非特异成分如蛋白质、脂类等对 IRMA 的干扰也小,特别是正向二步法中样品先与固相 Ab_1 结合,通过第一次洗涤已除去了样品中的大部分杂质,尔后才加标记抗体进行免疫结合。若欲进一步排除非特异性成分的干扰,在标准品中也可加人类似的但不含待测抗原的样品。

由于以上因素,IRMA 的批内、批间变异都比较小。但是,单克隆抗体对反应系统中的 pH 和离子强度比较敏感,建立 IRMA 方法时必须摸清它们的最佳值,并在常规工作中加以严格控制。

四、剂量反应曲线

1. 免疫放射分析基本数学函数式

IRMA 是一种单纯的免疫反应,与 RIA 一样,也服从质量作用定律。假设是单位点结合系统,当抗原、抗体反应达到动态平衡时,其平衡结合常数 K 的基本方程式可写成:

$$K = \frac{[PQ]}{[P\text{-}PQ][q\text{-}PQ]} \tag{4-27}$$

式中:[PQ]是结合物浓度,P 是抗原的初始浓度,q 是标记抗体的初始浓度,所以,[P-PQ]是反应平衡时反应液中抗原的浓度,[q-PQ]是反应平衡时反应液中抗体的浓度。

将式(4-26)展开,重排:

$$[PQ]^2 - [PQ](P + q + 1/K) + Pq = 0 \tag{4-28}$$

因为在 IRMA 中,结合物只有一种,全部为标记结合物(Ag - *Ab),所以[PQ]可用 Ag - *Ab 的放射性(B)或结合率(B%)代替:

$$B^2 - B([P] + [q] + 1/K) + [P][q] = 0 \tag{4-29}$$

式(4-29)就是 IRMA 的基本数学函数式。在一个特定的反应系统中,K 和[q]是固定值,因变量 B 只随自变量[P]呈双曲线函数关系变化。

2. 剂量反应曲线的形态

在 IRMA 反应系统中,将已知系列浓度的待测抗原(标准品)与标记抗体反应,测得各管 B 的放射性,即可绘制出剂量反应曲线(图 4-29)。图中横坐标表示标准品浓度,纵坐标表示结合物放射性(B,用 cpm 或 B%表示。在同样条件下,测得待测样品 B 的放射性,即可从剂量反应曲线中确定样品中的抗原浓度。

剂量反应曲线形态直接受到标记抗体浓度和亲和力的影响：

（1）抗体浓度对剂量反应曲线的影响 式（4-30）中，因 K 和 q 是固定值，[PQ] 只随 P 变，P 增加，[PQ] 也增加，随着 P 的不断增加，q 渐趋饱和，[PQ] 逐渐接近 q 直至达到坪区（图4-30）。从图中也可以看出，K 相同的抗体，抗体量越多，曲线的斜坡越长，需要更大量的抗原才趋饱和，即曲线的使用范围变宽。但是，由于分离不可能完全，标记抗体过多时，会相对增大分离误差，因非特异结合升高，使低浓度区抗原的测量精度降低，即灵敏度不佳。实际工作中，最佳抗体浓度需要通过实验加以选择。

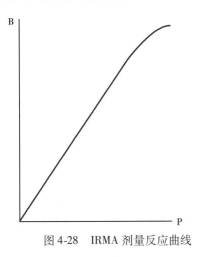

图 4-28 IRMA 剂量反应曲线

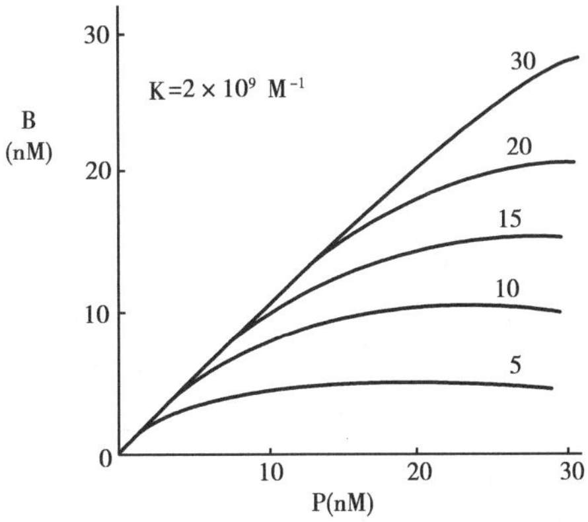

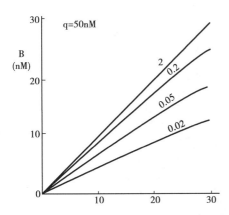

图 4-29 IRMA 中结合部分浓度（注意，不是 B%）与所加抗原浓度的关系（剂量反应曲线）线上数字为抗体浓度（nM）

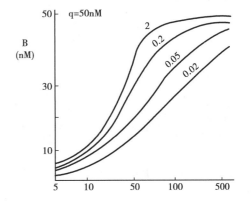

图 4-30A q 相同时 K 对剂量反应曲线的影响（线性作图），线上数字为 K 值（×10⁹M⁻¹）

图 4-30B q 相同时 K 对剂量反应曲线的影响（半对数作图）

（2）抗体亲和力对剂量反应曲线的影响 在抗体用量不变的条件下，K 值对曲线也有明显影响，K 值小，其曲线斜率也小（图4-30A）。这是因为亲和力低，较不容易达到饱和，故曲线可用的工作范围变宽（图4-30B）。反之，曲线斜率增大，曲线的工作范围变窄。图4-30B 是以抗原剂量的对数为横坐标所得的曲线，明显看出，K 值越大，曲线的不对称性更加显著。

3. 剂量反应曲线的数据处理

剂量反应曲线除手工作图外，目前认为可以应用的曲线拟合方法有以下三种。

（1）线性回归法　当剂量在一定范围内时，IRMA 剂量反应曲线（图 4-28）是条直线。因此，最简单的拟合方法是线性回归，用直线方程 $Y = a + bX$ 直接表示。利用本法计算结果时，高剂量区的误差较大，当剂量值接近和超过曲线出现平台时，误差就更大，其结果应舍弃不用。

若剂量反应曲线采用 cpm 对 lgD 坐标系统或 B/B_0 对 lgD 坐标系统时，曲线呈 S 型，中间段近似直线，可进行线性回归拟合，但曲线两端出现的误差较大，应予注意。

（2）五参数 Logistic 法　原理与 RIA 相同，公式也一样，但 a 主要取决于 NSB，d 则为饱和区的坪值。但因 IRMA 的剂量反应曲线往往是不对称的，需增加一个不对称因子 E，E 由计算机通过反复迭代求出：

$$Y = \frac{a - b}{\left[\left(1 + \frac{X}{C}\right)^b \right]^E} + d \qquad (4-30)$$

因子 E 对 IRMA 来说，与 RIA 相同，当 E = 1 时，曲线是对称的，E ≠ 1 时，曲线是不对称的（图 4-31）。

（3）单位点质量作用模型拟合法原理与 RIA 相同，是目前惟一可供实用的从质量作用定律出发的数学模型。

对 IRMA 来说，NSB 由标记抗体引起，抗原仅为一种，故公式推导过程与 RIA 略有不同。

设：测得的结合部分的浓度为 B，游离抗体的浓度为 F，R = F/B，抗体的初始浓度为 q，抗原的初始浓度为 D，C = 1/K，非特异结合的浓度为 bF（b 为百分数），特异结合的浓度为 SB。则 F = q − B，R = (q − B)/B，NSB = bqR/(1 + R)，SB = B − bF = (q − bqR)/(1 + R)。

对特异结合反应来说，结合部分即 SB，游离抗原为 D-SB，故根据质量作用定律可列出以下方程：

$$C = \frac{(q - SB - NSB)(D - SB)}{SB} = \frac{\dfrac{qR}{1 + R}\left(D - \dfrac{q - bqR}{1 + R}\right)}{\dfrac{q - bqR}{1 + R}}$$

上式展开重排，即得 IRMA 的单位点质量作用定律模型：

$$R^2[b(c + q) + D] + R[C(b - 1) + D - q] - C = 0 \qquad (4-31)$$

式中：D 为自变量；R 为因变量；b、c 及 q 为三个参数。

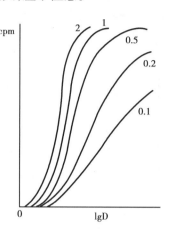

图 4-31　五参数 Logistic 法拟合曲线曲线旁的数字为参数 E 值，E = 1 时，曲线对称

第四节　受体的放射配体结合分析

受体的放射配体结合分析（Radioligand binding assay of receptors，简写 RBA）始于 20 世纪 60 年代初，60 年代后期在理论和方法上取得了较大突破，70 年代是 RBA 迅速进步，方法学趋向成熟的大发展时期。进入 80 年代起，RBA 成为受体的本质和受体与其配体相互作用的分子生物学基础研究不可缺少的手段之一，与此同时，RBA 也得到进一步的发展。

RBA 是用放射性核素标记配体（Radioligand）与相应的受体进行特异结合，从而对受体进行定性和定量的方法。而前述的 RRA 则是用受体作为特异结合试剂来对配体进行定量检测的方法。根据研究目的不同,RBA 分为定量 RBA 和定性 RBA 两类:定量 RBA 是在已知配体受体结合反应性质的基础上,通过结合反应给出一定量的组织或细胞中,与配体结合的受体数,称为结合位点数(Number of binding sites),亦称最大结合容量(Maximun binding capacity),用符号[Rt]表示;方法适当时,还可给出受体的亲和力,以解离常数(Dissociation constant)描述,用符号 K_D 表示,K_D 是表达亲和力大小的结合常数(Binding constant)K 的倒数。定性 RBA 则通过结合反应的量效关系,即加入反应系统内的放射配体与生成的放射性复合物的放射量之间的关系,以及某些参数的变化等来判断受体的类型(含亚型)、属单位点或多位点系统、受体与配体结合是否可逆以及受体间的合作关系等。在检验核医学工作中,从疾病诊断的角度,主要应用定量 RBA。因此,本节主要介绍离体单位点定量 RBA 的基本原理,主要方法以及实验数据处理等内容。

一、单位点受体的放射配体结合分析基本原理

大量的研究资料表明,很多受体与配体结合属单位点系统,即某种受体的各个分子表现完全相同的结合特点和生物效应。而且受体与配体间以 1∶1 的关系结合且属可逆反应。各受体分子间没有明显的正或负合作现象,即当部分受体与配体结合后,使相邻受体分子的亲和力发生改变的现象不明显(当亲和力升高时为正合作,亲和力降低时称为负合作)。具有上述特点的受体配体结合反应系统被叫做简单单位点系统。对于简单单位点 RBA 系统,有以下基本规律。

1. 受体与配体的结合服从质量作用定律。

当受体(R)与配体(L)的结合反应达到动态平衡时,反应的解离常数(K_D)与反应系统内现存的反应物浓度[R]、[L]及形成的受体配体复合物浓度[RL]有以下关系:

$$K_D = \frac{[R][L]}{[RL]} \tag{4-32}$$

令[Rt]、[Lt]分别为受体、配体的初始反应浓度,则[R] = [Rt] − [RL],[L] = [Lt] − [RL],代入上式:

$$K_D = \frac{([Rt] - [RL])[L]}{[RL]} 或 \frac{([Lt] - [RL])([Rt] - [RL])}{[RL]} \tag{4-33}$$

将式(4-32)展开、整理、重排得:

$$[RL]^2 - [RL]([Rt] + [Lt] + K_D) + [Rt][Lt] = 0 \tag{4-34}$$

此公式称为 Goldstein 公式,即简单单位点定量 RBA 的数学基础。可见,该式与 IRMA 的数学模式相似。

2. 受体与配体结合的饱和性

在一个特定的受体配体反应系统中,受体的量[Rt]固定不变,K 也是确定的值,因变量[RL]仅随自变量[Lt]的改变而变化,两者呈双曲线函数关系。同时,在受体未被配体结合饱和前,随着[Lt]的增加,[RL]也相应增加。当受体被配体结合达到饱和后,[Lt]的继续增加则不再使系统内[RL]增加,即[RL]处于饱和值。故[Lt] − [RL]在坐标系内表现为开始上升迅速(呈线性),而后渐趋水平的饱和曲线形态(图 4-32),称为 RBA 的饱和曲线(Saturation curve)。水平渐近线与纵坐标(即[RL])的交点所指示的[RL]就是反应系统内受体的原始浓度[Rt]。

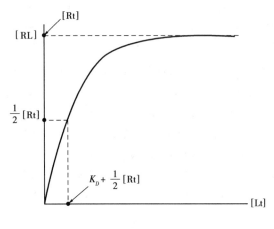

图 4-32　RBA 饱和曲线

对饱和曲线进一步分析,并将式(4-33)作演化,以[RL]=[Rt]/2 代入,得:

$$K_D = \frac{([Rt] - \frac{1}{2}[Rt])[L]}{\frac{1}{2}[Rt]} = [L]$$

又因为[L]=[Lt]-[RL]

所以 $K_D = [Lt] - [Rt]/2$

$$[Lt] = K_D + [Rt]/2 \tag{4-35}$$

由图 4-32 可见,[RL]=[Rt]/2 时对应的[Lt]可从横坐标上获取,[Rt]即为饱和曲线水平渐近线与纵坐标交点的值,故通过式(4-36)可计算 K_D。因此,RBA 的饱和曲线能给出 K_D 和[Rt]的估算值。

3. K_D、[Rt]对饱和曲线形态的影响

RBA 饱和曲线形态受 K_D、[Rt]影响的结果与 IRMA 雷同,如图 4-33 所示。

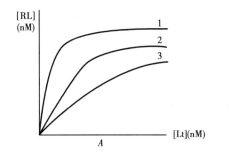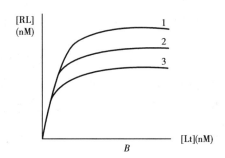

图 4-33　受体浓度与 K_D 对 RBA 饱和曲线的影响

从图 4-33 可见,当[Rt]固定不变条件下,若受体的 K_D 值越小,即该受体的亲和力越大(曲线 1、2、3 的亲和力依次降低),[Lt]在较低时,就可迅速生成较多的 RL 复合物,受体被很快结合完毕,曲线上升陡度和幅度大,并较早进入饱和状态。相反,随 K_D 变大,曲线上升陡度变缓,上升幅度渐小,需要在较大的[Lt]值时曲线才能进入饱和状态(图 4-33A)。

当受体的 K_D 不变时,随反应系统内[Rt]增加(曲线 1、2、3 的[Rt]依次减少),饱和曲线在[Lt]较小时就有显著上升,且升高幅度也大,进入饱和状态也早。反之,则需要在较大的[Lt]时才进入饱和状态,饱和曲线的高度也相应变低。但无论[Rt]多少,所形成的饱和曲线形态相似(图 4-33B)。

4. RBA 的反应动力学

通常,受体与其配体的结合反应速度都很快,从几秒至几十分钟,就能完成饱和结合。若结合物所处的周围环境中没有或仅有极低浓度的游离配体或/和游离受体,结合物将迅速解离。

此外,温度对 RBA 的动力学同样有显著影响。与温度对 RIA、IRMA、RRA 等反应的影响一样,温度越低,结合和解离速度也越慢。

5. RBA 的非特异性结合

RBA 中使用的放射性核素标记配体(亦称放射配体)既与其受体发生特异性结合(Specific binding,简写 SB)外,还能与样品中的其他杂蛋白结合,反应容器以及分离结合与游离放射性的材料对其也有吸附作用,尤其是放射配体与杂蛋白的结合及对其吸附,往往与放射性结合物一起被当作结合物而测定。因此,实验中测得的结合放射性,实际上是由放射配体与其受体的特异性结合(SB)和放射配体与杂蛋白结合,被容器及分离材料吸附的放射性共同组成的。所以称这种结合为总结合(Total binding,简写 TB)。TB 中除去 SB 的其他各种结合则称之为非特异性结合(Non-specific binding,简写 NSB)。

RBA 的 NSB 具有以下特点:结合容量大,其结合量与系统内标记配体的量呈线性关系,直线的斜率较小;结合的牢度小,与 SB 相比,NSB 的解离常数比 SB 的大几个数量级。

TB、SB、NSB 三者的关系,如图 4-34 所示。

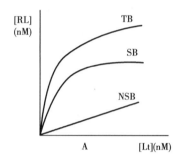 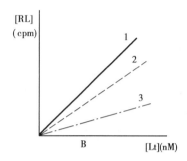

图 4-34 RBA 的三种结合(A)与 NSB 的构成(B)

1. 总 NSB 2. 分离剂吸附的 NSB 3. 杂蛋白等结合的 NSB

RBA 中 NSB 的形成分两个阶段:第一阶段形成于反应进行过程中,即 R 与 $^*L$ 结合的同时,$^*L$ 与其他杂蛋白结合(以符号 S 代表杂蛋白,与 $^*L$ 结合形成 S^*L),被反应容器吸附。第二阶段形成于反应达到平衡后的分离操作中,即 $^*L$ 被分离材料吸附。第一阶段的 NSB 要消耗 $^*L$,对 R 与 $^*L$ 的结合反应动力学无疑将产生影响。而第二阶段的 NSB 消耗的 $^*L$,对结合反应不发生影响,其结合量仅与达到动态平衡时系统内游离的[$^*L$]呈正相关。

二、受体的放射配体结合分析方法学

离体定量 RBA 的方法流程:

①制备待测受体样品:依据实验目的和测定对象,受体样品可制备成完整的细胞悬液,初步分离的细胞组分,纯化的受体蛋白等三种形式。

↓

②受体与配体的结合反应:为了获得 SB,结合反应分两组:一组为 TB,由受体样品与标记配体进行饱和结合。另一组为 NSB,由受体样品与标记配体、过量的非标记配体进行竞争结合反应,或用预先使受体失活(或无受体)的样品与标记配体进行温育。

↓

③终止反应,分离结合(B)与游离(P)的放射性。

↓

④测定结合部分的放射性:视标记核素种类,应用相应探测仪器进行放射性测量。

↓

⑤数据处理,计算受体与其配体结合的最大位点数(结合容量[Rt])及解离常数(K_D)。

1. 基本的反应试剂与制备

(1)待测受体样品　已如上述,待测受体样品有三种形式:

1)完整细胞悬液　血细胞用通常分离血中有形成分的方法分离。组织样品在匀浆后用胶原酶处理,再将游离的细胞分离出来。脂肪组织则直接收集匀浆液上层的油滴分出脂肪细胞。

完整细胞悬液能较好地保持细胞的生理状态,实验结果更能反映细胞的生理特性,便于计算单个细胞的受体数。

完整细胞悬液制备时应注意避免细胞表面生理活性改变。如用胶原酶处理组织时,若胶原酶内含有蛋白水解酶,则导致细胞表面受体蛋白降解而失活。对于难以制成细胞悬液的组织不能用其全匀浆替代。因为,全匀浆液失去了细胞悬液的优点,而保留了其缺点。

2)细胞组分　将胞膜、胞浆、胞核分离为各自的组份,达到使受体蛋白初步浓集,并能去除较多杂蛋白,以减少 NSB。分离细胞组分的方法有两种,一种是常用的差速离心法,即将组织匀浆液在一定密度的介质中先后以不同的离心力进行多次离心。例如:以 0.25～0.30M 蔗糖缓冲液的差速离心法流程,如图 4-35 所示。

图 4-35 所示意的方法适用于大多数组织的细胞组分分离。离心力的控制应根据不同组织和匀浆情况确定,通常对匀浆颗粒较粗(往往因为匀浆器的杆与内壁密贴较松造成),含结缔组织较多的匀浆液,离心力较小就能达到预期的分离目的。差速离心法所得细胞组分纯度与得率都不很高,比此法更好的是密度梯度离心法,即在离心管中造成自上而下密度递增的介质,处于介质液面上的待分离样品在一定离心力下作较长时间离心,就可将样品中的不同组分按其颗粒和密度的大小分别停留在介质的不同层面上而达到细胞组份分离的目的。此法获得的细胞组分纯度较好,得率也多,但操作麻烦、要求高,不宜作为常规使用。

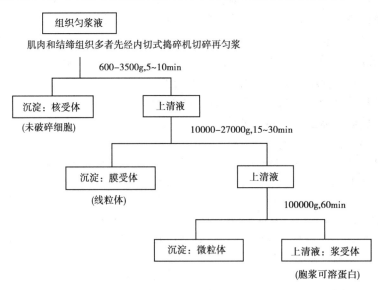

图 4-35　差速离心法分离细胞组分示意图

3)膜受体的增溶和纯化　镶嵌在膜结构中的膜受体蛋白,在某些表面活性剂(如:Triton X-100、洋地黄皂甙等)作用下,可被溶解(称增溶)下来。但此法获得的受体蛋白存在两个缺陷:一是极易变性,必须在含表面活性剂的反应液中才较稳定。但因多数表面活性剂是化学合成法制备,会引起蛋白质构形上的变化,而影响受体蛋白的活性。二是存在不均一性。

以上三种制备受体样品的方法中,最常用的是离心分离细胞组分法。

受体样品制备要注意以下问题:①受体具有组织专一性,例如:雌激素受体主要分布在子宫、阴道、乳腺、垂体和脑;ACTH 受体以肾上腺含量最多;催乳素受体则以乳腺、肝、肾、前列腺等含量较丰富。这些含某种受体较丰富的器官称为该受体的靶器官。应针对被分析受体种类,选择其靶器官进行制备。只有这样才能获得具有一定受体含量的受体样品。②受体在离体条件下对热敏感,自受体靶组织的摘取直至受体样品制备的全过程,均应在 4℃ 的低温下进行。通常应对新鲜制备的受体样品及时进行 RBA 反应。因为受体样品的低温保存会不会改变其特性和数量的问题尚无定论,所以,在不能及时对新鲜受体样品作 RBA 反应的情况下,多数人的操作法是深低温(液氮)保存受体靶组织,反应当天依据工作量安排,取出少数进行解冻复苏后制备成受体样品并及时进行 RBA 反应。反应时的加样操作也应在 4℃ 环境下,或反应管置于冰浴内进行。③制备的受体样品中,受体蛋白所占比例很低。因此,为了考察受体样品制备的重现性,并作为反应管中蛋白含量控制的依据,必须对受体样品进行反应前的蛋白质定量测定。蛋白质定量方法有多种,在 RBA 中常用改良的 Lowry 法,也有的用考马斯亮兰法。

(2)放射性核素标记的配体　首先,对于配体的选择原则是依据同一种受体结合位点对某种配体的亲和力如果发生变化,则该位点对其他特异性配体也将发生类似变化的常见规律。因此,为了获得满意的 RBA 结果,应从配体是否与待测受体间具有特别高的亲和力和特异性为标准,而不一定非是受体的生理激动剂(Excitant)不可。如对肾上腺素能受体的分析,常选用比其激动剂的亲和力更高的拮抗剂(Antagonist)。第二,要求作为 RBA 的配体应具有很好的化学稳定性,即在使用中不发生化学结构改变,以保障分析结果的稳定性。第三,RBA 的分析结果是由待分析受体与已知用量及放射性比活度的放射性核素标记配体相结合,待反应达到平衡后,分离掉未被结合的游离标记配体,测量已结合的标记配体的放射性,再经计算获得。因此,对标记配体的质量要求很高;①由于受体样品中受体含量极少,故而生成的复合物量也很少,为了能得到满意的实验结果(放射性测量的统计误差控制要求要有足够的放射性计数率),必须使用高放射性比活度的标记配体。②正因为 RBA 的受体参数计算是以标记配体的用量和放射性比活度为依据,所以这两项数据必须准确,否则受体参数的计算结果必然存在较大误差。为此,要求标记配体应具有高放射化学纯度。

标记配体用的放射性核素主要是 ^{3}H 和 ^{125}I。小分子配体中除少数用 ^{125}I 标记外,大多数用 ^{3}H 标记。^{3}H 标记物属同位素标记,易于保持配体的原来特性,同批生产制备的标记配体可用较长时间,故实验的批间可比性强。不足之处是高放射性比活度的产品制备较困难,不利于标本量特别少的实验要求。^{125}I 标记主要用于蛋白质和多肽,属非同位素标记,故对配体的特性或多或少也产生影响,尤其是标记的 ^{125}I 原子较多时,这种影响更显著。^{125}I 标记物的放射性比活度比 ^{3}H 标记物高得多,更有利于 RBA 实验。但其衰变也快,需要经常制备,影响批间可比性。^{125}I 标记采用化学反应,为了尽可能减轻配体的特性丢失,应采取温和的标记条件(氧化反应较温和的方法,以及较低的反应温度,较短的反应时间等)。

(3)非标记配体　在 RBA 中为了获得 SB,需要设立 NSB 反应管,常用的方法是在该管中加入过量的非标记配体,使其与标记配体竞争结合有限的受体,使得标记配体不能与受体结合。鉴于这个目的,非标记配体可以和标记配体同属一种化合物,也可以不属同一种化合物,但必须要求该化合物与受体有高亲和力,以保证其在竞争结合中有很强的竞争力。

2. 特异性结合获取

通过 RBA 原理与标记配体结合特性等内容的学习,已经知道,待分析的受体特性参数是以受体与其标记配体的特异性结合(SB)量为依据进行计算。但是,标记配体在与受体结合的同时还有其他非特异性结合(NSB)。在同一个反应系统内,这两种结合无法区分,成为反应的总结合(TB)。因此,为了获取 SB,必须另设一个反应系统,使该系统内仅有 NSB。两个反应系统的放射性计数率之差即为 SB(SB = TB − NSB)。

RBA 的两个反应系统:

TB 管　定量的受体样品与标记配体的非竞争结合反应。若采用一点法,标记配体的用量应能使反应管内的受体达到饱和结合;若采用饱和曲线法(多点法),标记配体的用量是逐点递增量,由未饱和结合逐渐达到并超过饱和结合的用量。

NSB 管　有两种设计方案:

①定量的无受体或预先使受体失活的样品与标记配体反应。

②定量的受体样品与标记配体、过量的非标记配体的竞争结合反应。

①、②方案中的标记配体用量视采用的 RBA 方法类型而不同,与上述 TB 管相同。

RBA 两个反应系统的反应式如下:

TB 管　$^*L + R + S \rightleftharpoons {}^*LR + {}^*LS + {}^*L(吸附)$

NSB 管

① $^*L + S \rightleftharpoons {}^*LS + {}^*L(吸附)$

② $^*L + R + L(过量) + S \rightleftharpoons {}^*LS + LR(无放射性) + {}^*LR(极少,可忽略) + {}^*L(吸附)$

两个系统反应结束后,通过分离操作去除完全未被两类结合的游离 $^*L$,结合部分的放射性测量值之差即为 SB:

SB = TB − NSB,即:

① $^*LR + {}^*LS + {}^*L(吸附) − {}^*LS − {}^*L(吸附) = {}^*LR$

② $^*LR + {}^*LS + {}^*L(吸附) − {}^*LS − LR − {}^*L(吸附) = {}^*LR$

3. 反应条件

RBA 反应介质常用 $Na^+ - K^+$ 磷酸盐缓冲液(PB)或三羟甲基氨基甲烷—盐酸缓冲液(tris-HCl)。pH 值和最适离子强度依据待测受体及配体的性质,通过实验确定。受体对 pH 和离子强度要求较严,应严格控制。

RBA 的反应温度与反应时间也应通过实验确定。通常为两类方案;一是低温(4℃)长时间反应;二是较高温度(35℃或37℃)短时间反应。反应温度与时间对 RBA 结合有明显影响,因此一经确定就要严格控制,以保持批间的重现性(图4-36)。

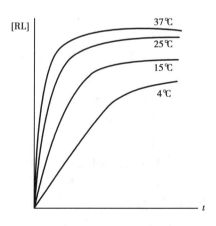

图 4-36　℃ 与 t 对 RBA 结合量的影响

4. 终止反应与 B 和 F 分离

RBA 反应达到预定的时间应终止。终止反应的方法往往与分离方法相联系,如用过滤法分离 B、F 时,向反应液内加人大量预冷的缓冲液使反应终止;如用 DCC(包膜活性炭)分离,则将 DCC 直接加入反应液中。

分离 RBA 的 B 和 F 时,低温条件和快速分离是两个关键。因为分离过程中,随着游离配体的减少,已经形成的复合物将发生解离,导致[LR]逐步降低。而低温条件可减缓解离速度,快速分离则尽快使复合物脱离反应液而避免逐步解离。

5. 放射性测量

^{125}I 标记的配体进行 RBA,用晶体闪烁计数器测量 B 的放射性,^{3}H 标记的则用液体闪烁计数器测量。

6. 定量 RBA 的数据处理

单位点定量 RBA 是通过 B 的放射性计数率(cpm)和标记配体的放射比活度来计算或进行数学模式拟合,求出受体的[Rt]与 K_D。

(1)单点法实验的数据处理　单点法 RBA 只能给出[Rt]。数据处理步骤:

1)计算 TB 管和 NSB 各管的 cpm 均值,

2)计算特异性结合的 cpm:SB = TB － NSB;

3)将 SB 的 cpm 转换为 dpm:dpm = cpm/E% ;

4)将 SB 的 dpm 转换为化学量。因为标记配体的放射性比活度常用单位是 Ci/mmol,因此,在此步换算中应注意 Ci 与 dpm 的关系计算。

因为 $1Ci = 3.7 \times 10^{10} dps = 2.22 \times 10^{12} dpm$

所以 SB 的化学量为:$dpm \div 2.22 \times 10^6 dpm/nmol$

又因为受体与配体以 1∶1 分子形成复合物,所以,本步骤计算的 LR 的 nmol 数即为受体结合位点的 nmol 数。

5)对于已知蛋白含量(mg)或细胞数的受体样品,还可进一步计算[Rt] = nmol/mg 蛋白或 nmol/细胞。

6)还可将 nmol 换算成分子数,从而得到每个细胞受体结合位点的分子数。因为 nmol = 6.02×10^{14} 个分子,所以由第 5)步计算结果乘以 6.02×10^{14} 即可。

(2)多位点实验的数据处理　多点法是以系列递增的 $^*L$ 与一定量的受体样品结合作为 TB 管;另设的 NSB 各管中,再加入一定量的(比[$^*L$]大 100 倍,乃至更多)的非标记配体。因此,反应达到平衡后,各反应管中的[$^*LR$]随[$^*L$]浓度的增加而增多,直至出现饱和结合,即[$^*L$]－[$^*LR$]间呈现饱和曲线。在此基础上用不同的数学模型进行运算,求[Rt]和 K_D。

1)直线化模型　直线化模型有三种,均源于质量作用定律基本公式(4-33)。

①Scatchard 模型　式(4-33)重排得:

$$\frac{[LR]}{[L]} = \frac{Rt}{K_D} - \frac{1}{K_D} \times [LR] \tag{4-36}$$

以放射性比值 B/P 代表浓度比值[LR]/[L]

$$\frac{B}{F} = \frac{[Rt]}{K_D} - \frac{1}{K_D} \times [LR] \tag{4-37}$$

可见自变量[LR]与因变量 B/F 间是直线关系,直线的斜率 = $-1/K_D$,直线延长线与横轴交点 = [Rt],与纵轴交点 = [Rt]/K_D(图 4-37)。

②Woolf 模型　式(4-33)经另一种方式重排得:

$$\frac{[L]}{[LR]} = \frac{F}{B} = \frac{K_D}{[Rt]} + \frac{1}{[Rt]} \times [L] \tag{4-38}$$

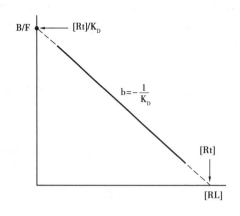

图 4-37 Scatchard 图

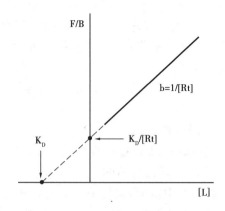

图 4-38 Woolf 图

可见,自变量[L]与因变量 F/B 间呈直线关系,直线斜率 = 1/[Rt],直线延长线与横轴交点 = − K_D,与纵轴交点 = K_D/[Rt](图 4-38)。

③Lineweaver-Burk 模型(双倒数法) 将式(4-37)演变为:

$$\frac{1}{[LR]} = \frac{1}{[Rt]} + \frac{K_D}{[Rt]} \times \frac{1}{[L]} \quad (4-39)$$

可见,自变量 1/[L]与因变量 1/[LR]间呈直线关系,直线斜率 = K_D/[Rt],直线延长线与横轴交点 = − 1/K_D,与纵轴交点 = 1/[Rt](图 4-39)。

以上三种线性化模式中,常用 Scatchard 模型。近几年来的研究认为,无论有无突出值,均数的准确度和精密度都以 Woolf 模型较好。因此,Scatchard 模型并不是直线化处理的良好模型。

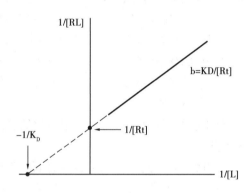

图 4-39 Lineweaver-Burk 图

直线化处理的优点是简便易行。但是,它们的共同缺陷表现为:①横坐标都采用实验值([RL]、[L]),实验值存在误差是难免的。而从统计学角度,规定自变量(横坐标)应没有或仅有极小的误差。因此,与统计原理有悖,不够理想。②直线转换存在曲线各段误差的不均一性,曲线两端误差大于中间,尤其在两端的实验误差较大时,这种不均一性更明显。③三种模型都涉及反应达到平衡时系统内的游离[L],不能直接进行测量,只能由加入的[L_0]减 TB(或 SB)计算获得。而[L]又是由反应过程中容器的吸附和分离 B、F 时分离剂的吸附两部分组成。理论上只能减去分离前由容器吸附的部分,而不该连分离剂吸附部分也减去。由于这两部分无法区分,导致总放射性减 TB 时使[L]的放射性(F)偏低,若总放射性减 SB 则使算出的[L]放射性偏高。这无疑会给测定带进额外的误差。

2)Goldstein 模型 针对直线化模型的不足,提出以质量作用定律为依据的 Goldstein 模型(见式 4-34)。此方法通过微机将测定的 TB 和 NSB 的放射性算出 RL 的放射性,再换算成[RL],以[RL]对加入反应管中系列增加的[Lt]直接作曲线拟合,必要时还可作加权拟合。由于[Lt](横坐标)是加入量而不是实验值,在标记配体的计量操作正常情况下,基本上没有误差。这就克服了直线化模型的上述首要缺陷,其准确度和精密度均优于直线化模型。

第五节　酶的放射分析

用放射性核素标记酶的底物进行酶的活力测定法,称为酶的放射分析(Radiometric Method of Enzyme Assay)。该方法发展很快,时至今日已有数百种酶(包括六类酶)可用这种方法测定它们的活力。比酶活力生物化学测定法更灵敏、更特异。

一、基本原理和特点

酶的放射分析法测定酶活力与传统的酶活力生物化学测定法一样,都基于底物在特定条件下(包括底物浓度、酶浓度、最适 pH、反应温度和时间等),被酶催化所生成的产物量而测定的。实质上是测定酶催化反应的速率。该速率以浓度/时间表达,是指单位时间内底物的消耗量或产物的生成量(通常多用后者)。该速率越大,酶活力越强。表示酶活力大小用酶活力单位。酶活力单位有两种:

①新国际制单位,称 Katal(Kat):1Kat 指在规定条件下,每秒钟酶催化 1mol 底物转变所需的酶量。

②旧制单位称 U(Unit):1U 指在一定条件下,每分钟酶催化 1μmol 底物发生转变所需的酶量。

$$1U = 16.67nKat$$

由酶活力单位可引伸出酶活性浓度:Kat/L;酶的比活力:kat/g 酶蛋白或 Kat/g 总蛋白,一般用 μmol/min/mg 蛋白表示。其中比活力越高,说明酶的纯度越高。

以上两种单位均强调了"在一定或规定的条件下",意味着酶的活力不仅受底物和酶浓度制约,还与反应系统、反应条件等关系密切。因此,评价酶活力时,应指明所规定的条件。

酶对底物的催化反应可用下式表示(E 代表酶,*S 代表该酶的放射性核素标记底物,E*S 是酶与底物形成的中间物,E*P 是酶与产物的复合物,*P 是底物经酶催化转变的产物):

$$*S + E \rightleftharpoons E*S \rightarrow E*P \rightarrow E + *P$$

在反应中酶的量不变,随着反应时间的推移,酶可将全部底物转化为产物。因此,固定有限的反应时间,不待底物消耗完就将产物分离并测定其放射性,用下式表达酶的活力:

$$酶活力(Kat) = \frac{P_n}{S \times E \times t} \tag{4-40}$$

式中:P_n 为产物 P 的放射性计数率 cps;

　　S 为标记底物的放射性比活度 Bq/mol;

　　E 为仪器的测量效率;

　　t 为酶催化反应时间,用 s(秒)。

酶的放射分析与生物化学方法比较,最突出的特点表现为:

①灵敏度高　酶的放射分析方法测酶活力的灵敏度比传统的方法高 1~3 个数量级,据理论计算,酶催化 1pmol ^{3}H 标记底物生成的产物放射性可达 10^4 数量级。因此,很少量酶液样品中的酶活力即可用此法测出。由于高灵敏度,能在较宽的底物浓度范围内进行酶促反应,更有利于酶的米氏常数 K_m 的测定。高灵敏度也有利于竞争性抑制剂的作用研究。因为这种作用

相关于竞争抑制剂浓度和底物浓度之比。在底物浓度很低时,竞争抑制剂的作用更能明显地显示。

由于高灵敏度,还可以对酶样品作多倍稀释后使用,酶样品中存在的干扰物也随稀释而大大减少,对酶促反应的干扰亦随之减轻。

②特异性强　酶的催化反应对外加底物和内源性底物是一视同仁的。在常用的酶活力测定法中,对产物测定所使用的光谱分析法(紫外分光光度法、荧光测定法、比色法等)都不能区分外加底物的酶催化反应产物与内源性底物的产物。此外,样品中存在的其他内源性物质或药物也可能对光谱产生干扰。酶的放射分析法是外加标记底物,测定产物的放射性,因此只有由标记底物转化的放射性产物才被测出,这就容易地将内源性底物转化的非放射性产物区分开。也不受其他内源性物质及药物等的干扰。

酶的放射分析的这种特异性更适合于分析粗酶提取液中的酶活力以及研究酶的激动剂、抑制剂、反应条件(pH 等)改变对酶活力的影响。在方法学上同样能精简某些分离纯化步骤。

二、基本方法

酶的放射分析基本方法可用流程图表示如下:

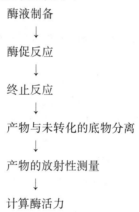

依据上述流程,对方法学的有关问题作简要说明。

1. 酶液制备

酶有细胞外酶和细胞内酶之分。细胞外酶可直接用体液(血浆、尿液、脑脊液、滑膜液等)测定,必要时可经粗提。细胞内酶需对新鲜组织样品匀浆后用层析、有机溶剂提取、吸附、沉淀酶蛋白、离心等方法进行制备。其中公认较好的方法是差速离心法和密度梯度离心法,可以将细胞各组分中的酶分离开。酶样品制备后作蛋白质测定,以便计算结果时使用。

由于酶对热的敏感性,制备操作应在低温下进行。制备好的酶样品应低温、避光、去氧或加稳定剂保存。不同的酶在上述条件下可保存数小时至数月不等。此外,制备中应避免过酸、过碱和剧烈振荡,以防酶失活。因为酶与受体类似,它们对酸、碱、温度等的敏感性很高,所以用新鲜组织制备出的酶样品及时作活力测定较为稳妥。

2. 标记底物与酶浓度

根据酶促反应动力学米-曼方程式:

$$V_0 = \frac{K_{cat}[E_0][S_0]}{K_s + [S_0]} \tag{4-41}$$

在固定的条件下,反应的初始速度 V_0 是酶的初始浓度 $[E_0]$ 和底物初始浓度 $[S_0]$ 的函数,因此,应根据待测酶活力的变化范围,确定标记底物的用量。例如:某种酶样品 $20\mu l$ 时,其活力的可能变化范围为 $0.5 \sim 1.0 nKat$, ^{14}C 标记底物应为 $10.0 nmol$,放射性计数在 $500 \sim 5000 cps$,就可满足测定要求。若待测酶的活力范围无据可查,可作如下实验:不同量的酶浓度与固定量的标记底物进行反应,再调整酶浓度或标记底物用量,以能满足放射性测定统计误差要求的计数率为前提,选择适宜的标记底物用量。实验证明,当底物浓度等于 K_m 时,有典型的动力学过程。高浓度底物常使产物生成量与时间不呈线性关系,酶促反应速度提高有限,而空白对照管的计数随之增加较多。例如,当底物浓度从 $20K_m$ 减至 $1K_m$ 时,酶反应速率从 $0.95V_{max}$ 减至 $0.5V_{max}$,即约减少一半,空白计数则减少到 $1/20$。所以,底物浓度为 $1K_m$ 时可以有最好的灵敏度及测定精密度。尤其是在酶活力很低时,底物的利用率也很低,若使用了高浓度标记底物必然造成浪费。

根据上述道理,标记底物的放射性比活度也无需很高,只要被测的一部分产物的放射性计数能满足测量误差控制的需要即可。一般情况下其比活度较低为宜,例如:多数酶分析的底物浓度约为 $10^{-3}M$,反应体积在 $0.1 \sim 1.0 ml$ 范围,按计算, ^{14}C 标记底物的放射性比活度为 $0.02 \sim 2.0 mCi/mmol$($0.74 \sim 74 MBq/mmol$)即可满足大多数酶样品的活力测定。只有在酶的 K_m 值很小($<10^{-5}M$),样品量又极少或底物转变为产物的比率极低($<1\%$)等情况下,才使用较高比活度的标记底物。

当所购的标记底物比活度 S_0 过高于实际需要的比活度 S 时,可按下式用非标记底物稀释(核素稀释法):

$$M_u = M\left(\frac{S_0}{S} - 1\right) \qquad (4-42)$$

式中: M_u 为要加入的非标记底物量(μmol);

M 被稀释的标记底物量(μmol);

S_0 和 S 的单位用 $Bq/\mu mol$ 。

此外,标记底物的化学纯度和放射化学纯度都要高,放射性杂质会明显增加空白计数。放射性杂质主要来自辐射自分解产物,为此,标记底物经非标记底物稀释后保存更有利。

酶浓度以一定反应体积内蛋白质含量表示。酶活力在酶样品蛋白含量的一定范围内呈线性关系,酶蛋白含量过高,测定的酶活力反而下降。例如:小鼠脑和脾组织的腺苷酸环化酶(AC)活力测定,酶样品蛋白质含量在 $3mg$ 以内时,呈线性关系,兔肝匀浆液的蛋白质含量在 $0.02 \sim 0.3mg$ 时,磷酸二酯酶(PDE)活力呈直线关系,蛋白质量超过 $0.6mg$ 以上则酶活力开始下降。可见,反应液中的酶量最佳值范围,在规定的反应系统和条件下,还与样品种类、待测酶性质等有关。因此,最好通过实验确定。方法要点:在规定的条件下,用定量的标记底物与系列递增量的酶蛋白浓度样品反应,绘制酶蛋白量与产物放射性的曲线,在直线部位选择适当的酶蛋白量作为实验使用量。

3. 反应条件

酶促反应对反应条件有严格的要求,表现为:

(1)反应系统的 pH 酶的活性表达与其化学结构形式相关,有的以某基团去质子化而具活性,有的则需质子化才具活性,多数酶却受其基团质子化和去质子化的双重影响。当活性表达依赖于基团去质子化的酶,需要在偏碱性环境中反应,依赖于基团质子化的酶则在偏酸性环境中反应,对于多数酶需要中性环境。因此,反应液的酸碱度要依据待测酶的性质来确定其最佳 pH 值。通常通过实验确定,一经确定需要严格控制。

(2)反应体积　酶活力测定的反应体积一般都很小,常用 150～300μl。当待测酶的活力很低时,为了提高测定灵敏度,应尽可能缩小反应体积,以提高酶在反应系统内的终浓度。对于活力很高的酶,反应体积可适当增大。

(3)反应温度和时间　酶的催化反应是降低化学反应的活化能。因此,提高反应温度,即给化学反应提供活化能,有利于酶催化反应速度的提高。由于酶对热的敏感性,反应温度显然不能太高。对于人体酶的反应温度多选在 37℃ 以内,动物酶一般可高些,不超过 50℃ 为宜,植物酶则可高达 60℃(应用时在 50～60℃ 之间)。为了使实验有稳定的结果,选定的反应温度变化不宜超过 ±0.1℃。至于反应时间的长短,应通过在选定条件下的实验方法来确定。

(4)激活剂应用　酶的活性表达需要有激活剂激活,而酶样品制备过程中往往有相当数量的内源性激活剂被丢失。因此,体外测定酶活力的反应系统内,需添加适量的激活剂。激活剂的用量依据待测酶性质而有区别。即酶仅在一定浓度激活剂存在时才被激活,如葡萄糖-6-磷酸脱氢酶在 5～10nmol Mg^{2+} 存在下被激活,高浓度的 Mg^{2+} 反而起抑制作用。

(5)终止反应方法　酶反应达到预定时间,应立即终止反应。终止反应的方法有多种,如:煮沸法、降温法、酶蛋白沉淀法、有机溶剂溶解隔离法以及抑制剂饱和抑制法等。其中后两种方法具有快速终止反应和防止产生吸附共沉淀等优点。

4. 产物与未反应底物分离

酶的放射分析的结果计算,是依据酶催化反应产物的放射性。因此,必须将产物分离出来,与反应液中尚存的未被酶催化的放射性底物分开。这是实现准确、精密分析的关键步骤之一。要求分离效率高,不发生副反应,且简便快速。分离方法很多,列举如下:

(1)溶液吸附法　可挥发或气化的产物,用适当的溶液吸收。如 $^{14}CO_2$ 用碱液吸收。

(2)溶剂提取法　在某种溶剂内,产物与底物的溶解度有极显著差异时,可用此法。

(3)沉淀法　在大分子反应中,有的产物在酸性或有机溶剂中能形成沉淀(如:产物属氨基酸、多肽、蛋白质、核酸等),可用三氯醋酸、过氯酸或乙醇使其沉淀而与底物分离。

(4)层析法　用纸层析或薄板层析分离。

(5)离子交换法　非离子型产物在离子交换柱中可被洗脱下来,而离子型底物则留在柱中。也可将离子交换剂研细后制成糊状液加入反应液中,经离心后,非离子型产物分布在上清液中,离子型底物则随交换剂沉于管底。

(6)吸附法　用活性炭等吸附小分子化合物,离心后大分子化合物留在上清液中。

(7)过滤法　采用滤膜抽滤,大分子产物留在滤膜上,经烘干后测定其放射性。

(8)偶联酶促反应　当用上述诸方法都不能将产物与底物分离时,可在反应液中再偶联一个酶促反应,使原产物被进一步催化为终产物,以改变原产物的物理或化学行为,达到与底物分离的目的。例如:

$$UDP－[^{14}C]半乳糖 \xrightarrow{UDP－半乳糖－4－差向异构酶} UDP-[^{14}C]葡糖$$

该反应的产物与底物很难分离。为此,在反应系统内的主反应开始前,就要加入 UDP-葡糖脱氢酶,使主反应中生成的产物被立即由该酶催化生成易与底物分离的 UDP－[^{14}C]－葡糖醛酸。两个酶促反应偶联的反应式为:

$$\text{UDP} - \text{半乳糖} \xrightarrow{\text{UDP} - \text{半乳糖} - 4 - \text{差向异构酶}} \text{UDP} - \text{萄糖} \xrightarrow{\text{UDP} - \text{萄糖脱氢酶}} \text{UDP} - \text{萄糖醛酸}$$

偶联酶法还有一个用途,当底物极不稳定或价格特别昂贵而难以实施实验时,可用此法原地合成底物。例如:5-色色胺-N-乙酰基转移酶的底物[^{14}C]乙酰 CoA,既不稳定又价格昂贵。为此,可用偶联酶法就地合成[^{14}C]乙酰 CoA,再进行上述转移酶的酶促反应:

$$[1 - {}^{14}\text{C}]\text{乙酸} + \text{CoA} \xrightarrow{\text{乙酰 CoA 合成酶}} [1 - {}^{14}\text{C}]\text{乙酰 CoA} \xrightarrow{\text{5-羟色胺 N-乙酰基转移酶} + \text{色胺}} \text{CoA} +$$
$$\text{N} - [{}^{14}\text{C}]\text{乙酰色胺}$$

5. 产物的放射性测定与结果计算

根据底物的标记核素所释放的射线种类和能量大小,采用相应的测量仪器和方法进行放射性测量(见本书第二章的相关内容)。

产物放射性测量的结果进一步计算为酶活力。常用计算方法有两种:

(1)标记底物的放射性比活度准确已知时,酶的比活力计算公式(式中:W 为样品蛋白质的 g 数,其他符号与式 4-40 相同):

$$\text{Kat/g} = \frac{P_n}{S \times t \times E \times W} \tag{4-43}$$

(2)标记底物的放射性比活度不准确时,酶的比活力用单位时间内单位酶蛋白(或总蛋白)量的底物转化百分率表示。计算公式:

$$\text{底物转化百分率} = \frac{P_n}{S_c \times t \times W} \times 100\% \tag{4-44}$$

式中:Sc 为反应液中加入的标记底物计数率(cps),其他符号含义及单位与式(4-42)相同。

酶的放射分析已逐步应用于临床生化检测,对某些表现为与酶活性有关的疾病诊断及鉴别诊断有很高的灵敏性和特异性;在基础医学中,已广泛应用于生物化学、分子生物学和遗传生物学等研究领域。

三、利用酶促反应的其他放射分析法

在酶的放射分析原理基础上,将实验设计加以调整或将标记底物直接引入体内,则形成了放射酶促分析法(Radioenzymatic assay)和整体酶活力测定法。现简要介绍于后。

1. 放射酶促分析法

这是利用酶和标记底物为工具,测定生物活性物质或酶的激动剂、抑制剂及底物含量的又一种体外放射分析法。常用方法依目的不同有三类:

(1)酶促同位素衍生物法(Enzymatic isotope derivative method)通过特异酶的作用,使已知比活度的标记试剂与待测生物活性物质形成标记产物(即衍生物)。该产物的放射性除以标记试剂的比活度即可计算出待测物的量。

从方法的上述原理可见,要实现准确定量,必须满足以下条件:衍生物的生成速率需与底物浓度成正比;反应需 100% 完成;衍生物能 100% 回收,且达到高度放射化学纯度;衍生物不发生分解。实践中完全满足这些条件困难很多,尤其是要求产物 100% 回收十分困难,所以,直接的实验结果不能代表客观实际,需要对计算结果进行复杂校正。为了克服这个缺点,设计出酶促双同位素衍生物技术(Enzymatic double-Isotope derivate method),即在分析样品中先加入微量高比活度的标记物作为回收指示剂(Recovery tracer),再加入另一种核素标记物作为衍生物试剂,经酶作用后生成双标记衍生物(为了放射性测量的需要,这两种核素的射线应是不同种的,或能量相差极悬殊的同种射线)。由于在酶促反应前存在有回收指示剂,通过对产物中回收指示剂的核素放射性测量,可以校正全过程的丢失。因此,产物就无需100%回收。用双标记衍生物法测定组胺含量就是实例:以高比活度^3H-组胺为回收指示剂,用$[^{14}C$-甲基$]S$-腺苷蛋氨酸为反应试剂,共同经组胺转甲基酶作用,生成^{14}C、^3H双标记的甲基组胺。用氯仿提取衍生物后作液闪双标记测量,计算衍生物中$^{14}C/^3H$比值。分析样品的同时用已知量(系列浓度)的组胺绘制组胺浓度对相应$^{14}C/^3H$的剂量反应曲线(在组胺浓度的一定范围内,与$^{14}C/^3H$呈线性关系)。故通过剂量反应曲线可获得待测样品中的组胺含量。

(2)酶的激动剂和抑制剂测定法(Measurement of enzyme activators and inhibitors) 本方法以反应速率为基础,即酶的激动剂在反应液中的浓度增加,使反应速度加快;反之,反应速度随抑制剂浓度增加而减少。酶促反应速率以产物的放射量度量,当用系列浓度的酶激活剂(或抑制剂)与定量的酶制剂进行定时反应,分离产物测其放射性,可绘制待测物浓度对应产物放射量的剂量反应曲线。通过该曲线即可确定在同等反应条件下待测样品中酶激活剂(或抑制剂)的浓度。如:$[1-^{14}C]$酪氨酸在酪氨酸脱辅基羧化酶的作用下脱羧基产生$^{14}CO_2$,收集$^{14}CO_2$并测其放射性,能测定该酶的激活剂磷酸吡哆醛的含量。

为了提高本法的灵敏度,应选用与待测物有高亲和力的酶,高放射性比活度的标记底物。表4-6列出用此法测定的酶激活剂和抑制剂。

表4-6 用放射酶促反应分别测量酶的激活剂和抑制剂

化合物	类 型	标记物	酶
磷酸吡哆醛	激活剂	$[U-^{14}C]$酪氨酸	TAD
cAMP	激活剂	$[\gamma-^{32}P]ATP$	PK
cGMP	激活剂	$[\gamma-^{32}P]ATP$	PK
抗胆碱酯酶	抑制剂	$[1-^{14}C]$乙酰胆碱	AchE
氨甲蝶呤	抑制剂	$[^3H]$叶酸盐	FR

注:TAD = 酪氨酸脱辅基羧化酶;PK = 蛋白激酶;AchE = 乙酰胆碱酯酶
　　FR = 叶酸盐还原酶

(3)放射酶促饱和分析法(Radioenzymatic saturaion analysis)此法的原理与放射免疫分析相同,即待测物与其标记物竞争结合作为特异结合试剂的有限量的酶,产物的放射量与待测物浓度呈负相关关系,通过剂量反应曲线确定待测物浓度。例如:用PDE作特异结合酶,以^3H-cAMP为示踪剂,测定样品中cAMP含量。

此法的灵敏度不及RIA等体外放射分析法,不仅应用范围窄,且对实验条件要求较高,故目前很少使用。

2. 整体酶活力测定法

酶活力测定是一项重要的生理指标。前述的离体法并不能完全代表整体条件下酶的活力变化。整体酶活力测定更能真实地反映机体的生理病理特征和规律。在整体酶活力测定方法中,应用最多的是放射性呼气测定法,即用放射性核素^{14}C或^{11}C(其中以^{14}C较适宜于推广)标记某些酶的底物,进入体内后经酶催化而形成$^{14}CO_2$,收集呼气中的$^{14}CO_2$并测定其放射性来反映酶的活力。此法已用于单胺氧化酶(MAO)、混合功能氧化酶(MFO)等的酶活力测定。近几年来,我国科技工作者在1988年由Marshall等创建的用^{14}C-尿素为底物,进行整体呼气试验以检测幽门螺杆菌(Helicobacter pglori,HP)分泌的尿素酶活性的基础上,改进为胶囊法微量^{14}C-尿素呼气试验(^{14}C-Urea breath test,^{14}C-UBT),对检测胃内HP感染,具有^{14}C-尿量用量少,体内酶解产物^{14}CO$_2$呼出时相提前,机体受到β射线照射剂量减少,对环境污染减轻,且诊断的灵敏性、特异性仍然很高的特点。

下篇　检验核医学的临床应用

第五章　下丘脑-垂体-甲状腺轴激素

甲状腺是人体最重要的内分泌腺之一。具有摄取和积聚碘的能力,并以碘为主要原料,合成、分泌和贮存甲状腺激素。甲状腺激素主要有甲状腺素(Thyroxine,T_4)和 3,5,3' 三碘甲状腺原氨酸(Triiodothyronine,T_3)。

腺垂体分泌的促甲状腺激素(TSH)是调节甲状腺机能的主要激素,它促进甲状腺合成和分泌甲状腺激素;下丘脑合成和分泌的促甲状腺激素释放激素(TRH)促使腺垂体分泌 TSH;血浆中 T_3、T_4 又反馈地抑制 TSH 的分泌。这样下丘脑、垂体与甲状腺的相互作用构成了下丘脑-垂体-甲状腺轴,使得甲状腺激素能保持动态平衡以维持机体的生理机能。

第一节　甲状腺素与三碘甲状腺原氨酸

一、概述

甲状腺分泌的主要激素是 T_4 和 T_3。T_4 由甲状腺分泌,T_3 仅有 10%～20% 由甲状腺分泌,80%～90% 为 T_4 在外周组织中脱碘形成。甲状腺素合成后进入血液循环与血浆蛋白结合,其中 70%～75% 与 TBG 结合,15%～20% 与 TBPA 结合,约 5%～10% 与白蛋白结合。与血浆蛋白结合的激素不具有生物活性,只有游离的激素才能进入细胞发挥生物活性作用。

甲状腺的分泌功能主要受下丘脑-垂体-甲状腺轴之间的调节与反馈性调节,以维持血液中甲状腺激素的相对稳定,并使游离的激素浓度维持在正常范围。其自身的自我调节作用还可以调节碘的供应使其在正常生理贮量的范围,不致因碘的供应异常而造成激素的异常波动。

二、正常参考值

血清 T_3(TT_3):1.38～3.39nmol/L;血清 T_4(TT_4):63.06～173.74nmol/L。

　　　　(0.9～2.2ng/ml)　　　　　　　　(49～135ng/ml)

三、临床意义

TT_3 增高

(1)甲状腺机能亢进症:甲亢患者 TT_3 浓度的增高一般与 T_4 浓度的改变相平行。

(2)T_3 型甲亢:部分甲亢患者 TT_4 浓度不高,仅 TT_3 明显增高。

(3)甲亢疗效评价:甲亢患者在抗甲状腺药物治疗过程中,定期检测 TT_3、TT_4 可以了解甲亢是否得到控制,临床症状控制后 T_3、T_4 可下降到正常。如果 T_3 仍然增高,不论 T_4 是否趋向正常,仍应判断为甲亢未得到有效控制。

(4)甲亢复发的诊断:甲亢患者复发早期通常表现为 TT_3 增高,因此 TT_3 值的检测是判断甲亢复发的灵敏指标,较 TT_4 更有临床价值。

(5)TBG 结合力增高:以正常妊娠生理性 TBG 增高最为常见。肝炎、口服避孕药、雌激素治疗、葡萄胎、淋巴肉瘤等也会使 TBG 增高,TT_3 随之增高。

TT_3 降低

(1)甲状腺机能低下:甲低患者 TT_3 降低,但不如 TT_4 下降幅度明显。

(2)低 T_3 血症:低 T_3 血症的诊断依据:①TT_3 降低,②TT_4 低下或正常,③rT_3 增高,④TSH 正常,⑤FT_3、FT_4 在正常范围内。某些非甲状腺疾病如:肾病综合症、慢性肾衰、肝硬化、糖尿病、心肌梗塞、恶性肿瘤等均会出现低 T_3 血症。

TT_4 增高

(1)甲状腺机能亢进症:甲亢时 TT_4 明显增高,可较正常值高 $2\sim3$ 倍。

(2)高 T_4 血症诊断依据:TT_4 增高,FT_4、FT_3 正常。TBG 过多引起,以正常妊娠生理性增高最为常见。其他如肝炎、肝硬化、原发性肝癌、全身感染性疾病、心肌梗塞、心衰、外科应激与蛋白营养不良等非甲状腺疾病,也会呈现 TT_4 增高。

(3)外周组织对 T_4 反应缺陷:有少数病人是以家庭性发病为多见,偶见个别散发性病人。由于垂体和外周组织对甲状腺素敏感程度不一,临床症状呈多样性。T_3、T_4、FT_3、FT_4 均增高,TSH 水平正常,也无甲亢临床症状。表现为甲状腺肿、聋哑、骨龄延迟及斑点状骨骺、散发性或常染色体显性遗传及各种听觉和骨发育异常。

(4)药物影响:除诱发 TBG 增高的一些药物和苯丙胺外,近年又发现乙胺碘呋酮、碘泛酸等可使 TT_4 升高。

TT_4 降低

(1)甲状腺机能低下症(甲低):甲低的患者血清 TT_4 浓度一般低于正常值,少数患者与正常值有较大的重叠,与 TSH 同时检测诊断意义较大。诊断甲低 TT_4 较 TT_3 更为敏感。

(2)慢性淋巴细胞性甲状腺炎的早期患者 TT_4 降低、TT_3 正常、TSH 增高,但无甲低的临床表现。

(3)由于缺碘造成地方性甲状腺肿而不能合成足量的甲状腺素,出现 TT_4 稍低或正常。

(4)甲亢治疗的疗效监测。丙苯硫氧嘧啶以外的抗甲状腺药物用于治疗时,可见到低 T_4、T_3 正常或 T_3 增高的分离现象,此为抗甲状腺药物抑制了甲状腺激素的合成而不抑制外周组织中 T_4 转化为 T_3 的结果。只要 FT_3 仍增高,甲亢便未被控制。

(5)TBG 减少所致 TT_4 降低:雄激素、糖皮质激素、生长激素、水杨酸、安妥明、肾病综合症、严重的肝功能衰竭、遗传性 TBG 减少、活动性肢端肥大症、应激反应均可使 TBG 减少而导致 TT_4 降低。

第二节 游离甲状腺素、游离三碘甲状腺原氨酸

一、概述

游离甲状腺素(FT_4)和游离三碘甲状腺原氨酸(FT_3)在人体血液中仅占 TT_4 和 TT_4 的

0.05%与0.5%。只有游离的甲状腺激素才能在人体内发挥其特有的生理作用。机体内游离甲状腺激素的水平与机体代谢状态相一致,因此测定血液中的FT_3和FT_4更能准确地反映甲状腺的功能状态,并且不受TBG浓度变化的影响。

二、正常参考值

血清;FT_3:6.0～11.4pmol/L;FT_4:32.5±6.5pmol/L

三、临床意义

FT_3增高

(1)甲状腺机能亢进:不论症状典型与否均见FT_3增高。符合率明显高于TT_3、TT_4。

(2)T_3型甲亢:仅见FT_3增高,而FT_4均正常。

(3)甲亢和甲低的疗效监测:甲亢患者在PTU以外抗甲状腺药物治疗后FT_4先于FT_3下降。甲状腺激素替代治疗后FT_3先于FT_4升高,治疗中应配合检测TSH,若FT_3仍增高即可判断为甲亢未得到控制;若FT_3已正常,TT_4低于正常可判断为甲亢已得到控制并非为甲低。当FT_3、TT_4均低于正常时可认为抗甲状腺药物过量引起了甲低。

(4)亚临床甲亢:患者无明显甲亢症状,而FT_3增高,TSH降低。

FT_3降低

(1)甲低:症状典型的甲低患者FT_3降低。

(2)低于T_3血症。

(3)药物影响:可见到长期服用苯妥英钠的患者FT_3降低,但TSH水平并不增高。

FT_4增高

(1)甲状腺机能亢进。

(2)T_4型甲亢:患者FT_4增高,而FT_3、T_3往往正常。

FT_4降低

(1)甲低:患者FT_4明显降低,TT_4同时降低,而TSH则升高。

(2)亚临床甲低;临床无明显症状,但FT_4降低,同时伴有TSH升高。

(3)新生儿甲低:正常新生儿脐血TT_3、FT_3偏低,TSH略增高,而TT_4、FT_4在正常范围。

(4)抗甲状腺药物治疗过量时;FT_4和TT_4可出现降低。

第三节　3,3',5'-三碘甲状腺原氨酸

一、概述

3,3',5'—三碘甲状腺原氨酸(Reverse T_3,rT_3)是甲状腺激素代谢过程中T_4内环5位上脱碘形成的。每日约有55%的T_4转化为rT_3。在血浆中主要与TBG结合。TBG浓度的变化明显影响rT_3的检测。rT_3无生物活性,但在调节外周组织中T_3的水平起重要作用。

二、正常参考值

rT_3为250～750ng/L。

三、临床意义

血rT_3增高可见:1.甲亢:甲亢患者rT_3浓度增高且与T_3、T_4的浓度相平行。2.非甲状腺

疾病:某些非甲状腺疾病,如心肌梗塞、脑血管意外、肝硬化、恶性肿瘤、糖尿病、营养不良、饥饿时可见 rT_3 增高。

血 rT_3 降低可见:1.甲低:原发甲低 TSH 增高 rT_3 降低。2.新生儿先天性甲低:新生儿脐带中 rT_3 与 T_3 含量之比低于 4 倍应考虑患儿是先天性甲低。

第四节 甲状腺素结合球蛋白

一、概述

甲状腺素结合球蛋白(Thyroxine binding globulin,TBG)是由肝脏合成的一种糖蛋白。甲状腺激素在血液中的运输依靠与 TBG 及其他一些血浆蛋白的结合。T_4 约有 70% ~ 75% 与 TBG 结合,部分 T_3 也与 TBG 结合,但结合力较弱。甲状腺激素与血浆蛋白的结合是可逆的。

二、正常参考值

TBG(RIA 法):20mg/L。

三、临床意义

(1)甲低时,TBG 明显增高,随治疗甲低症状的缓解 TBG 可降至正常。甲亢时 TBG 明显低于正常,在抗甲状腺药物治疗时随病情的缓解可恢复正常。

(2)非甲状腺疾病:肢端肥大症、严重感染、重度营养不良、重症糖尿病、恶性肿瘤、急性肾功能能衰竭等疾病时血清 TBG 降低。

(3)影响因素:许多临床因素能影响血 TBG 的浓度水平,进而影响检测结果,详见表 5-1。

表 5-1 影响血 TBG 浓度的因素

TBC 增高	TBG 降低
一、遗传性 遗传性高 TBG 血症	一、遗传性 TBG 缺乏或低下
二、获得性	二、获得性
1. 激素 处于高雌性激素状态(妊娠、新生儿、葡萄胎、某些产生雌性激素的肿瘤)	1. 雄性激素、蛋白合成类固醇
2. 疾病 急性间歇性卟啉病、传染性肝炎、骨髓瘤、结缔组织病、甲状腺机能减退症	2. 疾病 营养不良、肾病综合症、肝硬化、肠道丢失蛋白、活动性肢端肥大症、甲状腺机能亢进症
3. 药物 奋乃静、吩噻嗪、氟脲嘧啶、安妥明、海洛因及美痛成等	3. 药物 水杨酸盐、肝素、苯乙酸衍生物保泰松、大量糖皮质类固醇

摘自:张忠邦主编:甲状腺疾病,江苏科学技术出版社,1987.

第五节 促甲状腺激素

一、概述

促甲状腺激素(Thyroid stimulating hormone,TSH)是分子量为 27776u 的一种糖蛋白。由 α和 β 两个亚单位组成。β 亚单位具有特定的生物学活性结构,α 亚单位本身无活性,当与 β 亚单位结合起来时则会产生特有的生物活性。血清中的 TSH 水平控制着甲状腺功能,从碘的摄取到甲状腺球蛋白的合成及碘化作用,并调节甲状腺激素 T_4 的分泌。血清中 TSH 水平受下丘脑 TRH 的促进作用与通过血中甲状腺激素水平的负反馈作用所控制。外周 FT_4 的任何变化均会导致血清 TSH 的加倍响应。60 年代建立了第一代 TSH 的放射免疫分析法到现在已进入了第四代,检测的灵敏度由 1mU/L 提高到 $0.001 \sim 0.002$ mU/L。S-TSH 是诊断甲状腺疾病最灵敏的指标,使甲亢、甲低的诊断提高到亚临床水平。对用甲状腺激素替代治疗的监测显示出独特的价值。

二、正常参考值

TSH(RIA): <10mU/L;TSH(1RMA):1.96 ± 1.31mU/L。

三、临床意义

1. STSH 增高的疾病

(1)原发性甲低:由于甲状腺激素水平降低引起对 TSH 负反馈作用减弱,使垂体分泌 TSH 增多。

(2)亚临床甲低:患者 TT_4、FT_4 正常,TSH 增高。常见于慢性淋巴细胞性甲状腺炎、产后甲状腺炎。

(3)垂体分泌 TSH 腺瘤:由于垂体腺瘤能够自主性地分泌 TSH,使血清 TSH 增高。

(4)地方性甲状腺肿:多为缺碘,甲状腺激素合成降低导致 TSH 增高。

(5)先天性甲低:患儿 STSH 增高。但须注意与生后暂时性高 TSH 相鉴别,宜同步检测 T_4 予以鉴别。

2. STSH 降低的疾病

(1)甲状腺机能亢进:由于甲状腺激素增高,通过负反馈作用抑制 TSH 分泌,造成 TSH 水平降低。

(2)亚临床甲状腺机能亢进:特点是 FT_4、F_3 均正常,TSH 降低。亚临床甲亢可以是一种过渡状态,常见于甲亢患者经放射性 131 碘治疗后引起的甲低或原发甲低患者用甲状腺素替代治疗时药物过量及桥本氏甲状腺炎的早期等。

(3)其他疾病:如继发性甲低、PRL 瘤、库兴氏症、肢端肥大症及应用糖皮质激素、多巴胺等均会造成 TSH 降低。

第六节　促甲状腺激素释放激素

一、概述

促甲状腺激素释放激素(Thyrotropin releasing hormone, TRH)是一种简单的三肽结构,分子量为 359.5u。主要存在于下丘脑,其他如垂体、心、肝、脾、肺和肾等组织中也存在 TRH。TRH 的半衰期是 30min,降解后主要由尿排出。TRH 主要作用是刺激垂体释放 TSH,进而影响甲状腺的机能,同时其本身也受甲状腺激素及其他神经、体液因素的调节。TRH 还有垂体外效应,尤其是对中枢神经系统的作用。

二、正常参考值

$13.8 \sim 165.7$pmol/L($5 \sim 60$pg/ml)。

三、临床意义

1. STRH 增高疾病

（1）原发性甲低：由于甲状腺激素减少，通过正反馈调节作用使 TRH 水平增高，同时 TSH 也会增高。

（2）继发性甲低：由于垂体破坏或功能低下使 TSH 分泌减少，进而 T_3、T_4 减少引起 TRH 增高。

（3）其他疾病：亚急性甲状腺炎、结节性甲状腺肿、晚期乳腺癌等疾病的患者 TRH 会有不同程度的增高。

2. STRH 降低的疾病

（1）下丘脑疾病：如下丘脑功能减退、下丘脑功能紊乱 STRH 往往降低，同时伴有 TSH、T_3、T_4 降低。

（2）老年性痴呆也可出现 TRH 水平降低。

第七节　TRH 兴奋试验

一、原理

TRH 具有促进垂体合成和释放 TSH 的功能。给患者注射一定量的 TRH 后，垂体分泌 TSH 增加，刺激甲状腺滤泡分泌甲状腺激素；当血浆中甲状腺激素升高时，通过反馈调节功能抑制垂体分泌 TSH 并阻断对 TRH 的反应，借以了解垂体 TSH 储备功能。

二、方法

检查前患者应停用皮质醇、甲状腺制剂、左旋多巴等对垂体有抑制作用的药物一个月左右。检查时患者无需特殊准备，给患者静脉注射 TRH200～300μg，（用 2～4ml 盐水溶解，快速静脉推注）于注射前、注射后 15、30、60、120min 时采静脉血，检测 TSH 水平。

三、结果判断

（1）正常人于注射 TRH 后 30min 血浆 TSH 浓度达到高峰。

（2）TSH 增加值的计算：ΔTSH =（兴奋后即注射 TRH 后 30min 时的 TSH）—（兴奋前基础 TSH）。

（3）反应分类：

正常反应：ΔSH 在 5～25mIU/L，高峰为 30min。

过度反应：ΔTSH > 25mIU/L。

低弱反应：ΔTSH < 5mIU/L。

延迟反应：高峰出现在 30min 以后。

无反应：ΔTSH 为 0mIU/L。

（4）临床意义

①原发甲低与继发甲低的鉴别（见表 5-2）。

②甲亢：甲亢患者对外源性 TRH 无反应，据此可用来诊断亚临床或隐匿性甲亢。

表 5-2　TRH 兴奋试验对鉴别继发性甲低分析

病种	病变部位	TRH	TSH	T_3	T_4	TRH 兴奋试验
继发性甲低	下丘脑	↓↓	→↓	↓	↓	TSH 增高，反应迟缓
	垂体	→	↓↓	↓	↓	TSH 无或弱反应
原发性甲低	甲状腺	→↓	↑↑	↓↓	↓↓	TSH 明显提高，为过度反应

第八节　甲状腺球蛋白

一、概述

甲状腺球蛋白(Thyroglobulin, TG)分子量为654.72ku,由甲状腺上皮细胞合成,贮存于甲状腺滤泡腔内的大分子蛋白。正常情况下,只有微量TG进入血循环,甲状腺因癌肿、炎症、手术等被破坏、损伤,使TG进入血液中,分化型甲状腺癌也合成分秘一定量TG;TSH刺激使血清TG水平升高。

二、正常参考值

血清TG(RIA):15.85 ±4.4μg/L。

三、临床意义

(1)分化型甲状腺癌及其转移的诊断、疗效判定和随诊观察。

(2)亚急性甲状腺炎:急性期时血TG增高,在疾病发展过程中或病情出现反复时血清TG的变化与血沉的变化有一定的正相关性。

(3)甲状腺腺瘤,囊性肿块、慢性淋巴性甲状腺炎、甲亢时也有部分患者血清TG增高。

第九节　甲状腺球蛋白抗体与甲状腺微粒体抗体

一、概述

甲状腺球蛋白抗体(Thyro globulin antibodies TGA)是甲状腺滤泡内的TG进入血液后产生的抗体,主要属于IgG,小部分为IgA和IgM,是一种非补体结合性抗体。可以和甲状腺球蛋白结合成复合物,并能与巨噬细胞或K细胞结合,对甲状腺滤泡上皮细胞产生破坏作用。

甲状腺微粒体抗体(Thyroid microsomal antibodies,TMA)是由于甲状腺微粒体由细胞内向外周泄漏而产生的抗体,属于补体结合的IgG。它对器官的作用有一定的特异性,与靶器官甲状腺发生作用使甲状腺组织受到破坏。

二、正常参考值

TGA:<30%;TMA:<15%。

三、临床意义

(1)慢性淋巴细胞性甲状腺炎:有80%~90%的患者增高,部分无症状的慢性淋巴细胞性甲状腺炎的患者TGA正常,仅TMA增高。TGA与TMA联合检测可使阳性率达到98.1%~100%,因此临床对TGA和TMA联合检测显得尤为重要。

(2)甲状腺机能亢进:约有60%左右的甲亢患者TGA、TMA也会增高,阳性率为50%~85%。在抗甲状腺药物治疗后,随着病情好转滴度逐渐下降。

(3)亚急性甲状腺炎:患者可出现一过性TMA阳性。

(4)其他一些非甲状腺疾病如:慢性肝炎、长期慢性感染、类风湿、红斑狼疮也可检测到TMA、TGA呈阳性反应。

第六章　下丘脑-垂体-肾上腺轴激素

肾上腺呈三角形扁平体,位于肾脏上端,左右各一,共重约 10～15 克。肾上腺由皮质和髓质组成。两部分的胚胎来源、组织结构及其分泌的激素完全不同。肾上腺皮质分泌类固醇激素,肾上腺髓质分泌儿茶酚胺类激素。

肾上腺皮质在胚胎发育时期是来自中胚层,与性腺同源。皮质由外向内有球状带、束状带、网状带三层。球状带合成和分泌以醛固酮(aldosterone,Ald)为代表的对维持水和电解质平衡起重要作用的盐皮质激素;束状带合成和分泌以皮质醇(cortisol)为代表的对糖类代谢有重要调节作用的糖皮质激素;网状带则分泌雄激素和雌激素。

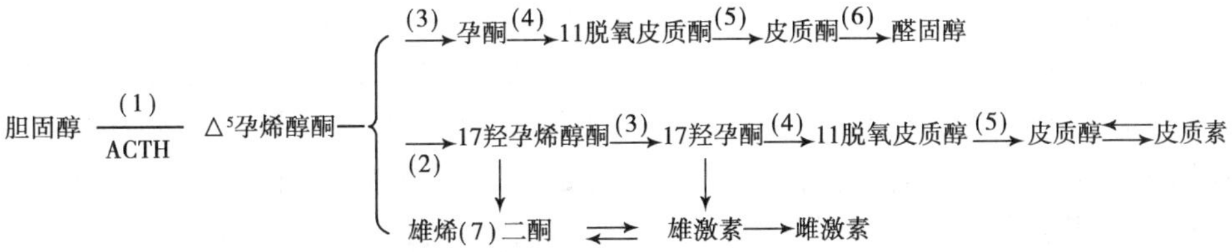

胆固醇 $\xrightarrow[\text{ACTH}]{(1)}$ $\triangle^5$孕烯醇酮

- $\xrightarrow{(3)}$ 孕酮 $\xrightarrow{(4)}$ 11脱氧皮质酮 $\xrightarrow{(5)}$ 皮质酮 $\xrightarrow{(6)}$ 醛固醇
- $\xrightarrow{(2)}$ 17羟孕烯醇酮 $\xrightarrow{(3)}$ 17羟孕酮 $\xrightarrow{(4)}$ 11脱氧皮质醇 $\xrightarrow{(5)}$ 皮质醇 ⇌ 皮质素
- 雄烯(7)二酮 ⇌ 雄激素 → 雌激素

(1)碳链裂解酶;(2)17α—羟化酶;(3)3β—脱氧酶和△⁵异构酶;
(4)21β—羟化酶;(5)11β—羟化酶;(6)18—羟化酶;(7)17β—羟脱氢酶

图 6-1　肾上腺皮质激素的合成

肾上腺皮质细胞在垂体分泌的促肾上腺皮质激素(adrenocorticotropic hormone ACTH)作用下,以胆固醇为原料,经一系列酶的催化完成对肾上腺皮质激素的合成,见图 6-1。

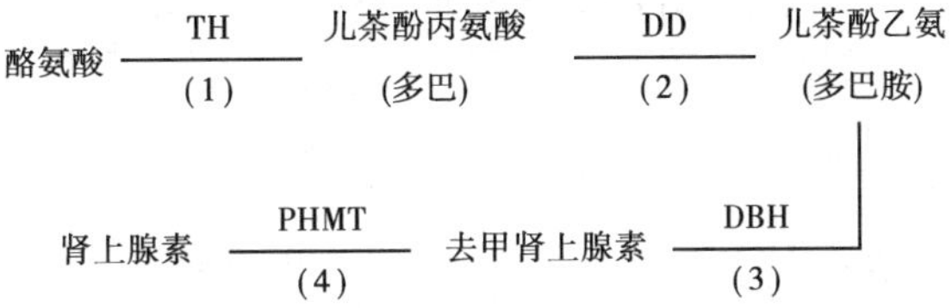

酪氨酸 $\xrightarrow[(1)]{\text{TH}}$ 儿茶酚丙氨酸(多巴) $\xrightarrow[(2)]{\text{DD}}$ 儿茶酚乙氨(多巴胺)

肾上腺素 $\xleftarrow[(4)]{\text{PHMT}}$ 去甲肾上腺素 $\xleftarrow[(3)]{\text{DBH}}$

TH:酪氨酸羟化酶;DD:多巴脱羟酶;
DBH:多巴胺β-羟化酶;PNMT:苯乙醇胺-N-甲基转移酶

图 6-2　儿茶酚胺的合成

肾上腺髓质发生于外胚层。胚胎发育过程中,神经嵴的外胚层细胞向两侧移动,分化成交感神经细胞,其中一部分分化成嗜铬细胞。嗜铬细胞移行至发育中的肾上腺皮质附近,与皮质相连接,继而由皮质内侧进入皮质形成肾上腺髓质。嗜铬细胞合成、储存和分泌儿茶酚胺类激素(catecholamine,CA)。这类激素包括肾上腺素(epinephrine,E),去甲肾上腺素(nerepinephrine,NE)和多巴胺(dopamine,DA)。

肾上腺素和去甲肾上腺素的前身物是酪氨酸,其不同在于肾上腺素比去甲肾上腺素多 1 个 N-甲基团。其合成过程见图 6-2。

第一节　皮　质　醇

一、概述

皮质醇是肾上腺皮质束状带合成和分泌的 C—21 类固醇,系人体内最重要的糖皮质激素。其他的糖皮质激素还有皮质酮和皮质素,但二者的含量和活性均不如皮质醇。皮质醇影响糖、脂肪的蛋白质代谢。它通过增加糖的异生、促进蛋白质转化为糖、抑制葡萄糖进入脂肪细胞等作用,从而维持血糖的稳定。此外,皮质醇还有抗炎、抗过敏、抗毒以及增强中枢神经兴奋性等作用;能增加生长激素的合成和反馈抑制 ACTH 的分泌。

正常人平均每天分泌皮质醇 15～30mg。血中皮质醇的半寿期约 80～120 分钟。在 24 小时内,其分泌有节律变化;一般上午 6～8 时最高,下午逐渐降低,晚上 10 时至次日凌晨 2 时为最低。分泌入血的皮质醇 77% 与皮质类固醇结合球蛋白(CBG)结合,15% 与白蛋白结合,其余部分才是有活性的游离皮质醇。正常情况下,游离皮质醇和结合皮质醇保持相对平衡。当皮质醇分泌增多,CBG 达到饱合时,随着血浆皮质醇总量增加,游离部分也会增加;当肝脏合成 CBG 增多时,结合皮质醇会增加。由于雌激素促进 CBG 合成,故妊娠时血中皮质醇总量增加。肝病、肾炎及先天性合成障碍使 CBG 浓度降低时,血浆皮质醇总量会随之下降。皮质醇主要在肝脏降解。降解产物与葡萄糖醛酸结合后从尿排出,临床检查的尿-17 羟类固醇即主要包括这些物质。

二、正常参考值

由于皮质醇的分泌有昼夜节律性,故不同时间采血所得测定值差异颇大。表6-1 列出国内几位作者于上午 8 时采血检测所得的正常值。

表 6-1　血浆皮质醇正常值(μg/L)

作者	例数	浓度($\bar{x} \pm s$)
李泽孟	84	146.0 ±77.7
王秀芬	74	113.0 ±66.5
汪寅章	55	128.0 ±38.0
陈辉霖	36	145.1 ±29.5

三、临床意义

1. 血浆皮质醇增高

主要见于柯兴氏综合征,此系肾上腺皮质增生,肾上腺腺瘤、肾上腺癌等肾上腺自身疾病引起,亦可能为垂体嗜碱细胞分泌过量的 ACTH 刺激肾上腺皮质引起。血浆皮醇增高也见于异位产生 ACTH 的肿瘤,如燕麦细胞肺癌,胰、甲状腺、甲状旁腺、卵巢、睾丸、大肠、胆囊、乳腺以及纵膈癌瘤等疾病时,肿瘤组织具有分泌 ACTH 样物质的功能,可促进肾上腺皮质束状带合成皮质醇,使血浆皮质醇含量升高。肝硬化和肾病时,皮质醇降解减慢,排泄减少,血浆皮质醇含量可高于正常。

2. 血浆皮质醇降低

主要见于阿狄森氏病(原发性肾上腺皮质功能低下),席汉氏综合征(继发性肾上腺皮质功能低下)和先天性肾上腺皮质增生。先天性肾上腺皮质增生是一种先天性肾上腺皮质激素合成障碍疾病,因皮质醇分泌不足,垂体 ACTH 分泌增多,刺激肾上腺皮质增生,但其血浆皮质醇却常有降低。临床上长期接受 ACTH 或皮质激素治疗的病人,因下丘脑和垂体受反馈性抑制,致使 ACTH 分泌不足,肾上腺处于萎缩状态,其血浆皮质醇低于正常。

3. 根据诊断和鉴别诊断的需要,临床常须进行下述两种试验

(1)ACTH 兴奋试验:利用外源性 ACTH 对肾上腺皮质的兴奋作用,检测血浆皮质醇的含量变化,用以了解肾上腺皮质的储备功能。方法有多种,现以静脉推注法为例:静脉推注 ACTH 0.25mg,在用药前 15、0 分解,注射后 15、30、60、90、120 和 180 分钟,取血测定皮质醇,以注射前所测值作为基础值。结果判断:1)肾上腺皮质功能正常者,血浆皮质醇较基础值增加 1~2 倍;2)肾上腺皮质增生者,呈过度反应,各时间皮质醇较基础值增加 2 倍以上;3)肾上腺皮质腺瘤者,皮质醇增加不明显,4)肾上腺癌者,往往无反应,提示癌的"自主"分泌;5)肾上腺皮质功能减退者,如基础值低,而反应又不明显时,说明肾上腺功能已降至极限。

(2)地塞米松抑制试验:生理情况下,地塞米松可明显抑制 ACTH 分泌,使皮质醇分泌减少。肾上腺皮质功能亢进时,其正常的调控紊乱,这种作用减弱或消失,皮质醇的分泌不受影响。故可用本试验达到鉴别诊断的目的。方法:检测血浆皮质醇基础值,口服地塞米松 0.5mg,每 6 小时 1 次,2 天后采血检测皮质醇含量。正常人用药后的测定值较基础值降低 50% 以上,皮质功能亢进者无明显变化。

第二节　醛 固 酮

一、概述

醛固酮是肾上腺皮质球状带分泌的类固醇,系体内活性最强的盐皮质激素。其他的盐皮质激素还有 11-去氧皮质酮和 11-去氧皮质醇,但活性均远不如醛固酮。醛固酮对电解质的作用比去氧皮质醇强 100 多倍,其潴钠作用较 11-去氧皮质酮强 25 倍左右,而 11-去氧皮质醇的潴钠作用仅为 11-去氧皮质酮的 3%。正常人每天分泌醛固酮 50~150μg,呈脉冲式分泌。分泌入血的醛固酮与血浆中自蛋白结合能力很差,与 CBG 的结合也很少,大部分以游离形式存在。因此,血中醛固酮总量虽少,却能表现很强的生理功能。醛固酮在血中的半衰期为 20~30 分钟,更新速度较快。80~90% 的醛固酮在肝脏被灭活,其余的则在肾脏、结缔组织等处灭活。醛固酮降解后,主要变为四氢醛固酮自尿液排出。正常人 24 小时尿排泄的四氢醛固酮约 25~35μg,孕妇排泄可达 150~200μg。有少量的游离醛固酮可直接由尿排出。

醛固酮的靶器官是肾脏,但对肾外组织也有一定作用。醛固酮促进肾脏远曲小管上皮细胞排钾保钠,对肾功能和钠、钾、水的代谢,维持体内电解质平衡和体液量的恒定起着重要作用。

二、正常参考值

血中醛固酮浓度与每日分泌和代谢清除率保持平衡,并有昼夜节律;一般是午夜最低,上午 10 时最高。不同体位的血中醛固酮浓度也有不同,立位比卧位高。在女性正常月经黄体期以及妊娠 15~19 周,血浆醛固酮常增高。有效血容量低时(如大量出汗、出血等)也会导致醛固酮增加。低钠饮食可引起醛固酮分泌增加。

据丁金风等人报道,血浆醛固酮值在一般普食卧位时为 $76.6 \pm 24.4ng/L$,立位时为 $134.2 \pm 43.7ng/L$;尿醛固酮含量为 $4.3 \pm 3\mu g/24h$,范围 $1.0 \sim 7.0\mu g/24h$。

三、临床意义

1. 血浆醛固酮浓度增高

(1)原发性醛固酮增多症时,血、尿醛固酮均明显增高,可为正常值的 $2 \sim 3$ 倍。根据病因,原发性醛固酮增多症可分为原发性和假原发性两种。原发性醛固酮增多症是由肾上腺皮质腺瘤引起,故又称腺瘤型原发性醛固酮增多症,可经手术切除肿瘤而治愈。假原发性醛固酮增多症系双侧肾上腺弥漫性增生引起,称为增生型原发性醛固酮增多症,此型的手术疗效不佳,主要采取内科保守治疗。因此明确诊断对确定治疗方案至关重要。虽然两型的血、尿醛固酮均增高,但对体位刺激的反应则有不同:腺瘤型病人血浆醛固酮浓度在清晨高,立体 $2 \sim 4$ 小时后血浆醛固酮浓度下降。增生型病人一般其血浆醛固酮水平较腺瘤型略低,但立体后升高。因此,借助于卧、立位血浆醛固酮的变化可对两型病人作出鉴别。

(2)继发性醛固酮增多症,如肾性高血压、Bartter 综合征、特发性水肿、恶性高血压、充血性心力衰竭、肾病综合征、肝硬化肝功能失代偿期、肾素瘤等。

(3)应用某些药物时,如利尿剂、口服避孕药等。

2. 血浆醛固酮浓度降低

(1)选择性醛固酮过少症,如席汉氏综合征、阿狄森氏病和 11、17、21—羟化酶缺乏等。

(2)应用心得安、可乐宁、利血平、甘草等药物时。

第三节　促肾上腺皮质激素

一、概述

1. 生物化学

促肾上腺皮质激素是腺垂体分泌的、由 39 个氨基酸组成的直链多肽,分子量为 4464u。

ACTH 的免疫活性部分与生物活性部分不同,其最有效的免疫活性决定簇位于 C—末端,即第 $22 \sim 39$ 氨基酸组成的肽。人工合成的第 $22 \sim 39$ 氨基酸组成的肽,可以与抗 ACTH 抗体结合,据此可建立 ACTH 的放射免疫分析测定方法。猪的 ACTH 因与人的 ACTH 只在第 31 位氨基酸上不同,在很多情况下,可以作为人 ACTH 的代用品。

正常人腺垂体每天约分泌 ACTH $5 \sim 25\mu g$,紧张情况下其分泌量可显著增加。血中 ACTH 水平具有昼夜节律,一般上午 $6 \sim 8$ 时达高峰,至下午 $6 \sim 11$ 时最低,以后又渐升。血中 ACTH 的半寿期约 $10 \sim 25$ 分钟。

2. 生理作用

ACTH 能维持和促进肾上腺皮质,主要是束状带和网状带的增生,又能促进肾上腺皮质合成和分泌皮质激素,其中主要是促进皮质醇的分泌,其次是促进雄激素和雌激素的分泌。虽然也能促进醛固酮的分泌,但作用较弱。ACTH 对肾上腺外组织的作用,主要表现在它能刺激胰岛 β 细胞分泌胰岛素、刺激腺垂体分泌生长激素。在代谢方面,ACTH 可加速脂肪氧化、增加生酮作用,降低血糖。ACTH 能增强大脑活动,加快心率;刺激肾小球旁细胞分泌肾素;对下丘脑有反馈抑制作用。

二、正常参考值

血浆 ACTH 值差别很大,其范围为 5～180ng/L。上午测定值最高,为 10～80ng/L,晚上 12 时最低,在 10ng/L 以下。妇女妊娠期 ACTH 值增高,可达 200ng/L 以上。

三、临床意义

1. ACTH 值的病理变化

阿狄森氏病、先天性肾上腺皮质增生,肾上腺切除和垂体依赖型柯兴氏综合征患者,血浆 ACTH 增高;罹患异位 ACTH 分泌的肿瘤,如支气管癌、肺癌、胸腺癌、胰腺癌和卵巢癌,ACTH 明显升高。ACTH 降低主要见于肾上腺皮质恶性肿瘤、肾上腺腺瘤和 ACTH 缺乏症。

Drury 等人曾对部分 ACTH 分泌过多型柯兴氏综合征患者,作选择性静脉导管取血测定 ACTH,并与其本人周围血 ACTH 最高值进行比较,结果提示一些患者有异源性 ACTH 分泌部位。据此作者认为,对柯兴氏综合征和某些异源性 ACTH 过多病人的病变定位来说,选择性静脉导管插管取血测定 ACTH 是一种有效的方法,可提供有价值的诊断依据。

ACTH 缺乏症最常见的原因是垂体肿瘤和产后大出血,但一般都合并存在其他垂体激素缺乏。单纯性 ACTH 缺乏病是一种少见疾病,其病因尚不清楚。

2. CRH 刺激试验

促肾上腺皮质激素释放激素(corticotropin releasing hormone,CRH)是由下丘脑分泌的,由 41 个氨基酸组成的多肽,分子量 4832u。CRH 具有强烈刺激 ACTH 释放的作用。人 $CRH_{1\sim41}$ 的半寿期为 25 分钟,在体内排泄较快,故其作用时间较短。人工合成的羊 CRH 在体外或体内均能刺激垂体分泌 ACTH 及有关多肽,生物活性较天然羊 CRH 强 10 倍左右。用羊 CRH 制备抗体可建立人 CRH 的放射免疫分析,但因 CRH 半寿期短,易被破坏排泄,故应用甚少。然而基于 CRH 能选择性地刺激垂体分泌 ACTH,且不影响其他激素释放这一特点建立的 CRH 刺激试验,可有效探查垂体 ACTH 储备功能。方法:试验前 1 小时预先留置静脉通路,给药前 15 分钟及给药时先采血测定 ACTH 和皮质醇基础值,将 100μg 或 1μg/kg 体重的 CRH 稀释在 20ml 生理盐水中,30 秒钟内一次静脉注射,注射后 15、30、60、90、120、150 及 180 分钟分别采血测 ACTH 及皮质醇值。正常人在注入 CRH 后 2 分钟,ACTH 及皮质醇开始上升,15～30 分钟达到峰值,可高达基础值的 3.6 倍,然后逐渐下降,2～3 小时内恢复。

CRH 刺激试验为临床鉴别诊断和研究提供了新方法,它主要应用在以下三个方面:

(1)柯兴氏综合征的鉴别诊断:柯兴氏病(CD)患者 CRH 刺激呈反应增强,而异位 ACTH 综合征及肾上腺源性柯兴氏综合征(CS)则无反应。

(2)肾上腺皮质功能减退的鉴别诊断:原发性肾上腺皮质功能减退者,血中皮质醇浓度极低而基础 ACTH 水平升高;CRH 刺激时,ACTH 可进一步升高,但皮质醇无反应。继发性肾上腺功能减退,多系腺垂体或下丘脑病变所致,故血中基础 ACTH 和皮质醇水平均低;对 CRH 刺激无反应,提示为垂体性病变;延迟的正常反应者,提示为下丘脑病变。

(3)应用性研究:有作者用 CRH 刺激试验研究长期服用糖皮质激素患者的垂体-肾上腺轴功能,发现患者停药 12 小时 CRH 刺激呈明显延迟反应,停药 36 小时呈轻度延迟反应,然而 ACTH 刺激试验均在正常范围。据此认为,长期使用糖皮质激素治疗的患者,其受抑制的部位主要是包括下丘脑在内的中枢神经系统。

第四节　儿茶酚胺类激素

一、概述

1. 释放与降解

儿茶酚胺类激素系肾上腺髓质激素和肾上腺能神经元所释放的神经介质,包括肾上腺素、去甲肾上腺素、多巴胺及其代谢产物如3-甲氧基肾上腺素、去氧肾上腺素、去甲-甲氧基肾上腺素等。在肾上腺髓质内合成的儿茶酚胺大部分贮存在嗜铬细胞颗粒囊泡中,在交感神经兴奋作用下,儿茶酚胺先被释放注入细胞外液,继而进入微血管内,被输送至各靶器发挥其生理作用。

儿茶酚胺可在体内大多数组织降解,但与儿茶酚胺降解有关的单胺氧化酶(MAO)和儿茶酚-O-甲基转移酶(COMT),主要存在于肝脏中,因此儿茶酚胺主要在肝脏降解。降解产物或与硫酸或与葡萄糖醛酸结合,或为游离型由肾脏排出。另有一小部分由嗜铬细胞释放的儿茶酚胺,不经代谢而直接从尿排出。因此,尿中可含有游离的肾上腺素和去甲肾上腺素,以及3-甲氧基肾上腺素、去甲-甲氧基肾上腺素等代谢产物。正常人儿茶酚胺及代谢产物的排出量,可因测定方法的不同或检测时的体位、精神状态等因素的变化而有差异。

2. 生理作用

儿茶酚胺在神经、内分泌的调节以及对内脏各系统,器官功能的影响方面具有重要作用。这些作用又是通过在效应器官中与特异性的肾上腺素能受体相结合而表现。肾上腺素能受体分 α 受体和 β 受体两种。儿茶酚胺与 α 受体结合使其被兴奋后,可使血管、子宫、胃肠道括约肌、瞳孔扩大肌、立毛肌等收缩。β 受体被兴奋后,效应器官表现有抑制作用,例如可使血管、支气管扩张,子宫松弛,胃肠运动和张力减弱等,但对心脏则有兴奋作用,可使心率增快,心房和心室收缩力增强,传导速度加快。

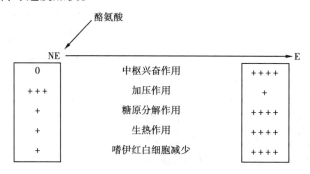

图6-3　E 与 NE 生理作用的比较

儿茶酚胺类激素对脏器各系统,血管系统,中枢神经系统,糖、脂代谢及各种内分泌功能都有一定作用,但肾上腺素和去甲肾上腺素在各种作用的强度等方面有所区别,见图6-3 示。

二、正常参考值

杨永青和肖祥熊二人收录国内外部分作者报道的正常值列于表6-2;李振甲等介绍用[3]H标记物和[125]I标记物两种方法,测定尿液中的3-甲氧基肾上腺素含量,正常值见表6-3。

表 6-2　儿茶酚胺正常值

	E	NE	DA
血浆（ng/L）	20~40,79±47	174±52,249.8±85.5	39±22.1
	20~97,26±10.8	125~310	
尿液（μg/24h）	121±45	41.5±11.0	224.7±60.4

表 6-3　人尿液 ME—RIA 正常值

项目	正常值（μg/日）
[3]H 标记物测尿游离　ME	3.49±1.04
总量　NE	16.93±11.44
[125]I 标记物测尿　ME	92.40±45.70

三、临床意义

当人体受到内外环境不利因素作用或处于应激状态,以及罹患嗜铬细胞瘤、晚期肾脏病、肝昏迷、心力衰竭等疾病时,儿茶酚胺均可增高。采用放射免疫分析方法检测血或尿中茶酚胺含量,对临床诊断和鉴别诊断嗜铬细胞瘤尤有重要价值:

1.嗜铬细胞瘤的鉴别诊断

测定尿中的 3-甲氧基肾上腺素可对原发性高血压及嗜铬细胞瘤作出鉴别诊断。前者的 3-甲氧基肾上腺素在正常上限,而后者的含量远远超过正常上限。

2.嗜铬细胞瘤的定位　基于肾上腺髓质同时分泌有肾上腺素和去甲肾上腺素,而以去甲肾上腺素为主;肾上腺外嗜铬体和交感神经节因缺乏苯乙醇胺-N-甲基转移酶,只分泌去甲肾上腺素而不能分泌肾上腺素这一特点,通过对肾上腺素和去甲肾上腺素的分别测定,有助于肿瘤的定位。如测定血浆或尿液中的肾上腺素大于正常上限,可认为嗜铬细胞瘤体位于肾上腺髓质或主动脉旁嗜铬体内,统称肾上腺型肿瘤;如果测定血浆或尿液中的儿茶酚胺几乎全部为去甲肾上腺素,则可认为瘤体位于肾上腺外或腹腔内,称为非肾上腺型肿瘤。

3.有助于分析嗜铬细胞瘤体大小

以放射免疫分析方法分析测定血浆或尿液中儿茶酚胺及其代谢产物的排量,计算儿茶酚胺排出量/代谢物排出量的比值,根据比值的大小,可对瘤体的大小进行估计分析。儿茶酚胺排出量/代谢物排出量之比值大于1,即瘤体分泌儿茶酚胺多,代谢物少,说明肿瘤中儿茶酚胺运转迅速,主要分泌肾上腺素或去甲肾上腺素,早期出现症状就能获得诊断,提示瘤体小。如果比值小于1,则病人排出的主要是儿茶酚胺的代谢物,而具有活性的儿茶酚胺少,说明瘤体本身可代谢儿茶酚胺,分泌的主要是活性低的代谢物,因此出现症状晚,延迟诊断,致使瘤体长得甚大,可达 50 克以上。

此外,儿茶酚胺的放射免疫分析,尚有可能作为某些药物的疗效、剂量、使用方式或预后等指示性的指标。

第七章　下丘脑-垂体-性腺轴激素

性腺分泌性激素,是人体的重要内分泌腺。男子的性腺是睾丸,主要分泌雄激素;女性的性腺是卵巢,主要分泌雌激素。性激素促进附性器官发育、生殖功能成熟,促进并维持第二性征。妇女在妊娠期,胎盘合成和分泌包括雌激素和孕激素在内的雌性激素以及某些蛋白质激素,如人胎盘催乳素(human placental lactogen,HPL)、人绒毛膜促性腺激素(human chorionic gonadotrophin,HCG)等,这些激素对维持正常的妊娠、胎盘发育和准备哺乳均有重要作用。睾丸和卵巢的发育和激素分泌活动乃至某些附性器官的功能变化,都是在垂体的调控下进行的。而垂体本身也是一个内分泌器官,它的分泌活动又受到下丘脑的控制。反过来,血中的性激素浓度又制约着下丘脑、垂体的分泌活动。这就是下丘脑-垂体-性腺轴激素分泌和调控系统。

垂体共分泌或释放 9 种蛋白激素,见表 7-1。

表 7-1　垂体激素

名　称	分泌细胞	化学本质	靶细胞
腺垂体			
促肾上腺皮质激素(ACTH)	嗜碱细胞	多肽	肾上腺皮质
促黄体激素(1H)	嗜碱细胞	糖蛋白	卵巢黄体睾丸间质细胞
促卵泡激素(FSH)	嗜碱细胞	糖蛋白	卵巢滤泡睾丸支持细胞
促甲状腺激素(TSH)	嗜碱细胞	糖蛋白	甲状腺滤泡
生长激素(GH)	嗜酸细胞	蛋白质	肝及其他组织的颗粒内质网
催乳素(PRL)	嗜酸细胞	蛋白质	乳腺　黄体
促黑激素(MSH)	嗜碱细胞	多肽	细胞黑素颗粒
神经垂体			
催产素(OXT)	下丘脑室旁核		子宫平滑肌乳腺腺泡肌上皮
	神经元细胞体	蛋白质	
抗利尿激素(ADH)	下丘脑视上核		肾集合管、远曲小管
	神经元细胞体	蛋白质	

表 7-2 所列激素 TSH、ACTH 已在上章叙述,GH 和 ADH 虽不属性腺轴激素,但因它们的化学结构分别与 PRL 及 OXT 相近似,生理作用亦有交叉,故在本章一并介绍。

位于下丘脑下部促垂体区域的神经分泌细胞,具有内分泌细胞和神经细胞的双重特性,它的活动既受体液因素的反馈调节,也受神经递质的影响。神经细胞分泌的多种垂体激素释放激素,在正中隆起、垂体柄处释放入血,然后沿垂体门脉系统到达前叶,作用于垂体前叶相应的促激素分泌细胞,调节各种促激素的合成和分泌。这些促垂体激素释放激素(因子)的作用可分兴奋性和抑制性两类,见表 7-2。

表 7-2　下丘脑促垂体激素释放激素(因子)

名　称	效应细胞分泌的激素
兴奋性:促垂体激素释放激素	
促甲状腺素释放激素(TRH)	TSH、PRL
黄体生成素释放激素(LRH)	LH
卵泡刺激素释放激素(FRH)	FSH
LRH 和 FRH 又统称为促性腺激素释放激素(GnRH)	LH、FSH
促肾上腺皮质激素释放因子 CRF)	ACTH
生长激素释放因子(GRF)	GH
催乳素释放因子(PRF)	PRL
抑制性:抑制垂体激素释放激素(因子)	
生长激素释放抑制激素(GRIH)	GH、INS
催乳素释放抑制因子(PIF)	PRL

　　生理条件下,人体内的性激素水平处于动态平衡状态。这种平衡主要依赖下丘脑-垂体-性腺轴调控系统来实现:下丘脑通过分泌 GnRH 调节腺垂体的分泌活动,垂体则通过分泌促性腺激素(LH 和 FSH)。与此同时,血液性激素又抑制 GnRH 的分泌,从而构成反馈环路,经反馈调节达到激素生理水平的动态平衡。

第一节　雄　激　素

一、睾酮

1. 概述

(1)生物化学　雄激素是 C-19 类固醇激素。具有雄激素活性的类固醇有多种,主要有睾酮(testosterone,T)、雄烯二酮、去氢表雄酮和雄酮四种。

男性血浆睾酮,约95%为睾丸间质细胞所分泌,其余的来自肾上腺皮质。正常男子每天分泌睾酮 4～9mg,血浆浓度约为 6μg/L。女性雄激素主要由肾上腺分泌,卵巢亦能分泌少量睾酮,女性血浆睾酮不足 0.5μg/L。

血浆中具有代谢活性的睾酮仅约2%,其余的与蛋白质结合而运转,其中60%与白蛋白结合,40%与 β-球蛋白结合。因这种球蛋白也可结合雌激素,故通常将其称为性激素结合球蛋白(sexhormone binding globulin,SHBG)。睾酮主要在肝脏灭活,除少数(5%)被彻底氧化外,大部分经还原或结合,以 17-氧类固醇结合型由尿排出,少量经胆汁排泄。

(2)生理作用　睾酮进入靶细胞后先与胞质内的受体结合,随后再转移至核内,产生生物效应。在某些细胞内,睾酮需转变为二氢睾酮后,才能发挥作用。睾酮的主要生理作用表现在以下几个方面;①刺激内生殖器的生长与 Wollfian 管分化,在 FSH 的协同下促进精子形成和成熟。②刺激并维持正常的男性副性征。③促进蛋白质合成,使氨基酸分解减弱,呈正氮平衡。这种作用在妇女和儿童表现尤为突出。④促进骨基合成增加,有利于钙盐沉着,故能促进骨骼生长。⑤增加肾脏促红细胞生成素的制造,从而刺激红细胞的生成。

2. 正常参考值

正常成人参考值见表7-3。放射免疫分析检测睾酮浓度,各家报道的正常值虽略有差别,但总的规律是:正常男性20~50岁浓度最高,11岁以前和50岁以后正常值相对较低,其中老年男性和妇女绝经后浓度降低较明显。血浆睾酮水平存在昼夜差别;上午8~11时最高,午夜2时最低。

表7-3 血浆睾酮正常值

性别	n	浓度(μg/L)	
		$\overline{x} \pm s$	范 围
男(20~50岁)	12	5.70 ± 1.56	3.60 ~ 9.10
女(20~50岁)	16	0.59 ± 0.22	0.21 ~ 0.91

3. 临床意义

各种导致睾酮合成、分泌和代谢紊乱的疾病,均可出现睾酮浓度异常变化,故测定血、尿或唾液中的睾酮浓度有助于临床诊断及研究,对探讨避孕药的药理作用也有重要价值。

(1)睾酮浓度增高 常见于睾丸良性间质细胞瘤、先天性肾上腺皮质增生症(21-羟化酶和11-羟化酶缺陷)、真性性早熟、男性假两性畸形、女性男性化肿瘤、多囊卵巢综合征、皮质醇增多症和应用促性腺激素、肥胖以及晚期孕妇,血中睾酮浓度皆可增高。

(2)睾酮浓度降低 男子性功能低下、原发性睾丸发育不全性幼稚、高催乳素血症、垂体功能减退、系统性红斑狼疮、甲低、骨质疏松、隐睾炎、男子乳房发育等均可见睾酮水平降低。

二、双氧睾酮

1. 概述

睾酮在某些器官(如前列腺)的组织细胞内,被5α还原酶还原生成双氢睾酮(dhydrotestosterone,DHT)。双氢睾酮的血浆含量远较睾酮低(正常人血浆睾酮:双氢睾酮,男性10:1,女性1:3)。因睾酮在某些细胞内只有转化为双氢睾酮之后才能发挥其活性,且活性比睾酮大,故DHT可能是这些细胞内真正的雄激素。因此检测双氢睾酮具有实用价值。

2. 正常参考值

(1)血浆:男性,300~800ng/L;435 ± 115ng/L;470 ± 160ng/L。女性,30~120ng/L;98 ± 27ng/L;140 ± 48ng/L。

(2)精液:5.57 ± 2.55ng/L。

3. 临床意义

双氢睾酮增高见于前列腺肥大症,女子多毛症、多囊卵巢综合症。女性外阴硬化性苔藓患者的双氢睾酮值降低,少精、精子活动度减弱者双氢睾酮明显降低。

前列腺癌患者肿瘤组织的双氢睾酮检测,有助于判断预后。Geller报道32例晚期前列腺癌患者中,24例双氢睾酮>2.5ng/g肿瘤组织,经治疗后平均缓解间歇期为24个月,而8例双氢睾酮<2.0ng/g肿瘤组织的患者,平均缓解间歇期仅为9.75个月。说明双氢睾酮<20ng/g肿瘤组织的患者,其平均缓解间歇期显著缩短(P<0.01)。

第二节　雌　激　素

一、雌二醇

1. 概述

(1)生物化学　雌激素主要是卵巢卵泡在生长发育过程中由颗粒细胞层及卵泡内膜层分泌,在排卵期达高峰。肾上腺皮质和睾丸也有少量分泌。妇女妊娠时,胎盘则是分泌雌激素的主要组织。

雌激素是 C18 类固醇激素,与其他类固醇不同之处是其 A 环为酚,故具有酸性。具有雌激素活性的类固醇主要有雌二醇(estradiol,E_2),雌三醇(estriol,E_3)和雌酮(estrone,E_1)三种。其中雌二醇的活性最高,雌酮次之,雌三醇最弱。

雌激素在血中约 70% 与 SHBG 结合而运转,25% 与白蛋白结合,其余为游离型。雌激素在肝脏降解。雌二醇就是在肝脏经羟化酶的作用而降解为雌三醇和雌酮的。故一般认为只是雌二醇才是卵巢实际分泌的天然雌激素。雌激素的降解产物大部分与葡萄糖醛酸(或硫酸)结合经肾排出。

(2)生理作用　雌二醇促进青春期女性外生殖器、阴道、输卵管的生长和发育,促进卵泡发育而在周期性排卵控制中起核心调节作用。它还促进并维持正常女性的副性征,增强阴道对细菌的抵抗力。此外,雌二醇对蛋白质、糖、脂类、水和电介质平衡,以及对钙磷代谢均有重要影响;对中枢神经和垂体有正、负反馈调节作用。

2. 正常参考值

正常儿童血浆雌二醇为 $23 \pm 10ng/L$,成年男性为 $50 \pm 15ng/L$,老年男性为 $25 \pm 50ng/L$;女性值见表 7-4。

表 7-4　女性 E_2 正常参考值(ng/L)

分　期	卵泡期	排卵期	黄体期
青春期	36.0 ± 6.2	59.0 ± 15.0	66.0 ± 7.3
成年期	48.0 ± 9.0	353.0 ± 181.0	231.0 ± 78.0

3. 临床意义

(1)正常妊娠雌二醇轻度升高,胎盘娩出后急剧下降。

(2)异常妊娠　双胎或多胎妊娠以及糖尿病孕妇,雌二醇大都升高,妊娠高血压综合征重症患者雌二醇较低,若雌二醇特别低,则提示胎儿宫内死亡的可能性,宜结合其他检查予以确定,以便及时处理;无脑儿雌二醇降低;葡萄胎时,雌二醇低落,尿中雌二醇含量仅为正常妊娠者的 $1 \sim 12\%$。

(3)雌二醇值增高的病理病因　1)卵巢疾患:卵巢颗粒层细胞瘤、卵巢胚瘤、卵巢脂肪样细胞瘤、性激素生成瘤等,均表现卵巢功能亢进,雌二醇分泌量增加。2)心脏病:心肌梗塞、心绞痛、冠状动脉狭窄。3)其他;系统性红斑狼疮、肝硬化、男性肥胖症。

(4)雌二醇降低的病理原因　1)卵巢疾病:卵巢缺如或发育低下,原发性卵巢衰竭、卵巢囊肿。2)垂体性闭经或不孕。3)其他:甲低或甲亢、柯兴氏综合征、阿狄森氏病、恶性肿瘤、较大范围的感染、肾功能不全、脑及垂体的局灶性病变等,均可使血浆雌二醇降低。

二、雌三醇

1. 概述

雌三醇是生物活性低于雌二醇的雌激素,也具有促进和调节女子性器官生长发育,促进和维持副性征等生理作用。一般认为非孕期的雌三醇仅是雌二醇的代谢产物。童年期尿中雌三醇含量很少,成人男子尿雌三醇排量比较恒定,主要来自肾上腺和睾丸。孕妇血、尿的雌三醇均明显高于非孕妇女,晚期妊娠妇女尿雌三醇排量可以为非孕期的1000倍。孕期雌三醇绝大部分(约90%)来自胎儿-胎盘。孕妇血中的游离雌三醇通过三个途径自血中清除:(1)在母体肝内与葡萄醛酸(或硫酸)相结合,经肾脏直接滤人尿中排出;(2)在肝内结合的雌三醇约25%进入胆囊而达到小肠,大部分再吸收,小部分由粪便排出;(3)通过胎盘或胎盘的渗透,或经过胎儿肾脏进入羊水。故应用放射免疫分析方法不仅可检测血中雌三醇含量,亦可检测尿及羊水中的雌三醇含量,用以反映胎儿-胎盘功能。

2. 正常参考值

成人血浆雌三醇为 $0.58 \pm 0.04ug/L$。孕妇妊娠26周为 $4.54 \pm 0.50ug/L$,到34周上升为 $7.59 \pm 1.44ug/L$,35～36周开始快速上升,在41～42周达高峰值 $15.25 \pm 3.17ug/L$,43周后逐渐下降。

3. 临床意义

(1)监测胎盘功能 胎盘功能不良,胎盘硫酸脂酶缺乏症以及妊娠高血压综合症影响子宫胎盘血液循环者,均可导致雌三醇值下降。一般说来,孕周 >42周的孕妇,其胎盘功能逐渐减退,每周检测雌三醇浓度2～3次,将有助于临床随时发现问题。如雌三醇持续高水平,可等待自然分娩;当雌三醇值降低,则反映胎儿-胎盘功能已趋向不良,胎儿随时可发生宫内意外,临床应及时引产或进行剖腹产。

(2)监护高危妊娠 定期动态检测孕妇血或尿液雌三醇含量,可帮助估计孕期。雌三醇继续上升,提示妊娠未足月;若几次检测均在同一水平,提示为足月妊娠;如测定值逐步下降则常为过期妊娠;明显降低,提示胎儿宫内窘迫,临床应严密监测胎动、胎心等指标,并针对实际情况积极采取相应措施;血浆雌三醇含量 <2mg/L,则胎儿宫内死亡的可能性很大。

(3)协助诊断胎儿疾病 胎儿宫内生长发育迟缓、因孕妇吸烟过多或营养不良而影响胎儿发育者,雌三醇下降;胎儿先天性肾上腺发育不全或因无脑儿等畸形影响肾上腺功能者,雌三醇下降;而仅为正常值的10%左右。

(4)其他疾病 冠心病、肝硬化等疾病时,雌三醇含量增高。

第三节　孕激素(孕酮)

一、概述

1. 生物化学

人体内具有孕激素活性的类固醇虽有多种,但真正的孕激素是孕酮(progesterone,P)。月经周期正常的妇女,孕酮首先来自卵巢,发育卵泡的泡膜细胞产生一定量的孕酮,在排卵前形成一个小的峰值;排卵后,泡膜细胞和颗粒黄体细胞分泌更多的孕酮,经延伸入黄体的微血管输入大循环,在黄体期产在分泌高峰。妊娠时,孕酮主要由胎盘合体细胞滋养层利用胆固醇合成并分泌。男性的孕酮主要来自肾上腺,具有稳定的低水平。

孕酮主要在肝脏中降解,转变为孕羟二醇、孕醇酮及孕二醇后与葡萄糖醛酸结合,再由尿、胆汁和粪便排出,有少量孕酮可随乳汁排出。

2. 生理作用

(1)孕酮促进子宫内膜增厚,使其中的血管和腺体增生并引起分泌以便使受精卵着床。与此同时,它又能降低子宫对催产素的敏感性,减少前列腺素的生成,降低母体的免疫排斥反应维持正常妊娠。

(2)促使乳腺腺泡与导管发育,并在受孕后为泌乳准备条件。

(3)对黄体功能有直接调节作用。

(4)正常妇女排卵后,基础体温可升高 o.5 ~ 1.0℃,并在黄体期维持此水平,这就是孕酮的致热作用。临床上常将这种基础体温的变化作为判断排卵期的一个标志。

(5)孕酮可使血管和消化道平滑机松弛。

二、正常参考值

男性血中孕酮含量为 $0.48 \pm 0.17 \mu g/L$,女性正常月经周期的不同阶段其含量差别较大:卵泡期为 $0.79 \pm 0.4 \mu g/L$,排卵期为 $2.05 \pm 1.11 \mu g/L$,黄体期为 $13.59 \pm 4.25 \mu g/L$。

三、临床意义

(1)正常妇女月经周期中,血中孕酮含量以黄体期最高,卵泡期最低。利用动态检测,有助于判定排卵期,了解黄体功能以及研究各种类固醇避孕药及抗早孕药的作用机理。

(2)正常妊娠自第 11 周开始,血中孕酮含量升高,至 35 周达高峰,可达 $80 \sim 320 \mu g/L$。先兆流产时,孕酮仍为高值,若有下降趋势,则有流产之可能。多胎妊娠时,孕酮增高。

(3)孕酮的病理性增高见于糖尿病孕妇、葡萄胎、卵巢颗粒层膜细胞瘤、卵巢脂肪样瘤、先天性肾上腺增生、先天性 17α-羟化酶缺乏症、原发性高血压等疾病。

(4)孕酮的病理性降低主要见于黄体生成障碍和功能不良,多囊卵巢综合症,无排卵型功能失调子宫出血、严重妊娠高血压综合症、妊娠性胎盘功能不良、胎儿发育迟缓及死胎。

第四节　胎盘激素

一、人绒毛膜促性腺激素

1. 概述

(1)生物化学　人绒毛膜促性腺激素(human chorionic gonadotropin,HCG)是胎盘合体滋养层细胞分泌的一种糖蛋白激素。妊娠 4 ~ 10 周分泌量最大,10 周后有所减少,直至产后 2 周恢复到未孕水平。妊娠期间,胎盘组织与血清中的 HCG 浓度基本相同。正常未孕或绝经后的妇女、以及男子的血清中亦存在 HCG 样物质,但不具 HCG 活性。

HCG 分子量为 3868.8u,结构中包括 α、β 两个非共价键结合的亚基。α 亚基与 LH、FSH 及 TSH 的 α 亚基相类似,能与这些激素产生交叉免疫反应;β 亚基与这些激素则有较大差异,交叉免疫反应很小。HCG 的血中半寿期为 12 ~ 36 小时,单独的 α 亚基和 β 亚基各自的半寿期仅 6.2 和 11.0 分钟。

（2）生理作用

1）HCG 能兴奋糖原磷酸化酶,并将胆固醇转化为孕烯醇酮,同时加强 C-19 底物进行芳香化而形成雌激素。因此,HCG 可于妊娠早期维持黄体的继续发育,使黄体分泌雌激素和孕酮。

2）降低母体淋巴细胞活力,防止母体对胎儿的排斥反应。

3）促进男性胎儿的睾丸或其前身组织分泌少量睾酮,这对男性胎儿副性器官的发育有一定意义。在妊娠晚期,HCG 可促使胎儿睾丸下降。

4）具有一定的促甲状腺功能。

2. 正常参考值

国内现有 HCG 和 HCG-β 二种分析试剂盒。后者能把交叉反应降至最低限度,故特异性强,可精确反映 HCG 在血、尿中的浓度。

血清 HCG < 10μg/L,尿 HCG < 30μg/L;血清 HCG-β < 3.1IU/L,尿液含量比血清含量高 3 ~4 倍。

3. 临床意义

（1）诊断早孕:在受精卵着床后 5 ~7 天(未次月经后 26 天左右)即能测出 HCG。孕妇血清 HCG 的浓度变化见表 7-5。

以血清 HCG 值作为诊断早孕的指标,符合率达 98% ~100%。

表 7-5　孕期及产前前后 HCG 浓度变化

孕后天数	HCG(μg/L)	产前前后 天数	HGG(μg/L)
停经≤39 天	25 ~4000	产前	1158
停经 40 ~44 天	19.5 ~9800	产后 1 天	1319
停经 50 ~54 天	81 ~6000	2 天	517
4 个月	6700	3 天	307
5 个月	6100	4 天	136
6 个月	5770	5 天	62

（2）滋养层细胞肿瘤的诊断、疗效观察和预后判断:葡萄胎和绒毛膜上皮癌患者的血清 HCG 明显高于正常妊娠,且其分泌量与癌细胞总数以及病情严重程度呈正相关。国外作者的研究发现,当绒癌的病灶体积大小为 1 ~5mm^3(10^6 ~10^7 个细胞)时,HCG 放射免疫分析已能确诊;每个绒癌细胞在体内每天能分泌 HCG 5 ~10^{-5} IU。因此,在治疗过程中动态检测所得 HCG 浓度,实际上反映了癌细胞群生长或退化的状态。这对临床选择治疗方案,观察疗效和判断预后都有实用价值。一般葡萄胎刮宫术后,血清 HCG 浓度降至正常,随访期间若回升则示复发。同时测定脑脊液和血清 HCG 浓度,计算其浓度比值,尚有助于确定有无绒癌脑转移。

（3）诊断宫外孕:对月经过期而无早孕症状,HCG 较高而人工流产未见绒毛组织者,应考虑为宫外孕。

（4）先兆流产的处理依据;临床上发现孕妇有先兆流产的症状时,通过动态检测,观察

HCG 的变化,对 HCG 浓度下降不明显而仍接近正常者,可积极保胎,经治疗 HCG 浓度渐上升,并与妊娠月份相符,多能继续妊娠;而对 HCG 逐渐下降,且下降至一定程度者,孕妇流产已不可避免,宜人工流产以终止妊娠。

(5)不全流产的鉴别诊断:流产 4 周后 HCG 应转为正常,而不全流产者 HCG 仍会高于正常;若官腔感染或产后子宫复旧不全,其 HCG 在正常范围。

(6)诊断异位 HCG 肿瘤:作为肿瘤标志物,不同组织脏器肿瘤 HCG 的阳性检出率高低不一,依秩分别为:肝毛细胞管细胞癌 66%,乳腺癌 60%,睾丸癌 51%,卵巢腺癌 36%,胰腺癌 33%,胃癌 22%,肝癌 17%,肠癌 13%,肺癌 9%。

(7)用于生育研究:HCG 可作为观察抗早孕药物效果的指标之一。

二、人胎盘催乳素

1. 概述

(1)生物化学　人胎盘催乳素(Human placental lactogen,HPL)由胎盘合体滋养层细胞分泌、贮存和释放,大部分进入绒毛间隙和母血,很少到达胎儿体内。孕妇血清中 HPL 量与胎儿及胎盘重量相关。HPL 为单链多肽激素,分子结构以酸性氨基酸为主,不含糖和脂质,分子量 22129.5u。其免疫活性与 GH 相类似,二者有交叉免疫反应。

(2)生理作用　1)促进乳腺泌乳,直接地或是与 PRL 协同作用,为乳腺泌乳作准备。2)HPL 有 2% ~5% 的生长激素活性,它能增加蛋白质合成以促进生长。3)具有类似生长激素对糖的代谢作用,参与母体血糖水平调节,促进肝脏释放葡萄糖而又抑制外周组织对萄萄糖的利用,从而保证胎儿的生长需要。4)促黄体作用,使黄体期延长。

2. 正常参考值

正常妊娠时,第五周左右即可在母血中查出 HPL,其后 HPL 随孕周增加而逐渐增多,自 34 周到分娩时达高峰,分娩后迅速下降,产后 7 小时即不能查出。

上海第一妇幼保健院测定 120 名正常妊娠 21 ~40 周的孕妇,其血清 HPL 的浓度在妊娠 21 ~22 周为 1.8 ±0.4mg/L,以后逐渐上升,37 ~38 周达高峰,为 10 ±3.99mg/L,随后有所下降,39 ~40 周为 7.03 ±2.60mg/L,41 ~42 周为 6.6 ±1.88mg/L,42 周以上为 6.6 ±2.09mg/L。

3. 临床意义

(1)由于母血 HPL 浓度与胎盘重量相关,而胎盘大小与胎儿相关,故动态检测母血 HPL 浓度可反映胎盘功能和胎儿发育状况。在妊娠 5 ~20 周这一时期,若母血 HPL 较同期正常水平低,提示为先兆流产若有流产征兆,伴有 HPL 值下降者则应流产,反之,虽有流产征兆而 HPL 仍正常,则妊娠可继续。在妊娠晚期,经连续 3 次以上测定,HPL 均 <4mg/L,则提示胎盘功能不全、胎儿发育障碍。双胎、妊娠合并糖尿病时,因胎盘大,HPL 水平相应升高。妊娠高血压综合症、小样儿和小胎盘、死胎和早产者,HPL 均可呈低值。可见,通过母血 HPL 水平的动态观察可及时了解胎盘功能变化,对监护胎儿安全、预测高危妊娠的发展及结局、指导临床诊断和处理都有重要价值。

(2)葡萄胎患者的血清 HPL 水平较同期正常妊娠低,而血清 HCG 为高值,呈分离现象,据此可帮助诊断。

(3)睾丸绒毛膜上皮癌、乳癌、卵巢恶性畸胎瘤、肺癌等恶性肿瘤可有 HPL 的异位分泌,故血清 HPL 可作为肿瘤标志物而有助于临床诊断。

第五节　腺垂体促性腺激素

一、促性腺激素

1.概述

（1）生物化学　腺垂体分泌的促性腺激素（gonadotropin,GTH）有促卵泡激素（follicle stimulating hormone,FSH）和促黄体生成激素（Luteinizing hormone,LH），二者均为糖蛋白激素，由蛋白质中心和糖链所组成。FSH 共 204 个氨基酸,分子量 31744u,LH 有 204 个氨基酸,分子量 33728u。血中 FSH 及 LH 与球蛋白结合而运转,半寿期分别为 170 和 60 分钟。

（2）生理作用　FSH 和 LH 作为下丘脑-垂体-性腺轴的一环参与性腺内分泌功能的调控,二者通常协同作用。

1）FSH:对男性 FSH 可刺激睾丸支持细胞发育,并促进产生一种能结合雄激素的蛋白,通过这种蛋白可使发育的生殖细胞获得高浓度的雄激素,促进生殖细胞发育和分化成为成熟精子。在女性,FSH 促进卵泡的早期成熟,并在 LH 的协同下促进卵泡的最后成熟;FSH 促进颗粒细胞增殖,卵泡生长、卵泡液分泌,在 LH 协同下,促进分泌雌激素及促进排卵。

2）LH:对男性,LH 的主要作用是促进睾丸间质细胞增生,促进其合成和分泌睾酮,睾酮扩散入曲细精管,协同 FSH 促进精子成熟。对女性,LH 的作用主要是在卵泡期协同 FSH 促进卵泡的成熟、雌激素的合成和分泌,促进排卵和使排卵后的卵泡转变为黄体,促进间质的生长,并促进黄体合成和分泌孕激素与雌激素。

（3）分泌调节

1）女性:GTH 的分泌既受下丘脑控制,也受雌激素反馈调节。下丘脑通过 GnRH 调节 FSH 和 LH 分泌,以调节性功能。血浆性激素对腺垂体分泌 FSH 和 LH 有正、负反馈调节。

负反馈:雌激素在卵泡期之早期,可抑制 FSH 和 LH 分泌;在黄体期,雌激素和孕激素分泌增加,二者共同作用,也抑制 FSH 和 LH 分泌。一般中等量的雌激素与孕酮持久作用,可发挥负反馈效应,这种抑制效应可通过促进 GnRH 的合成与释放来实现。雌激素亦可直接作用腺垂体,降低垂体促性腺细胞对 GnRH 的反应性。通过负反馈作用,可维持血浆性激素基础水平的相对稳定。

正反馈:在排卵前之卵泡期后期,血浆雌激素大量增加,引起 LH 峰和排卵,FSH 也有所增高。通过正反馈,可调节 LH 的周期性释放和排卵。

2）男性:下丘脑分泌的 Garh 刺激腺垂体分泌 LH 和 FSH 而促进睾丸合成和分泌睾酮。当血浆睾酮增加时,可反馈抑制 LH 分泌,但对 FSH 无作用;FSH 是通过刺激睾丸支持细胞分泌抑制素,经抑制素的反馈作用而使其自身的分泌受到抑制,由此调节雄激素的水平。

2.正常参考值

FSH、LH 的正常值因性别和发育阶段不同而异（表7-6）;正常月经周期的不同时期,血浓度也有很大差别（表7-7）。

表 7-6　血清促性腺激素正值($\bar{x} \pm s$)

发育时期	FSH(IU/L)		LH(IU/L)	
	男	女	男	女
儿童期	1.79 ± 0.05	1.98 ± 0.22	6.42 ± 2.06	3.74 ± 0.57
青春期	1.35 ± 0.28	3.40 ± 0.23	8.70 ± 2.35	8.33 ± 1.03
成年期	4.19 ± 0.35	8.90 ± 8.30	4.65 ± 0.33	12.05 ± 13.26
老年期	5.20 ± 0.90	60.00 ± 5.90	11.49 ± 2.04	49.70 ± 3.5

表 7-7　正常月经周期血清促性腺激素浓度

月经周期	FSH(IU/L)		LH(IU/L)	
	$\bar{x} \pm s$	实测范围	$\bar{x} \pm s$	实测范围
卵泡期	2.30 ± 0.25	$0.35 \sim 3.98$	7.40 ± 0.69	$16.0 \sim 12.90$
排卵期	10.50 ± 0.91	$3.13 \sim 19.40$	47.10 ± 4.00	$21.60 \sim 92.0$
黄体期	1.55 ± 0.21	$0.18 \sim 3.46$	4.70 ± 0.51	$1.59 \sim 7.60$

3. 临床意义

(1)FSH、LH 增高常见于性腺原发性病变,如卵巢功能早衰,性腺发育不全、原发性闭经、原发性性功能减退、曲细精管发育障碍、完全性(真性)性早熟。

(2)FSH、LH 降低主要见于垂体或下丘脑性闭经、不完全性(假性)性早熟。

(3)垂体 FSH 瘤或 LH 瘤以及 FSH/LH 瘤患者,因腺瘤类型不同,血清 FSH 和 LH 浓度呈不同类型的改变。FSH 瘤者主要表现为 FSH 增高,LH 可正常;LH 瘤者,LH 明显增高,FSH 降低;FSH/LH 瘤者,FSH 和 LH 皆增高。

(4)检测闭经妇女 FSH 和 LH 浓度,可对卵巢性闭经和垂体或下丘脑性闭经作出有效鉴别。一般认为低 LH(<5IU/L)较可靠地指示腺垂体分泌 GTH 功能不足,而高 FSH(>40IU/L)比较可靠地指示卵巢功能衰竭,如为高 FSH 伴高 LH,则能够可靠肯定为卵巢功能衰竭。如果血清 FSH、LH 均为异常低值或 FSH 在正常下限,LH 为异常低值,可诊断为垂体或下丘脑性闭经。继而应用促黄体生成素释放激素(LRH)作垂体兴奋试验,即可进一步区分垂体与下丘脑性闭经:兴奋试验表现为 LH 和 FSH 增高而峰时推迟,提示垂体储备功能良好,应考虑为下丘脑性闭经;如 LH 和 FSH 弱反应,提示垂体储备功能低,应考虑为垂体性闭经。综上所述,可联合分析多项指标对闭经的病变部位作出鉴别,见表 7-8。

表 7-8　闭经的病变部位分析

病变部位	GnRH	LH	FSH	E_2	LRH 兴奋试验
下丘脑性闭经	↓↓	↓	↓	↓	LH 和 FSH 增高而反应迟缓
垂体性闭经	→	↓↓	↓↓	↓	LH 和 FSH 弱反应
卵巢功能衰竭	→或↓	↑↑	↑↑	↓↓	LH 和 FSH 无或弱反应

二、催乳素

1. 概述

（1）生物化学　催乳素（prolactin, PRL）是垂体嗜碱细胞分泌的一种蛋白质激素,分子量21824u,垂体分泌 PRL 有昼夜节律:入睡 1 ~ 1.5 小时后 PRL 开始上升,早晨 5 ~ 7 时达最高峰,醒后急剧减少,上午 10 时左右最低,呈脉冲式分泌。妇女妊娠期 PRL 水平升高,产后未哺乳者 2 ~ 4 天即开始下降,4 ~ 6 周降至产前水平。产后哺乳者,第 1 周血清基础 PRL 仍高,产后第 2 ~ 3 周至 2 ~ 3 个月血清基础 PRL 较未孕妇女的高 1 倍。哺乳后 15 ~ 30 分钟,明显升高,可增至 10 ~ 20 倍。3 个月后基础 PRL 值同未孕妇女,而且在每次哺乳后的上升也不甚明显。新生儿血清 PRL 浓度与母体临产时的水平相仿,以后逐渐下降,约于 6 周后降至正常成人水平。

（2）生理作用　PRL 无需通过靶腺即可直接引起生物效应。其主要生理作用是:促进乳腺生长发育和生乳;参与月经调节,促黄体分泌类固醇激素。在男性,PRL 可增强 LH 刺激睾丸产生睾酮,协助睾酮刺激前列腺和精囊生长和分泌。

2. 正常参考值

女性血清 PRL 含量大于男性。据国内作者报道,正常成人男性测定值为 6.2 ~ 13.0μg/L 至 5 ~ 25μg/L 不等,女性为 9 ~ 14μg/L 至 6 ~ 27μg/L 不等,差异颇大。故各实验室应建立自己的正常值。应指出的是,影响 PRL 的因素较多,临床上若仅作单次测定,其意义不大,最好在不同日期分别多次检测,其价值方为可靠。

3. 临床意义

（1）高 PRL 血症　血清 PRL 基础值 > 30μg/L 时,临床称为高 PRL 血症。此症影响性功能,可导致育龄期妇女不孕,月经失调、闭经、溢乳等一系列症状。下列各种情况下均可出现高 PRL 血症:1)下丘脑病变:侵犯正中隆突及垂体柄的器质性病变,如颅咽管瘤、结节病、动脉瘤、假性脑瘤、转移性肿瘤等;功能性障碍,如产后闭经—溢乳综合征时亦表现有高 PRL 血症。2)垂体病变:垂体催乳素瘤、垂体增生、垂体柄切除后、出血性蝶鞍综合征、肢端肥大症等。3)其他内分泌疾病,如甲状腺功能亢进、柯兴综合征、多囊卵巢等。4)产生异位 PRL 的非内分泌肿瘤,如肾癌、未分化支气管癌和个别的卵巢癌等。5)药物作用:雌激素、口服避孕药、氯丙嗪、奋乃静、可待因、甲腈咪胺等均可导致血清 PRL 基础值上升为高 PRL 血症。6)乳房疾病,如慢性乳腺炎,囊性乳腺炎,乳腺癌,男子乳房女性化等。7)神经刺激,包括皮肤和周围神经损伤(手术创伤和灼伤等)、骨髓病变、子宫切除和精神创伤。

（2）血清 PRL 降低　主要见于全腺垂体功能减退症和单一性 PRL 分泌缺乏症。

三、生长激素

1. 概述

（1）生物化学　生长激素（growth hormone, GH）是腺垂体分泌的蛋白质激素。人生长激素是非均一的,其分子形式有多种,但以 191 个氨基酸组成的生长激素占多数（90%）,分子量 21824u,其氨基酸排列与 PRL 相似,因而生长激素有弱的 PRL 作用。正常人每天生成生长激素约 5mg,其半寿期为 20 ~ 30 分钟。

（2）生理作用　生长激素有强烈的促进生长作用。主要表现为促进骨骼、肌肉、结缔组织和内脏的生长。在幼年期,如果生长激素分泌过多,由于身体生长过快而成巨人症;如在成年后分泌过多,由于骺骨发育成熟,长骨纵行生长已不可能,但生长激素仍能使骨膜细胞分裂,使骨变粗向宽厚方向生长,尤以骨端和扁骨为著,以致出现形态特殊的肢端肥大症。相反,若幼年期生长激素分泌过少,则身体矮小而成侏儒症。生长激素对糖,蛋白质和脂肪代谢都有明显影响,从而实现其促生长作用。1)糖代谢:生长激素有对抗胰岛素的作用,它抑制肌肉和脂肪组织利用葡萄糖、促进糖的异生使血糖升高,导致胰岛素分泌增多。如果生长激素长期增多,势必会使胰岛功能减退,引发糖尿病。2)脂肪代谢:生长激素有脂解作用,可使血浆游离脂肪酸的浓度升高,故能增加酮体生成。3)蛋白质代谢:生长激素可使氨基酸加速进入细胞,促使DNA 和 RNA 合成,因而也就增加了蛋白质的合成。生长激素对机体代谢的影响,除其自身参与作用之外,它还能刺激体内被称为生长介素(Somatomedin,SM)的肽类因子(SM 有 A、B、C 三种因子)。这类因子具有胰岛素样作用,能够促进软骨中胶原和其他蛋白质合成。SM 主要由肝脏产生,肾和肌肉组织也可能有少量分泌。

2. 正常参考值

生长激素分泌有明显的昼夜节律性,其变化程度与年龄有关,成人最为明显。每天晚上10 时至午夜到达高峰,白昼血中 GH 浓度很低。由于影响因素较多,故应严格规定标本的采集条件,并应建立自己实验室的正常值。一般检测基础值的采血条件是:受试者避免剧烈运动,于早餐后 30 ~ 60min 采血(表7-9)。

表 7-9　血清 GH 正常值

作者	例数	血清 GH 值(µg/L)	
		$\overline{x} \pm s$	实测范围
杨丽珠	100	2.48 ± 1.90	0.72 ~ 11.50
孙克诚	272	2.62 ± 1.79	0.08 ~ 16.50
董淑亭	40	3.66 ± 1.09	
林祥通等	102	1.2(男中位数)	0 ~ 19.3
		2.1(女中位数)	0 ~ 27.1

根据邓洁英等人的报道:18 ~ 50 岁同性别不同年龄组间无差别,而同年龄组不同性别间差别明显,女性 GH 值高于男性(表7-10)。

表 7-10　不同性别正常人血清 GH 值

组别	性别	例数	血清 GH 值(µg/L)	
			$\overline{x} \pm s$	实测范围
基础值	男	62	0.34 ± 0.30	< 0.20 ~ 1.60
	女	62	0.83 ± 0.98	< 0.20 ~ 3.60
空腹值	男	33	2.82 ± 6.87	< 0.20 ~ 31.5
	女	37	9.95 ± 13.80	< 0.20 ~ 45.0

3. 临床意义

GH 的放射免疫分析主要用于 GH 过多症及 GH 缺乏症的诊断和疗效观察。

（1）GH 过多症：血清空腹 GH 值上升超过正常上限值就应考虑为 GH 过多综合症，儿童期表现为巨人症，成年期表现为肢端肥大症，个别病人血清 GH 可高达 $100\mu g/L$。这类病人葡萄糖抑制试验结果多不受抑制，或虽有抑制但 GH 值仍明显高于正常水平。

葡萄糖抑制 GH 分泌试验：试验前一日晚餐后禁食，当日空腹采血后口服葡萄糖 100 克，之后 30、60、120、180min 取血测定血清 GH。正常人口服葡萄糖后 60～120min，GH 浓度降至最低点，服糖前男性 $<2\mu g/L$，女性 $<3\mu g/L$，若 $>5\mu g/L$ 则为异常。

（2）GH 缺乏症：见于垂体性侏儒症、垂体前叶功能减退症、席汉氏病患者。由于垂体分泌不足，血清 GH 值低下，常需 GRE 兴奋试验来进行诊断。由于 GRF 能特异性地促进 GH 释放，而不影响垂体其他激素分泌，且无副作用，比胰岛素低血糖、左旋多巴试验及胰高血糖素试验更为安全可靠。Wood 等 GRE 兴奋试验的方法为：给 GRF 前 45 分钟内每 15 分钟采血测基础 GH 值，然后静脉注射 GRF100μg，在 0、30、60 分钟分别取血测 GH。垂体病变者可为正常或延迟反应。GRF 兴奋试验也用于了解肢端肥大症的病变活动状态，并有助于病因诊断和疗效观察。Wood 等人根据在肢端肥大症组病人作得的结果，将病人分为 A、B 两组；A 组，注射 GRF 后 GH 升高与正常人相似，口服葡萄糖后 GH 分泌至少可以抑制 20%，提示病变处在相对静止状态或活动减弱；B 组，在注射 GRF 后 GH 升高反应比正常幅度大，时间长，口服葡萄糖后 GH 分泌不被抑制，甚至呈反应性增高，提示病变处在活动状态。异位分泌 GRF，如胰岛细胞瘤及类癌等所致的肢端肥大症，因为垂体 GH 细胞已长久处于最大刺激状态，故对 GRF 试验可不反应，这有助于与由垂体腺瘤引起的肢端肥大症相别。肢端肥大症患者在手术切除肿瘤后 5 天，GRF 兴奋试验即可恢复正常；如仍持续异常，则提示手术不彻底或复发，故 GRF 兴奋试验对判断手术疗效也有一定价值。

第六节　神经垂体激素

一、催产素

1. 概述

催产素（oxytocin，OXT）是神经垂体释放的一种 9 肽激素。OXT 由视旁神经细胞体合成，随即与载体蛋白结合，再形成有被膜的囊泡，囊泡沿轴突流向神经垂体，贮存在膨大的神经末梢，受刺激时经细胞分泌作用释放入血。

OXT 对平滑肌有刺激作用，能引起子宫体肌肉强烈收缩，子宫颈却不受影响仍保持松弛状态，故能催产，而且也有利于产后子宫收缩，减少出血。OXT 的另一重要作用是刺激哺乳期乳腺的腺泡肌上皮细胞，导致射乳反射。由于结构相近似，OXT 尚有一定的抗利尿激素（ADH）活性。药用剂量的催产素可使 FSH、肾腺皮质类固醇及催乳素分泌增加。

2. 正常参考值

孕妇血清催产素含量为 $17.4\pm4.8ng/L$（妊娠 7～14 周，催产素随孕期增加而增加，由 $<$

1ng/L 渐增至 27ng/L）；足月妊娠时,羊水催产素含量为 375ng/L,分娩时为 695ng/L。

3. 临床意义

妊娠高血压综合征时催产素增高;先兆早产者血中催产素明显增高,可达 58.5ng/L 以上;急性肝炎、慢性活动性肝炎及慢性迁延性肝炎者,由于肝细胞受损,肝脏灭活催产素的能力降低,其血清催产素也可增高。

二、抗利尿激素

1. 概述

抗利尿激素（antidiuretic hormone，ADH）是由下丘脑视上核神经细胞分泌的一种神经肽,分泌后即与载体蛋白结合,沿轴突运送并贮存在垂体后叶,根据机体的需要而释放入血。

抗利尿激素的主要生理作用是增加肾远曲小管和集合管对水的重吸收,减少水排泄,从而保持体液渗透压的稳定和维护正常体液容量。较大量的抗利尿激素能收缩血管平滑肌,增加血压,并降低内脏血流量和门静脉压。另外,抗利尿激素可作用于致密斑,抑制肾素分泌;能激活血浆磷脂酶,增加花生四烯酸的释放而促进前列腺素的合成。由于结构上与 ACTH 释放因子相似,抗利尿激素还具有较强的释放 ACTH 的活性。

抗利尿激素的分泌受以下因素影响:

（1）渗透压　下丘脑视前区的渗透压感受器,对细胞外液渗透压的改变很敏感,渗透压增加时,渗透压感受器刺激加强,抗利尿激素分泌增加;反之,当细胞外液呈低渗时,抗利尿激素的分泌受到抑制。在生理情况下,调节抗利尿激素最敏感的因素就是血浆渗透压的变化。

（2）血容量　血容量感受器位于左心房和肺静脉,血容量过多时,心房及肺静脉内压增高,容量感受器兴奋,神经冲动由迷走神经传导至下丘脑抗利尿激素分泌细胞,尽射性抑制抗利尿激素的分泌,引起利尿而恢复正常血容量;反之,当血容量降低时,心房及肺静脉内压降低,可反射性地使抗利尿激素分泌增加。容量感受器不如渗透压感受器敏感,血容量改变7%～10%才能明显引起抗利尿激素的分泌与释放。

（3）血压　血压降低时,位于颈动脉窦和主动脉弓等处的压力感受器所受刺激减弱,可反射性地引起抗利尿激素的分泌,促使水的重吸收增加,有利于血容量和动脉血压恢复。

（4）其他　情绪刺激、疼痛可引起抗利尿激素释放增加,某些药物,如尼古丁、吗啡、巴比妥类、长春新碱、安妥明和氯磺内脲等,有兴奋抗利尿激素释放的作用,而苯妥因、可乐亭和氯丙嗪等则有抑制抗利尿激素释放的作用。

2. 正常参考值

血浆中抗利尿激素呈游离型,正常人血浆中浓度生理差异较大。国内报告其正常参考值为 13.5 ± 6.2ng/L 及 11.6 ± 4.8ng/L。

3. 临床意义

（1）中枢性尿崩症

由于下丘脑抗利尿激素合成、分泌障碍,血浆抗利尿激素水平降低,病人出现多尿和烦渴等症状。

（2）肾性尿崩症

1）先天性肾性尿崩症:是一种少见的遗传性疾病,由肾小管对抗利尿管的作用不敏感引起。

2）慢性肾功能不全:由于肾对抗利尿激素分解代谢降低,慢性肾衰患者血浆抗利尿激素浓度较正常人高。慢性肾衰患者出现的夜尿、多尿和烦渴,乃是内髓结构破坏、血流改变,髓袢升支粗段氯化钠运转受阻,残存肾小球的强制性溶质利尿,以及集合管对抗利尿激素反应的敏感性降低等综合因素引起尿浓缩功能障碍的结果。

3)电解质紊乱 高血钙、低血钾影响尿浓缩功能。可能与高血钙或低血钾可刺激前列腺素 E 的合成而拮抗抗利尿激素作用有关。

4)其他 心功能衰竭时,由于压力感受器的激活导致副交感传入张力降低,抗利尿激素释放增加,病人血浆抗利尿激素水平升高。

(3)抗利尿激素过多症候群 是指在无生理性兴奋抗利尿激素分泌的条件下(如血浆渗透压增高、有效血容量减少等),机体产生抗利尿激素过多而引起的低血钠、高尿钠、尿渗透压增高等一系列症候,此类病人分解代谢降低,出现上述慢性肾功能不全的表象。

第八章 胰腺激素与糖代谢

胰腺是人体内仅次于肝脏的消化腺,它具有外分泌和内分泌两种功能。外分泌由胰腺的腺泡细胞和小导管的管壁细胞分泌的胰液,胰液中含有各种消化酶,经过胰导管排入肠腔,帮助食物消化。胰腺的内分泌是分散在胰腺内能够分泌激纱的很多小细胞群,好似海洋中的小岛,故称为胰岛(pancreatic islet),又称为郎格罕岛(islets of langerhans)。胰岛主要由四种内分泌细胞组成。

（1）A 细胞 又称 α 细胞。分泌胰高血糖素,能促进肝糖原分解入血,使血糖升高。

（2）B 细胞 又称 β 细胞。分泌胰岛素,可促进糖原合成及葡萄糖分解,降低血糖。B 细胞还可分泌胰岛素原和 C 肽。

（3）D 细胞 又称 σ 细胞。D 细胞分泌生长抑素(somatostatin)。它可直接作用于 A 细胞或 B 细胞,使其分泌减少。

（4）PP 细胞 PP 细胞分泌胰多肽,可促进胃酸和胃蛋白酸原的分泌,抑制胆汁和胰蛋白酶的分泌。

胰岛激素调节食物的吸收及营养物质在细胞内的贮存和代谢,胰岛素的分泌和调节主要与糖代谢有着密切关系,这是体内惟一能降低血糖的激素。一旦胰腺分泌功能发生障碍或者是靶细胞对激素的反应异常,都会导致营养物质内环境稳定的失调。糖尿病就是一组因胰岛素分泌绝对或相对不足以及靶组织细胞对胰岛素敏感性差,引起糖、蛋白、脂肪、水和电解质等一系列代谢紊乱,在临床上以高血糖为主要共同标志的一组常见病。

第一节 胰 岛 素

一、概述

胰岛素(Insulin,Ins)主要由胰岛 B 细胞合成的胰岛素原分解而成,含 51 个氨基酸,由 α、β 两条肽链构成,分子量 5753.6u,血半寿期 5 分钟。正常成人日分泌量约 2mg,进入血循环的胰岛素主要以两种方式存在,一部分与血浆 β 球蛋白结合,另一部分呈游离态。胰岛素生理作用是促进糖原合成和糖的利用,稳定血糖浓度,抑制糖异生,还促使蛋白质、DNA 和 mRNA的合成,改变细胞的形态。胰岛素分泌受各种因素影响,血糖是最重要因素,此外,脂肪、蛋白质的代谢物、胃泌素、胰泌素、肠抑胃肽、生长激素和皮质醇等均使胰岛素分泌增多;饥饿、运动、应激、儿茶酚胺、肾上腺素和苯妥英钠等均抑制胰岛素分泌。胰岛素在肝脏降解。

二、正常参考值

胰岛素(RIA 法,血清):空腹 5 ~20mU/L。

三、临床应用

（1）糖尿病分型:糖尿病是指机体内血胰岛素绝对或相对不足以及靶细胞对胰岛素敏感性降低,或胰岛素本身结构缺陷,或胰岛素受体反应异常等原因引起的高血糖及继发产生的脂肪、蛋白、水电解质紊乱的全身性综合症。

Ⅰ型糖尿病由于 B 细胞功能严重损害,空腹或餐后的血胰岛素水平均明显降低;

Ⅱ型糖尿病血胰岛素延迟释放或虽增高而相对不足,与餐后血糖不相同步。肝硬化时,降解胰岛素的酶活性受损,导致糖代谢障碍,血胰岛素水平增高。

(2)胰岛 B 细胞增生或 B 细胞瘤:二者均生产过多胰岛素,使血胰岛素水平明显增高,致严重低血糖状态。空腹胰岛素升高不明显,血胰岛素/血糖比值 >3.0 时,应高度怀疑此病。

(3)继发性糖尿病:嗜铬细胞瘤,肢端肥大症和皮质醇增多症等均可分泌生糖激素,对抗和干扰胰岛素的外周作用,由高血糖而继发高胰岛素血症。

(4)肥胖,是Ⅱ型糖尿病的重要诱发因素。进食过多,使血糖升高,进而刺激胰岛素分泌增多。

(5)胰岛炎可使胰岛功能受损,胰岛素分泌减少。

第二节　C-肽

一、概述

C-肽或连接肽(Connective peptide,C-P)由胰岛素原在胰岛素转化酶作用下分解为胰岛素和 C-肽,并等克分子分泌入血。C-肽含 27 个氨基酸,分子量 2986u,血半寿期 11.1 分钟,无生物活性,但具有抗原性和种属特异性,与胰岛素抗体不存在交叉反应。C-肽不被肝脏摄取,主要由肾脏降解,因而尿 C-肽与血 C-肽有较好的相关性,二者均是评价胰岛 B 细胞功能的指标。凡能刺激或抑制胰岛素分泌的物质,同样能刺激或抑制 C-肽的分泌。

二、正常参考值

C-肽(RIA 法,血清):空腹:1.0 ±0.23μg/L。

C-肽(RIA 法,尿液):24h 尿:36 ±4μg/L。

三、临床应用

(1)判断胰岛 B 细胞功能和指导糖尿病治疗:外源性胰岛素制剂的使用和胰岛素抗体的产生均严重影响糖尿病病人的内源性胰岛素测定,因而,胰岛素不能准确反映 B 细胞功能;C-肽和胰岛素均等分子分泌入血,且 C-肽又不受胰岛制剂和胰岛素抗体的干扰,可准确反映出 B 细胞的功能,并指导病人对胰岛素的用药。此外,肾病时血 C-肽水平增高,尿 C-肽水平不降,肝硬化时,血 C-肽可正常。

(2)胰岛细胞增生症或胰腺癌切除术后的疗效观察:若可测到血 C-肽的含量,揭示有胰腺组织残存;若血 C-肽含量仍持续高水平,提示肿瘤复发或已转移。

(3)胰腺或胰岛移植后的疗效观察:测定血 C-肽有助于观察移植组织是否存活及其功能状况。

第三节　胰岛素原

一、概述

胰岛素原(proinsulin)是胰岛 B 细胞的最初合成物,含 86 个氨基酸,是一单链多肽,经胰蛋白酶和羧肽酶的作用,裂解为等分子的胰岛素和 C-肽。胰岛素原分子量 8928u,血半寿期 17.2 分钟,生物活性较弱,具有双重免疫活性,既与胰岛素抗体结合,又与 C-肽抗体结合。肾脏为主要的降解器官,肝脏降解极少。

二、正常参考值

胰岛素原(夹心法);空腹血浆:9±5pmol/L。

三、临床应用

(1)Ⅰ型糖尿病:因初合成的胰岛素原未能转化为胰岛素和 C-肽就被释放入血,使血浆胰岛素原水平增高。

(2)胰岛 B 细胞增生或 B 细胞瘤:两者的 B 细胞可自行合成并分泌胰岛素原使血浆胰岛素原含量增加。

(3)肾脏病:胰岛素原主要在肾脏降解,因而,慢性肾功能衰竭时,血浆胰岛素原水平增高。

(4)家族性高胰岛素原血症:本病是常染色体显性遗传,男女均可发病。由于某种酶的先天性缺陷使胰岛素原不能分解为胰岛素和 C-肽,血浆胰岛素原水平升高,空腹和餐后血糖异常增高。

第四节　胰岛素抗体

一、概述

胰岛素抗体(Insulin Antibody,Ins-Ab)是 γ 球蛋白。糖尿病病人由于使用具有免疫原性的胰岛素制剂使机体产生了相应抗体。此抗体可中和血中胰岛素,延缓胰岛素降解,使之半寿期延长,并导致胰岛素的抗药性;其其抗体结合的胰岛素,可激活补体,引起或加重微血管病变。胰岛素抗体主要是 IgG,少数为 IgM、IgA、IgD 和 IgE,IgE 主要存在于对胰岛素过敏的病人体内。血清中的胰岛素抗体绝大部分与胰岛素结合,少部分呈游离态。

二、正常参考值

胰岛素抗体(RIA)法:阳性:>5.0%

　　　　　　　　　阴性:<5.0%。

三、临床应用

(1)胰岛素抗药性的监测:糖尿病病人在使用胰岛素制剂过程中,因产生胰岛素抗体而出现胰岛素抗药性。胰岛素制剂的剂量渐增,但疗效不明显,血胰岛素抗体的结合率增加。因而,胰岛素抗体测定可用来监测病人对胰岛素剂量变化的反应。

(2)胰岛素抗体可反映Ⅰ型糖尿病的自发性缓解期后的复发:Ⅰ型糖尿病病人经胰岛素制剂治疗一年后,B 细胞功能可有所恢复,病情缓解,即"自发性缓解期"。此时,若病人血胰岛素抗体呈阳性,提示复发率将明显提高。

(3)胰岛素抗体与妊娠糖尿病的关系:糖尿病妇女怀孕后,母体的胰岛素抗体可透过胎盘沉积于胎儿胰腺内,导致遗传性糖尿病。因而,妊娠的糖尿病妇女若血胰岛素抗体结合率增高,应换用高纯胰岛素制剂治病,并对胎儿进行周密监控,或适时中止妊娠。

(4)胰岛素制剂质量的评价:血胰岛素抗体的检出率是评价胰岛素制剂免疫原性的可靠指标。制剂越纯,免疫原性越弱,其抗体阳性检出率越低,病人的临床治疗效果越好。

第五节　口服葡萄糖耐量试验

一、概述

口服葡萄糖耐量试验(Oral glucose tolerance test,OGTT)是最常用的胰岛素释放试验,可动态观察糖负荷条件下受试者的胰岛素分泌状况,以反映胰岛 B 细胞的贮备功能。对空腹及餐后血糖浓度未达到糖尿病诊断标准者,须行 OGTT,以鉴别功能性(反应性)低血糖症。试餐为葡萄糖,成人75g,12 岁以下者为 1.75g/kg(体重),受试者应禁食一夜,次日晨在静思平卧状态下进行测试。血胰岛素各时相值变化在正常时与血糖变化一致,高峰值出现于餐后 30 ~ 60min。诸多生理因素及药物均影响 OGTT:体位、应激、呕吐、吸烟和禁食时间过长(>14h)等,氨茶碱类、p-阻滞剂和糖皮质激素类药物,性激素和避孕药服用者,应停用 3 天后再行该试验。OGTT 的糖耐量值常随年龄的增加而递减。

二、正常参考值

正常人空腹胰岛素水平:18.1 ±5.9mU/L;

餐后 30min 胰岛素水平:51.0 ±26.1mU/L;

餐后 60min 胰岛素水平:87.9 ±25.1mU/L;

餐后 120min 胰岛素水平:70 ±25.9mU/L;

餐后 180min 胰岛素水平:44.8 ±11.9mU/L。

三、临床应用

(1)糖尿病分型:I 型糖尿病或 II 型糖尿病晚期,由于胰岛 B 细胞功能衰竭,导致空腹胰岛素水平低下,OGTT 亦不能使胰岛素水平随血糖增高而增高,呈低平曲线,甚至不能测得;II 型糖尿病时,空腹胰岛素水平正常或偏高,OGTT 可使胰岛素水平的峰值随血糖升高而增高,呈过高反应曲线,峰值延迟出现在餐后 2 ~ 3h。

(2)糖耐量低减且胰岛素分泌量比正常人少,发生显性糖尿病的危险性明显增高(可高达40%);糖耐量低减而胰岛素分泌量正常者,则很少发生显性糖尿病(发生率约5%)。

第六节　胰 多 肽

一、概述

胰多肽(Pancreatic polypehtide,PP)是由 36 个氨基酸组成的直链多肽,分子量约4166u,主要由存在于胰岛及胰腺外分泌部分中的 PP 细胞分泌,少数由存在于胃肠粘膜的 PP 细胞分泌。PP 的半寿期为 5 ~ 10 分钟。进食后血中 PP 水平迅速上升,蛋白质是刺激 PP 分泌的最强因素,其次是脂肪,糖类作用较弱,高峰出现于餐后 60 分钟,正常人的高峰值为基础值的,4 ~ 6倍。迷走神经兴奋可刺激 PP 释放。胆囊收缩素(CCK)则为刺激 PP 释放的主要激素,而生长抑素可抑制 PP 释放。PP 主要从肾脏排出。在 PP 的生理水平,它抑制胆囊收缩和胰酶的分泌,使胆囊松弛减少胆汁分泌。

二、正常参考值

血 PP 水平随年龄增加而增高,天津医学院报道 20 ~ 29 岁正常人 PP 的浓度为 12.9 ± 1.0pmol/L,以后每十年增加 7.1pmol/L,北京协和医院和国外报道的正常值见表 8-1。

表 8-1 正常人血浆胰多肽水平

协和医院		国外	
年龄(岁)	$\bar{x} \pm s(\mu g/L)$	年龄(岁)	$\bar{x} \pm s(\mu g/L)$
20 ~ 29	69 ± 41	30 ~ 39	54 ± 28
30 ~ 39	92 ± 35	40 ~ 49	115 ± 98
40 ~ 49	129 ± 43	50 ~ 59	165 ± 159
50 ~ 59	191 ± 78	60 ~ 69	181 ± 166
60 ~ 69	288 ± 74	70 ~ 79	207 ± 129

三、临床应用

(1)慢性胰腺炎:慢性胰腺炎患者早期 PP 细胞无明显减少,PP 仍可正常;病情中度至重度时,PP 细胞大量损失,反应能力减低,PP 浓度明显降低,餐后也不升高。血 PP 测定可作为监测胰腺外分泌功能的一种手段。

(2)胰腺切除:胰腺切除的患者,基础及餐后均不能测出 PP。

(3)胰多肽瘤:临床罕见,至今只有个别病例报告。胰多肽瘤常与其他胰腺内分泌肿瘤并存,能分泌大量的 PP,空腹血 PP 值可高达 2000pmol/L。

(4)有分泌功能的胰腺肿瘤,如胰岛细胞瘤、胰高血糖素瘤、VIP 瘤患者,PP 水平明显升高,常超过 300pmol/L。

(5)急性胰腺炎:PP 升高,可能由于炎症刺激 PP 细胞释放 PP 所致。

(6)糖尿病:未控制的糖尿病患者,其 PP 值约 2 ~ 3 倍于已控制者;而已经控制的患者,PP 可降至正常。测定 PP 含量可反映治疗效果。

(7)溃疡病:十二指肠溃疡病患者的血 PP 值增高,由于迷走神经兴奋性升高所至;而胃溃疡病人则较低,可能与迷走神经张力降低有关。

(8)慢性肾脏疾病:慢性肾衰时 PP 升高,可达 662.4 ± 96.4μg/L,与肾小球滤过率降低有关。

(9)迷走神经损伤的指标:此时 PP 明显减少。

(10)肝硬化:肝硬化患者血 PP 可增高,餐后可达 605 ± 105μg/L。

第七节 胰高血糖素

一、概述

胰高血糖素(Glucagon)是由 29 个氨基酸组成的直链多肽,分子量约 2976u,在胰岛 A 细胞内由胰高糖素原(分子量约 8928 ~ 10912u)合成,通过低血糖、氨基酸、神经影响及应激的刺激而释放出来,高血糖时抑制它的分泌。所以胰高血糖素是维持血糖正常的重要激素,它在肝脏与肝细胞表面的特异性受体结合,刺激 cAMP 生成,促进肝糖原分解、葡萄糖异生、脂肪分解、蛋白质水解和生酮作用来升高血糖水平,与胰岛素作用相反,拮抗低血糖。胰高血糖素的血浆半寿期为 3 ~ 6 分钟,主要在肝脏降解。

二、正常参考值

胰高血糖素:空腹 $50 \sim 120\mu g/L$(RIA 法,血浆)。

三、临床应用

(1)诊断胰高血糖素瘤:临床少见,系胰岛 A 细胞肿瘤,能分泌大量的胰高血糖素。临床表现为糖尿病及皮肤损害。血浆胰高血糖素显著升高,其值可高达 $700 \sim 7000\mu g/L$。

(2)诊断糖尿病:IDDM 及 NIDDM 患者中,胰高血糖素水平均有绝对或相对地增加,其增高程度与病情严重程度成正比,糖尿病酮症时,血浆浓度可明显增高达 $500\mu g/L$ 以上。

(3)诊断原发性胰高血糖素缺乏:胰高血糖素值减低。

(4)胰性霍乱的判断:胰性霍乱即水泻、低血钾及无胃酸综合征,又称 VIP 瘤。是由胰岛细胞腺瘤、胰岛细胞癌或胰岛细胞增生所引起的。临床表现为大量水泻,低血钾及代谢性酸中毒。胰高血糖素值可高达 $193.0 \pm 10.0ng/L$。

(5)慢性胰腺炎、胰腺切除的判断:可出现低胰高糖素血症。

(6)其他疾病时胰高血糖素分泌的变化:心肌梗塞、肝硬化、慢性肾衰、肾上腺皮质功能亢进、嗜铬细胞瘤、肢端肥大症、急性胰腺炎、甲低、神经性压食、使用糖皮质激素、外伤、感染等均可出现胰高血糖素浓度有不同程度的增高。

(7)临床与基础研究

近年来的研究表明,胰岛素以及胰高血糖素(次要的)的分泌和作用的异常,是糖尿病发病机制的中心点,即在糖尿病的发病中,既有胰岛素分泌减少,也有胰高血糖素分泌过多,称为双激素紊乱学说。

第八节　糖化血红蛋白 A_1

糖化血红蛋白 A_1(GH_bA_1)为血红蛋白中两条 β 链 N 端的缬氨酸与葡萄糖非酶化结合反应的产物。占血红蛋白总量的 $4\% \sim 6\%$,其余的糖化血红蛋白,占血红蛋白总量的 $2\% \sim 4\%$,分别称为 GH_bA_{1a} 及 GH_bA_{1b} 等。GH_bA_1 的量与血糖浓度呈正相关,糖尿病人有高血糖者,GH_bA_{1c} 异常增高,测定 GH_bA_1 或 GH_bA_{1c} 能较稳定反映抽血前的血糖水平,病情控制不良的糖尿病患者,其 GH_bA_1 或 GH_bA_{1c} 较正常人高,且与病情控制不良程度相关。

血红蛋白的糖基化与血糖浓度相关,糖化反应是不可逆的,因此,糖化血红蛋白的半寿期与红细胞相等(红细胞在血循环中寿命约为 120 天),所以测定 GH_bA_1,可反映取血前 $8 \sim 12$ 周时血糖的平均水平,可用以了解较长时间内对糖尿病的控制情况,以补充空腹血糖只反映瞬时血糖值之不足。GH_bA_1 值接近正常时,提示取血前 $2 \sim 3$ 个月糖尿病控制良好,若增高则提示取血前 $2 \sim 3$ 个月糖尿病控制差,所以 GH_bA_1 测定是糖尿病病人监测的指标,但一般认为不能作为诊断糖尿病的依据。

第九节 诊断胰岛素瘤的激发和抑制试验

一、甲磺丁脲(D860)试验

(1)原理:D860 能刺激胰岛 B 细胞分泌胰岛素,使血糖迅速下降,并很快恢复到用药前水平。故可根据病人口服或注射 D860 后血糖下降的速度及水平以了解胰岛储备功能。

(2)方法:试验前三日高糖饮食,每日大于 300g,24 小时前停用降糖药,试验前一天晚饭后禁食。试验日晨空腹抽血测血糖,并口服 D860 及碳酸氢钠各 2g,如注射则取 5% D8601.0g(20ml),2 ~ 3 分钟内注射完毕。服药后于 30、60、120、180 分钟分别抽血测血糖及胰岛素;或在注射后第 5、10、20、30、60、90 和 120 分钟(180 分钟)分别采血测血糖及胰岛素。

(3)临床意义:正常人服 D860 后 30 ~ 60 分钟血糖降至空腹的 50% ~ 60%,而 90 ~ 120 分钟可恢复至服药前水平。胰岛素瘤病人服药后 30 ~ 60 分钟时血糖较空腹值下降 50% 以下,120 ~ 180 分钟仍不恢复并常诱发低血糖症状。静注 D860 后正常人血胰岛素在 5 分钟时低于 100mIU/L,到 30 ~ 60 分钟可降到基础值。胰岛素瘤患者血胰岛素值超过 100mIU/L,10 ~ 20 分钟血胰岛素值大于 5 分钟。

二、胰高血糖素试验

(1)原理:注射胰高血糖素后,肝糖元分解,血糖升高,刺激胰岛素分泌。而胰岛素瘤对胰高血糖素的刺激反应敏感。

(2)方法:试验日晨空腹肌注胰高血糖素 1mg 后,血糖高峰在 45 分钟时出现,血糖增高 50 ~ 100mg/dl,2 小时恢复正常,胰岛素高峰在 15 分钟时出现。胰岛素瘤病人血糖高峰在 30 分钟时出现,1 小时后血糖即下降并可出现低血糖反应,胰岛素水平为正常人的 2 倍。

三、胰岛素抑制试验

正常时低血糖可抑制胰岛 B 细胞分泌胰岛素,给予外源性胰岛素也可抑制内源性胰岛素分泌。方法是应用鱼胰岛素每公斤体重 0.2 单位,肌肉注射,每 45 分钟一次,直至发生低血糖症。鱼胰岛素注射期间每 10 分钟测定血糖和胰岛素一次,观察有无内源性胰岛素分泌。正常人胰岛素停止分泌或分泌减少,而胰岛素瘤患者其胰岛素分泌并不减少,即外源性胰岛素无抑制作用。由于鱼胰岛素与人体胰岛素在放射免疫测定中无交叉免疫反应,因此并不防碍测定结果。

四、C-肽抑制试验

方法为静脉滴注胰岛素(每小时每公斤体重 0.1 单位)后,引起低血糖从而抑制 C-肽分泌。

$$抑制率 = \frac{注前血清 \text{ C-肽} - 低血糖时 \text{ C-肽}}{注前血清 \text{ C-肽}} \times 100\%$$

抑制率大于或等于 50% 为正常;若不受抑制,提示有自主分泌的胰岛素,故为胰岛素瘤的一种诊断试验。

第九章　甲状旁腺激素与钙代谢

钙在维持人体正常结构与功能中起着重要作用。正常成人体内总钙量约 1000～1200g，其中 99% 以骨盐形式存在于骨骼和牙齿中，其余存在于各种软组织中，细胞外液钙仅占总钙量的 0.1% 左右。正常人血清钙含量相当稳定，为 2.25～2.75mmol/L，儿童略高。当血钙升高或降低时尿钙也随之升高与降低。

机体对钙代谢有相当完善的调节机制，主要由甲状旁腺激素（parathyroid hormone，PTH）、维生素 D 和降钙素（calcitonin，CT）通过三个靶器官（肾、骨和肠）来调节。

第一节　甲状旁腺激素

一、概述

甲状旁腺激素是由甲状旁腺主细胞合成分泌的含 84 个氨基酸的直链肽，分子量为 9424u，体内半衰期 20～30 分钟。PTH 主要在肝脏水解灭活，代谢产物经肾排出体外。

PTH 是调节血钙浓度的最重要激素，它对靶器官的作用是通过环磷酸腺苷（cyclicade-nosine monophospate，cAMP）系统实现的，其作用有如下几个方面：①促进骨质吸收，动员骨钙入血，使血钙升高。这一过程包括快速效应与延缓效应两个时相，这两种效应相互配合，使之既能对血钙的需要迅速作出反应，又能使血钙长时间维持在一定水平。②促进远端肾小管对钙的重吸收，使尿钙减少，血钙升高，还抑制近球小管对磷的重吸收。③激活 α-羟化酶，使 25-羟维生素 D_3（25-(OH)-D_3）转变为有活性的 1,25-二羟维生素 D_3（1,25-(OH)$_2$-D_3）。

PTH 分泌主要靠血钙浓度调节，血钙浓度稍有下降时，甲状旁腺迅速分泌 PTH。PTH 的分泌还受其他因素影响，当血 Mg^{++} 浓度很低时，PTH 分泌减少，生长抑素也抑制 PTH 分泌。

二、正常参考值

PTH-N 0.7～1.6μg/L；PTH-C165.1±125.9μg/L；PTH0.87±0.11μg/L。

三、临床意义

（1）甲状旁腺功能亢进分为原发性、继发性和三发性三种。原发性甲状旁腺功能亢进是由于甲状旁腺增生、腺瘤或腺癌所引起的甲状旁腺激素合成与分泌过多，导致高血钙、低血磷、尿钙增多和肾结石等表现。甲状旁腺腺瘤引起的原发性甲状旁腺功能亢进最常见，约占 85%。继发性甲状旁腺功能亢进是由于在慢性肾功能不全，维生素 D 缺乏或抵抗以及妊娠、哺乳等情况下，甲状旁腺受到低血钙、低血镁或高血磷的刺激而分泌过量的 PTH，以提高血钙、血镁和降低血磷的一种慢性代偿性变化。三发性甲状旁腺功能亢进是在继发性甲状旁腺功能亢进的基础上，由于腺体受到持续刺激，部分增生组织转变为腺瘤，自主地分泌过多的 PTH，临床上较少见。

（2）甲状旁腺功能减退症是指 PTH 分泌功能障碍，或引起明显的低钙血症和高磷血症，或仅有低钙血症，常发生于钙需要量增加时。甲状旁腺功能减退有血浆 PTH 减少和 PTH 增多两种类型。前者因 PTH 合成减少或缺乏所致，表现为神经肌肉兴奋性增高、低钙血症、高磷血症与血清 PTH 减少或不能测得;后者是一种显性遗传性疾病,是由于 PTH 受体或受体后缺陷所致,因此血钙降低,血 PTH 常增高。

(3)骨质疏松　骨质疏松是指骨量的绝对减少,以致在轻度的创伤后即可发生骨折。老年性骨质疏松可能是由于肾衰造成继发性甲状旁腺功能亢进所致,病人血清 1,25-(OH)$_2$-D$_3$ 低而 PTH 升高。绝经后雌激素水平降低,雌激素有对抗 PTH 的作用,雌激素降低可能是绝经后骨质疏松的主要原因,患者 PTH 分泌过多,尿钙排出增多,造成骨质疏松。

(4)代谢性骨病(Paget 氏骨病又称畸形性骨炎)是一种原因未明的慢性侵袭性代谢性骨病,患者血 PTH、血钙均升高。肾性骨营养不良是一种继发于慢性肾功能衰竭的代谢性骨病,肾衰引起的高血磷、低血钙,导致继发性甲状旁腺功能亢进的发生,血 PTH 升高。

第二节　降　钙　素

一、概述

降钙素由甲状腺滤泡旁细胞(C 细胞)分泌,是含有一个二硫键的三十二肽,分子量为 3373u,血浆半寿期小于 1 小时,主要在肾脏降解、排出。CT 与 PTH 是一对相互拮抗的激素,两者协调作用共同维持血钙的正常水平。

降钙素的分泌主要由血钙浓度调节。当血钙浓度升高时,降钙素分泌增加,血钙浓度下降则分泌减少。降钙素的作用快速而短暂,所以对高钙饮食引起的血钙升高起着回复作用。进食也可刺激降钙素分泌。

二、正常参考值　血浆 CT 22 ~ 65pmol/L。

三、临床意义

1. 甲状腺髓样癌

又称滤泡旁细胞癌,较少见,约占甲状腺癌的 5% 左右。多发于中年女性患者,恶性程度较高,易经血行或淋巴扩散。患者甲状腺滤泡旁细胞常分泌大量降钙素,使血降钙素水平明显升高,这是甲状腺髓样癌的重要标志。

2. 辅助或鉴别诊断

异源性降钙素综合征的患者有甲状腺外肿瘤分泌降钙素,如肺燕麦细胞癌、前列腺癌、胰腺癌、支气管癌、上颌窦癌等均可引起降钙素水平升高。慢性肾功能不全时,降钙素的排出减少,高血磷刺激其分泌,因此降钙素升高。其他如肢端肥大、恶性贫血、胰腺炎、高胃泌素血症时降钙素升高;绝经后骨质疏松、甲状腺发育不全或切除者血降钙素降低。

第三节　环核苷酸

一、概述

cAMP(cyclic adenosine monophospate,cAMP)是 Sutherland 等人于 1957 从肝匀浆中提取的一种耐热小分子化合物。环磷酸鸟苷(cyclic guanine monophospate,cGMP)是 Asham 等于 1963 年从大鼠的尿液中分离出的另一种环核苷酸。cAMP 与 cGMP 是一对拮抗物,正常情况下,两者的血浓度保持着较为稳定的比例,它们共同调节和控制细胞的生长与繁殖,并和许多生理、生化反应有密切的关系。

二、正常参考值

cAMP　血 23.5 ± 5.8 pmol/ml;尿　3.85 ± 0.67 nmol/mg 肌酐。

cGMP　血 4.75 ± 0.32 pmol/ml;尿　0.21 ± 0.1 nmol/mg 肌酐。

三、临床意义

1. 心肌梗塞

心肌梗塞早期血 cGMP 即明显升高,且与病情平行,平均为 39.3 ± 4.0 pmol/L,cGMP 升高比 cAMP 更显著,而且持续时间较长,随着病情的好转其值也下降,所以可作心肌梗塞观察治疗效果及判断预后的指标。

2. 鉴别 PTH 减少性增多性甲状旁腺功能减低

PTH 减少性甲状旁腺功能减低系由 PTH 合成减少或缺乏所致,肾小管上皮细胞上的 PTH 受体正常,给予 PTH 后,尿中 cAMP 明显增多。PTH 增多性甲状旁腺功能减低为受体或受体后缺陷所致,给予 PTH 后,尿 cAMP 不增高。

3. 其他

甲状旁腺功能亢进的患者,血、尿 cAMP 都升高,尤以血钙高者为甚。肾功能不全时,cAMP 与 cGMP 均升高,尿毒症者升高更明显,且 cAMP 与 cGMP 比值降低。甲状腺功能低下和甲状旁腺功能低下时 cAMP 与 cGMP 均降低。

第四节　血钙代谢

血清中的钙有蛋白结合钙、可扩散结合钙和游离钙三种形式,其中蛋白结合钙占血钙总量的一半,主要与白蛋白结合;可扩散结合钙是与有机酸结合的钙如柠檬酸钙、乳酸钙、磷酸钙等,它们可扩散通过细胞膜;游离的钙离子在它们动态平衡之中而起着生理作用。血清蛋白正常时,血清钙大于 2.75 mmol/L 为高钙血症。高钙血症的常见病因:原发性甲状旁腺功能亢进症为高血钙的主要原因,由于 PTH 异常增多使血钙升高;骨转移癌除直接破坏骨质外,还通过一些细胞因子促进骨质吸收,使骨钙释放;非骨转移瘤引起高血钙的主要因素是 PTH 相关肽的异常分泌;氯噻嗪等利尿剂或锂制剂能增加肾小管对钙的重吸收而升高血钙;低血钙长期刺激甲状旁腺使之增生,PTH 增加,有时因过度增生而出现高血钙;分泌过多的 T_3、T_4 可促进骨质吸收使血钙升高;肾上腺糖皮质激素有对抗维生素 D 的作用,如肾上腺皮质功能突然减退,维生素 D 中毒,家族性低尿钙高血钙症、类肉瘤等也可引起高钙血症。

血清蛋白浓度正常时,血清钙 <2.2 mmol/L 为低钙血症。低钙血症的常见病因:食物中缺乏维生素 D 或吸收障碍或维生素 D 的羟化障碍使肠钙吸收减少;镁缺乏时 PTH 释放减少或骨对 PTH 的反应降低;在急性胰腺炎时因胰腺释放的脂肪酸与钙结合形成钙皂以及胰腺炎时过多分泌胰高血糖素;慢性肾功能衰竭时,由于高血磷、维生素 D 的羟化障碍、骨骼对 PTH 敏感性下降以及肠道对钙的吸收减少;甲状旁腺功能减退时由于 PTH 的分泌或功能障碍使骨钙动员受阻,尿钙增加,产生低血钙;大量输入库存血,Ca^{2+} 与枸橼酸盐结合可产生低血钙;光辉霉素、降钙素、苯巴比妥、苯妥英钠等药物可致低血钙。

第十章　胃肠激素

胃肠激素是指分布于整个消化道粘膜细胞间的分泌细胞所分泌的具有一定生理学标准的多肽类生物活性物质。它们主要受食物或食糜的刺激而分泌，其次也受神经系统或其他体液因子的调控。这类激素经血再作用于消化器官，对消化道的运动以及消化液的分泌进行调节，促进食物的消化和吸收。临床上胃肠激素分泌过多可引起严重的消化功能障碍；许多胃肠道器质性病变常可造成血中胃肠激素浓度的变化。因此，测定血中胃肠激素的含量，对消化系统疾病的诊断以及病理变化的研究具有重要意义。

第一节　胃　泌　素

一、概述

胃泌素(gastrin,G)是重要的消化道激素，主要由分布于胃窦部的 G 细胞分泌，另有少量 G 细胞分布在胃底、十二指肠及空肠等处。胰岛 D 细胞亦具有分泌胃泌素功能。食道、颊粘膜、舌以及中枢神经系统等处也存在胃泌素。

胃泌素依其分子大小分为 5 种：大大胃泌素(big big gastrin)、大胃泌素(G-34,big gastrin)、小胃泌素(G-17,little gastrin)、小小胃泌素(G-14,little little gastrin)和成分 I(componen I)。其中 G-17 作用最强，大约是 G-34 的 5 倍。血浆中主要是 G-34，占65%以上；胃窦粘膜主要是 G-17，占90%左右，其次是 G-34，占10%左右。

胃泌素的分泌主要依靠食物对胃窦部的扩张和刺激，使迷走神经兴奋，反射性促使胃泌素分泌。另外，食物及其分解物如氨基酸、乙醇等化学性刺激可使胃泌素分泌增加。相反，胃酸增高及交感神经兴奋以及其他消化道激素如胰泌素、抑胃肽等均可抑制胃泌素分泌。

胃泌素主要在肾脏代谢，G-34 的半寿期为42min，G-17 仅为7min。

胃泌素的主要生理作用是调节消化道的分泌功能，如促进胃酸、胃蛋白酶、胰泌素以及胆汁等的分泌；促进胃肠膜细胞的分裂增殖，起到营养胃肠粘膜的作用。此外，具有增强消化道平滑肌收缩功能和松弛幽门、胆道以及回盲部括约肌的作用。

二、正常参考值

正常人空腹血清胃泌素为 57 ± 38ng/L，餐后30min 为 105 ± 18.4ng/L。

三、临床意义

1. 胃溃疡

通常胃溃疡病人胃酸正常或偏低，而空腹血清胃泌素浓度则偏高，平均值约为 160ng/L。由于胃泌素水平增高，致幽门括约肌松弛造成胆汁和十二指肠碱性物质返流，侵蚀胃粘膜而导致胃溃疡，这也是胃溃疡发病机制之一。

2. 慢性萎缩性胃炎

从免疫学观点可将萎缩性胃炎分为 A 型和 B 型。A 型为自身免疫性疾病，壁细胞抗体

（PCA）阳性，主要损伤部位在壁细胞，胃体腺遭破坏而萎缩，致胃酸分泌降低或消失，引起胃泌素分泌增加。B 型则为非自身免疫性疾病，PCA 阴性，主要受损部位在胃窦部，胃体部受损较轻，故胃酸分泌一般正常，而胃泌素分泌减少。两者不同见表 10-1。

表 10-1　A 型与 B 型胃炎的比较

	A 型	B 型
胃酸分泌	缺乏	正常或稍低
血清胃泌素	增加	降低
壁细胞抗体	阳性	阴性
胃窦部病变	正常	炎性变
胃体部病变	较重	较轻
G 细胞量	增加	减少

3. 胃泌素瘤

又称卓-艾氏综合征（Zollinger-Ellison Syndrome，ZES），主要是由于胰岛 D 细胞增生而释放大量的胃泌素。临床上如具有下列三联症者则可确诊为胃泌素瘤：高胃泌素血症，可高达 1000ng/L 以上；高胃酸症，基础胃酸可达正常人的 6 倍，在 15mmol/h 以上；伴有反复发作的多发性难治性胃、十二指肠溃疡，且伴有慢性腹泻。

血清胃泌素浓度极度升高是 ZES 的特异性诊断指标，它与单纯性高胃泌素血症的鉴别诊断可用下列方法：

（1）钙促发试验：钙离子具有刺激胃泌素瘤分泌胃泌素的作用，当静脉注入葡萄糖酸钙 5mg/h·kg（体重）持续 3 小时后，检测血中胃泌素含量，如上升到 500ng/L 以上，则多数为胃泌素瘤。而单纯性高胃泌素血症则无此反应。

（2）胰泌素试验：胰泌素能抑制胃窦释放胃泌素。当静脉输注胰泌素 1IU/kg（体重）后一小时，能使正常人或非胃泌素瘤病人的血清胃泌素浓度下降，而胃泌素瘤患者明显升高。

4. 甲状旁腺机能亢进

体内甲状旁腺素的增加将导致血钙水平升高，刺激胃泌素大量分泌，故甲状旁腺机能亢进的患者在血钙升高的同时血清胃泌素也明显升高。当临床上发现高胃泌素血症，同时血钙也升高的患者，应高度怀疑甲状旁腺机能亢进症。

5. 胃癌

胃体癌时，壁细胞受到破坏，胃酸显著下降，而胃泌素则显著升高，相反，胃窦癌时，由于 G 细胞大量破坏，胃泌素分泌很少。

6. 肾功能不全

胃泌素的灭活主要在肾脏。肾衰时，肾脏降解能力下降而使血清胃泌素明显升高，且与血清肌酐和尿素氮的变化呈正相关。肾功能恢复后，血清胃泌素水平往往可恢复到正常水平，如不能恢复，则提示有慢性萎缩性胃炎存在。

第二节　胰泌素

一、概述

胰泌素（Secretin）由 27 个氨基酸组成的碱性多肽，又称促胰液素、促胰泌素，是第一个被发现的胃肠激素。由十二指肠、空肠及回肠的 S 细胞分泌，经血液传递信息，刺激胰液分泌。

胰泌素的分泌和释放取决于肠道的酸度，氢离子是促进胰泌素分泌的主要因素。当进入十二指肠的食物 pH 小于 4.5 时，胰泌素的分泌则显著增多。另外胆汁、胆酸钠、钙离子、酒精等也能使胰泌素分泌增加。胰泌素主要由肾脏清除，$T_{1/2}$ 为 2.39min（崔威廉氏测）。

胰泌素的主要生理作用是刺激胰腺外分泌腺分泌水和重碳酸盐。

二、正常参考值

正常人血浆胰泌素浓度：4.4 ± 0.38ng/L，年龄和性别间无明显差别。

三、临床意义

（1）高胃酸性疾病：胃泌素瘤及十二指肠溃疡患者，由于显著升高的胃酸使得血浆胰泌素水平明显升高。

（2）饮酒：即使是一般饮量，也会使具有免疫活性的胰泌素分泌量增加。

（3）十二指肠溃疡：胰泌素分泌不足是部分十二指肠溃疡形成的原因。由于胰泌素分泌不足使胰腺分泌的强碱性液体减少，不能有效中和十二指肠内的盐酸而形成溃疡。

（4）正常人空肠指状绒毛中部分细胞具有分泌胰泌素的功能。而乳糜泻及"小肠粘膜结肠化"肠炎的病人由于空肠指状绒毛消失，表面粘膜萎缩，在消化不良性腹泻的同时，内分泌细胞功能也减弱或消失，表面粘膜萎缩，使胰泌素分泌降低，胰腺分泌碳酸氢盐减少，不能中和进入十二指肠的胃酸，故常伴有空肠溃疡存在。

（5）非胰岛依赖型糖尿病：对该类病人注射胰泌素后可引起明显的胰岛素释放，并可增加胰岛素对葡萄糖的反应。

第三节　抑胃肽

一、概述

抑胃肽（Gastric Inhibitory Polypeptide，GIP）也称葡萄糖依赖性胰岛素释放肽，分子量约 5059u，属胰泌素和胰高糖素族。主要由腔肠粘膜的 K 细胞分泌；十二指肠及回肠也有少量分泌。脂肪、葡萄糖、酸性内容物、氨基酸和单糖等都可刺激 GIP 分泌；迷走神经兴奋可加速 GIP 分泌。交感神经兴奋以及胰岛素等可抑制其分泌。外源性 GIP 在体内 $T_{1/2}$ 约为 21min。GIP 是"肠—胰岛素轴"中的主要介质，当血糖浓度明显升高时，K 细胞即释放 GIP，经血循作用于胰岛 β 细胞，促使胰岛素释放，以调控血糖浓度。GIP 有抑制胃蠕动，减缓胃排空的作用。GIP 对胃泌素、胰岛素等的促胃酸分泌功能有很强的拮抗作用。

二、正常参考值

空腹血清浓度：349 ± 18ng/L，餐后 45 分钟可达 1200ng/L，3 小时内仍可维持在 1000ng/L 以上。

三、临床意义

1. 糖尿病

由于糖尿病患者的内环境处于高血糖、低胰岛素以及酮体增多状态,这些因素都可导致 GIP 升高。不同类型的糖尿病,餐后 GIP 水平不一,如成年型糖尿病患者餐后 GIP 明显升高,服降糖药 3 周后可降至正常,同时胰岛素升高,糖耐量改善;而未经治疗过的幼年型糖尿病其基础 GIP 虽很高,但餐后不持续升高。

2. 肥胖

肥胖者血 GIP 水平在空腹时与正常人相当,但进混合餐后,血中浓度则明显高于正常人,且随着血糖的升高持续上升,其升高幅度与肥胖程度无关。

3. 十二指肠溃疡

本病在空腹状态 GIP 水平正常,餐后明显上升,且速度快,幅度大,持续时间长,可能是由于进食后胃排空加快,食糜刺激使十二指肠粘膜 K 细胞分泌 GIP 增多。但也有部分高胃酸型十二指肠溃疡者由于 GIP 分泌不足,不能有效抑酸而致高胃酸性溃疡。

4. 肝、肾功能损害

由于 GIP 的代谢依赖于肝脏和肾脏,因而尿毒症患者血中 GIP 水平明显升高,肝硬化病人空腹 GIP 稍高于正常,餐后显著升高。

5. 乳糜泻

十二指肠和空肠粘膜广泛受损,绒毛萎缩,致 GIP 分泌不足,餐后反应微弱。

第四节 胆囊收缩素

一、概述

胆囊收缩素(Cholecystokinin,CCK)是一种多肽激素,具有多种分子形式。人工合成的 CCK_8 与天然的具有同样的生物活性。CCK 主要由十二指肠和空肠粘膜中的 I 型细胞分泌,同时也广泛分布在中枢神经的大脑皮层和下丘脑以及周围神经。迷走神经兴奋、脂肪、盐酸、蛋白质及其分解产物均可刺激胆囊收缩素分泌;锌、钙等二价阳离子也可刺激其分泌。胆囊收缩素主要在肾脏和肝脏代谢,肺和小肠也有较弱的降解作用。其血浆 $T_{1/2}$ 为 5 ~ 7min。CCK 具有强烈的收缩胆囊、刺激胰腺分泌胰酶和碳酸氢盐、抑制食管下端和奥狄氏括约肌的收缩功能。

二、正常参考值

正常人空腹血清 CCK 水平各家报道不一,如 30 ~ 300ng/L、5 ~ 800ng/L、< 0.2pmol/L,餐后 45min 为 1.1pmol/L、0 ~ 22pmol/L 等。正常人脑脊液 CCK 含量为 33.6 ± 3.6ng/L。

三、临床意义

1. 慢性胰腺炎

患者血循中 CCK 水平明显升高。正常情况下胰腺外分泌液中的胰酶对 CCK 有负反馈作用,当胰腺外分泌液不足时对 CCK 分泌的抑制作用下降。因此,空腹血中 CCK 浓度可间接地反映胰腺的外分泌功能。

2. 小肠病变部位判断

如病变发生在小肠上部,I 细胞破坏而使 CCK 水平下降;小肠远端无 I 细胞分布,病变时则血中 CCK 的含量无明显变化。

3. CCK 腹泻综合征

高水平的 CCK,可致结肠功能紊乱而引起慢性腹泻,且伴有腹痛,其血清 CCK 浓度可达正常时的 3~4 倍,胃泌素水平可正常或稍低。

4. 肝硬化

由于代谢功能减弱而使血中 CCK 的 $T_{1/2}$ 明显延长,血清 CCK 水平显著升高。

5. 胃泌素瘤

由于胃泌素显著升高,小肠内内源性胃酸增加,强烈刺激 I 型细胞,致患者血 CCK 水平明显升高。

第五节　胃　动　素

一、概述

胃动素(Motilin,MTL)是由 22 个氨基酸组成的直链多肽激素,分子量 2678.4u,因能增强胃的运动而得名。1980 年第三届世界消化道激素会议将分泌 MTL 的细胞命名为 Mo 细胞。Mo 细胞主要分布于十二指肠和空肠近端的隐窝中。

空腹时血浆 MTL 水平呈周期性波动,脂肪餐后血浆 MTL 水平明显升高,半小时达高峰,以后下降至基础值。MTL 具有消化间期周期性升高的特点,因而有"消化间期激素"之称。蛙皮素等消化道激素可促进 MTL 分泌,而胰多肽、胰岛素等则可抑制其分泌;胆汁及一些碱性物质如胆碱等可促进其分泌,而葡萄糖、氨基酸等则可抑制其分泌。十二指肠酸化后,血浆 MTL 水平可升高 90% 左右。另外迷走神经兴奋、混合餐食糜或胃容量扩大等均可促使 MTL 分泌增加。MTL 主要在肝脏灭活,小部分通过肾脏排出,其血浆 $T_{1/2}$ 为 5min。

二、正常参考值

空腹血浆 MTL 浓度为:男性 58±6pmol/L;女性 50pmol/L。另有报道:空腹血浆 MTL 呈周期释放,其低峰浓度为 50ng/L;高峰可达 227~447ng/L。MTL 水平随年龄增长有升高的趋势。

三、临床意义

(1)消化道运动异常:由于 MTL 能刺激上消化道剧烈运动,因此临床上消化道运动异常的疾病均可进行血浆 MTL 水平的测定。在急性腹泻、克隆氏病、溃疡性结肠炎、胰性霍乱、肠道吸收不良或肠切除后的患者中,其空腹及餐后血浆 MTL 水平均明显升高。慢性胰腺炎及乳糜泻病人血浆胃动素仅轻度升高。结肠易激综合征患者血浆 MTL 为正常水平。

(2)胃肠道肿瘤时血浆 MTL 水平升高,手术切除肿瘤后则明显下降。另外,胃泌素瘤和Verner-Morrison 综合征(VIP 瘤)的肿瘤组织均可分泌 MTL 而使血浆 MTL 水平升高。

(3)妊娠妇女:血浆胃动素水平下降,因而产生胃排空减慢、返酸、上腹部不适等食道下括约肌松弛症状。

第六节 蛙皮素

一、概述

蛙皮素(bombesin)最初是从欧洲的铃蟾皮肤中提取的,由14个氨基酸组成的多肽物质。以后又在数百种哺乳动物皮肤中提取了数种类似的肽类,它们都有相同的C端8肽因而被称为类蛙皮素肽。

蛙皮素主要由胃窦和十二指肠的闭合型细胞,即能分泌蛙皮素样免疫活性物质(Bombesin-like immunoactivity,BLI)的P细胞所分泌。蛙皮素广泛分布于胃肠道。由于在下丘脑、中脑以及支配胃肠道的神经末梢中也有分布,故认为蛙皮素也是一种脑-肠肽,为肽能神经递质之一。

蛙皮素具有直接刺激G细胞分泌胃泌素,促进CCK、胃酸、胃蛋白酶、胰岛素、胰高血糖素等激素分泌的功能。此外,具有刺激肾素-血管紧张素系统,使肾血管收缩,肾血流减少,促进红细胞生成素分泌的功能。

二、正常参考值

蛙皮素在湿组织中的含量约为$200 \sim 700 \mu g/g$,不同部位的组织中含量各不相同,以胃肠道、皮肤、脑组织为高。

三、临床意义

(1)十二指肠溃疡:蛙皮素刺激G细胞分泌胃泌素增多导致高胃酸,改变十二指肠的内环境,形成溃疡性病变。

(2)判断胃窦是否完全切除:由于蛙皮素对胃窦切除者和胃外胃泌素的分泌无刺激作用,当蛙皮素水平正常,而出现低胃泌素血症时,提示胃窦已完全切除;相反,则提示切除不完全。

(3)胰腺外分泌功能受损程度的指标:蛙皮素具有强烈刺激胰腺外分泌的作用。与正常人相比,慢性胰腺炎病人在蛙皮素刺激下免疫活性胰蛋白酶等项目升高不明显,严重胰腺功能不全者则完全无反应。因而蛙皮素也可反映胰腺腺泡细胞的储备功能。

(4)不同的生理状态下,入血蛙皮素的水平变化及其机理均很复杂,对人体消化系统,神经内分泌系统等的影响也不同,尚待进一步深入研究。

第七节 血管活性肠肽

一、概述

血管活性肠肽(Vasoactive intestinal peptide,VIP)是由28个氨基酸组成的肽类物质,含有14种氨基酸,呈碱性,分子量约3796u。其分子结构与胰泌素、抑胃肽以及胰高血糖素相似,都属胰泌肽族。VIP虽归属于胃肠激素,但其生物学作用已超出胃肠道范畴。

VIP广泛分布于大脑皮层、下丘脑等中枢神经系统以及十二指肠、结肠为主的消化道粘膜的D_1细胞中。另外还存在于肺、肾上腺及胎盘等的植物神经丛内。

胃肠内灌注高浓度脂肪、酒精或盐酸可刺激门静脉和外周血中的VIP浓度增加;静脉注射钙剂和肠缺血可促使VIP释放;长时间锻炼及肌饿或高阈值电刺激迷走神经都可使血中VIP

升高。但正常饮食,即使是葡萄糖、高渗盐水或混合食物等也不会引起血中 VIP 的变化。

VIP 在肝、脑及肾中被降解,血清 $T_{1/2}$ 为 1～2min。

VIP 能使胃肠平滑肌松弛,导致容受性舒张;抑制食物、组织胺等引起的胃酸及胃蛋白酶的分泌。VIP 还有扩张外周血管及冠状血管降低舒张压、增强心肌收缩力的作用。此外,尚有扩张气管、支气管平滑肌,改善肺通气等作用。

二、正常参考值

血浆 VIP:5.7～24pmol/L;空腹时约 5pmol/L。

脑脊液 VIP:56.2～230.8pmol/L,约为血浆的 10 倍。

三、临床意义

(1)血管活性肠肽瘤(VIP omas):是由 VIP 分泌细胞恶性增生形成的肿瘤,亦称 Verner-Morrison 综合征,80% 为胰腺外病变(如成纤维细胞瘤)。本病多见于儿童,常见症状为严重的水泻、低血钾和无胃酸或低胃酸,此时血中的 VIP 水平可达 80pmol/L。一般发现时都已有肿瘤转移,血浆 VIP 可作为诊断、疗效观察及判断肿瘤发展的指标。

(2)食道贲门失弛缓症:该类病人食道下端括约肌组织内的 VIP 含量明显低于正常人。

(3)短肠综合征:由于小肠切除过多而引起的生理上的失代偿,导致腹泻、吸收不良、低血钾、低血钙等症状。血浆 VIP 水平可达 30～90pmol/L。

(4)肝脏疾病:由于肝功能受损,侧支循环建立使 VIP 不能在肝脏充分灭活,致血浆 VIP 浓度增高,是浮肿和腹水形成的原因之一。

(5)休克:休克病人由于低血压导致肠缺血,刺激 VIP 大量分泌,且随休克时间延长而增加,引起水、电解质代谢失衡,血管进一步扩张,使休克加重。

(6)肥大细胞瘤和骨髓性白血病:肥大细胞内含有 VIP,因而肥大细胞瘤时分泌大量 VIP 而使血浆 VIP 水平升高。骨髓白细胞中也含有 VIP,故测定外周血中白细胞的 VIP 含量可作为有无不成熟白细胞的标志,对于急、慢性骨髓白血病的诊断具有一定的临床价值。

第十一章　心血管系统激素及活性物质

随着分子生物学、生化微量分离和标记免疫分析技术的发展,经研究表明,心、血管系统也含有分泌激素和活性物质的细胞,具有内分泌的功能。目前已知与心血管有关的激素约有数十种。1983 年在研究降钙素的同时,又发现了降钙素基因相关肽(Calcitonin generelated peptide,CGRP)。CGRP 是迄今所知最强的扩血管物质。它对冠状动脉的舒张作用较硝酸甘油强约 240 倍。1988 年,日本学者从血管内皮细胞分离纯化出一种由 21 个氨基酸组成的小肽,命名为内皮素,它是已知体内最强的缩血管物质和心脏收缩剂;另外继心钠素之后,1988 年又从猪脑中分离出一种利钠、利尿和降压作用与心纳素相似,而氨基酸组成不尽相同的脑纳素。

第一节　心血管激素

一、肾素—血管紧张素—醛固酮系统

1. 概述

肾素—血管紧张素—醛固酮系统(renin—angiotensin—aldosterone system,RAAS)是由一系列激素及相应的酶组成,通过对血容量和外周阻力的控制,调节人体血压、水和电解质平衡,维持机体内环境恒定。

肾素(renin)是一种羧基蛋白水解酶。血浆肾素主要由肾脏髓质入球小动脉的近球细胞(JG 细胞)合成、贮存与释放。有关肾素的生物化学知识和生理作用将在第十二章第二节叙述。

肾素的分泌及血浆肾素的水平受以下几种因素影响:①人球小动脉血压。当压力上升时,压迫颗粒细胞抑制肾素分泌;血压下降时,颗粒细胞松弛,肾素分泌增加。另外,如减少肾血流量,颗粒细胞能分泌较多的肾素。②流经致密斑原中的尿钠量减少时,肾素分泌增加,反之肾素分泌减少。⑧刺激肾脏交感神经,或注射儿茶酚胺时,肾素分泌增加。④血浆中的钾离子浓度与肾素水平呈正相关系。钾离子抑制肾素分泌的作用比钠离子小。⑤血浆血管紧张素活性增加时,可通过负反馈作用抑制肾素分泌;血浆抗利尿激素增加时,也可抑制肾素分泌。

醛固酮(ALD)的作用是远端肾小管,通过控制钠、钾排泄来调节血容量和细胞外液容量,当体内钠量或细胞外液容量减少时,肾上腺皮质分泌 ALD 量增加,使远端肾小管的上皮细胞分泌钾及氢离子以换回对钠的重吸收,同时吸回相应量的水,恢复血容量及细胞外液量。AT Ⅱ是激发 ALD 分泌的主要物质,其次是血浆钾离子的浓度、ACTH 等。5 羟色胺、儿茶酚胺、前列腺素和 cAMP 等也能干扰 ALD 的分泌。

2. 正常参考值(见第十二章第二节)。

3. 临床意义

RAAS 检测在心血管系统常用于肾性高血压、原发性醛固酮增多症的诊断、与低肾素型原发性高血压(REH)相鉴别等。

(1)临床上约有 5%～15% 的高血压为肾性高血压,无论是肾血管性(狭窄、阻塞等)或是

肾病变,其血浆肾素(PRA)值增高。

(2)原发性醛固酮增多症又称 Conn 氏征。根据病因又分为原发性和假原发性两种。原发性是由于肾上腺皮质瘤引起,又称原醛的腺瘤性,可经手术治疗效果较佳;假原发性是由于肾上腺皮质弥漫性增生引起,此类型手术效果不佳。原醛病人,血、尿 ALD 水平增高,肾素分泌受抑制,PRA 较低和低血钾的指标较假原发性更典型;还可以借助于体位试验来鉴别,腺瘤性病人血浆醛固酮浓度(PAC)在清晨时高,起床立位 2～4 小时后下降;而增生型病人血浆醛固酮在清晨时较低,立位后又升高。原醛与 LREH(低肾素型原发性高血压)的鉴别,往往因血钾下降不明显或 PRA 水平近似而不易区分,可借助 PAC/PRA 比值作为鉴别指标。在低钠、立位的激发状态时原醛患者 PAC/PRA 值在 150 以上,而 LREH 患者皆在 100 以下。

二、前列腺素

1. 概述

前列腺素(Prostaglandin,PG)是一种脂质,最初在精囊的精液中发现,当时认为这类物质可能是前列腺分泌的,而得名为前列腺素。现知 PG 还广泛存在各种组织,在神经和(或)在其激素的调节和作用下局部释放并在局部发挥作用。PG 参与机体许多生理生化过程。它对心血管系统、呼吸系统、生殖系统及胃肠系统均有影响,与凝血、炎症、水肿、疼痛等产生机理也有关。

PG 是 20 碳不饱和脂肪酸。以花生四烯酸为前体,根据五碳环结构分成若干型,如:PGA、PGB、PGC、PGD、PGE、PGF、PGG、PGH 和 PGI 等;根据分子中侧链所含双键数目,每型又有三个不同的亚型,如 PGE_1、PGE_2、PGE_3。在下角的数字分别代表含有 1,2,3 个双键。另又规定,凡 PG 五碳环上的取代基在环平面以下者标 a,如 PGF_1a,若在环平面以上则标以 β。PG 的半寿期约为 1min。经肺、肝和肾皮质灭活,其各种代谢产物主要由尿和粪便排出体外。

PGE 和 PGF 是局部合成和分泌,并在局部发挥作用及灭活的激素,故在血液中的浓度很低;而 PGA 是 PGE 的脱水产物,对 PG 脱氢酶的敏感性较低,灭活速度慢,因此血浆浓度较高。

PGI_2 是已知自然存在的最强的血小板聚集抑制剂,主要由血管壁和中性白细胞合成和释放。在正常情况下,PGI_2 在体内合成量很低,又极不稳定,很易被迅速水解成 6-酮-PGF_1a($6KPGF_{1\alpha}$),用 RIA 法测定 6-酮-PGF_1a,可反映体内 PGI_2 的水平。

PG 的体内过氧化物在血小板中生成血栓素 A_2(Thromboxane A_2,TXA_2),它在体内的半寿期仅为 0.5min,释放出来后即迅速水解为无活性的血栓素 B_2(TXB_2)。TXB_2 较稳定,因此通常以测定 TXB_2 间接反映 TXA_2 的体内合成和代谢状况。

PG 是很强的血管活性物质。PGE_2 和 PGA_2 是血管扩张剂,具有促进支气管扩张,中小动脉平滑肌松弛,降低周围血管阻力,增加肾血流量及利钠、利尿、降压等作用。而 PGF_2a 是血管收缩剂,促使去甲肾上腺素释放和血压升高。TXA_2 则促使血小板聚集,血管收缩。而 PGI_2 的作用与 TXA_2 正相反,具有使血管扩张和抗血小板聚集作用,并能防止细胞的缺氧损伤,对细胞有保护作用。

2. 正常参考值(见表 11-1)。

3. 临床意义

(1)高血压病发病机理的研究

原发性高血压或继发性高血压患者,血浆 PG 和尿激肽酶的水平明显降低。因为在正常机体内,激肽-PG 系统是扩张血管降低血压,与体内的缩血管升压系统(RAAS)组成了血压的调节与反馈控制体系,以维持内环境的稳定。如这一调节与反馈控制体系失去平衡,激肽-PG释放量减少,可以导致血压升高。

表 11-1　前列腺素正常范围参考值(ng/L)

	男　性	女　性
PGA2	1828 ± 523	1411 ± 321
	(1083 ~ 2345)	(823 ~ 1948)
PGE1	489 ± 108	(396 ± 104)
	(288 ~ 834)	(241 ~ 618)
6·KPGF$_{1a}$	186 ± 112	191 ± 123
	(56 ~ 314)	(67 ~ 368)
PGF$_{2a}$	986 ± 123	884 ± 264
	(336 ~ 1402)	(314 ~ 1302)

(2)冠心病和动脉粥样硬化 AS 患者血浆 PGl$_2$ 降低,TXB$_2$ 水平升高。

在正常生理情况下,PGI 和 TXA$_2$ 在血管内皮界面保持平衡。血管内皮细胞产生的 PGI$_2$ 可以有效地防止血小板聚集于内皮的表面和局部血栓的形成,防止有害物质损伤血管壁及促进受损血管平滑肌细胞增生;PGI$_2$ 还能通过降低脂化和增加代谢以抑制胆固醇沉淀。而老年人,性激素的水平降低,血管内皮细胞产生的 PGI$_2$ 减少,PGI$_2$ 和 TXA$_2$ 在血管内皮界面的平衡失调,血小板处于激活状态,TXA$_2$ 产生增加,而导致胆固醇的沉淀,血小板的凝集(血小板对 PGI$_2$ 解聚效应的敏感性降低)等因此引起 AS 性冠心病。测定血浆 TXA$_2$ 水平,亦是动态观察冠心病与心绞痛发作的一项指标。TXB$_2$ 值升高,显示局部释放 TXA$_2$ 增多。

(3)用于心、血管疾病治疗及疗效的观察和研究

外源性 PGI$_2$ 具有对抗血小板激活及扩张血管作用。目前已开始用 PGI$_2$ 或其类似物以治疗 AS 和冠心病。当血浆 PGI$_2$ 浓度值达到一定水平时,对血小板聚集产生强抑制作用;动脉扩张,血压降低,心率和心脏指数增加。心肌梗塞的患者,注射 PGI$_2$ 可降低梗塞面积和减少氧耗,防止乳酸增加。缺血性中风病人,用 PGI$_2$ 治疗,使脑血管扩张,脑缺血性神经症状消失。

总之,PGI$_2$ 和 TXA$_2$ 是一对作用相反而又相互制约的活性物质。二者代谢失调或作用失去平衡均可导致血小板聚集,血栓形成,血管痉挛,组织缺氧等而引起某些心血管疾病。所以 PGI$_2$ 和 TXA$_2$ 的代谢物 6-酮-PGF 1a 和 TXB$_2$ 的测定是 AS 和冠心病发生发展的机理和治疗疗效观察的重要指标。

三、心钠素

1. 概述

心钠素(Atrial natriuretic peptide,ANP)是由心肌细胞合成、储存和释放的一种利钠、利尿、扩张血管及降低血压和参与水盐代谢的激素。ANP 的降解部位主要在肾脏。

心钠素的生理效应:①对肾血流量和水电解质平衡的调节。在肾膜、皮质肾小球,近曲肾小管、肾髓质、收集管亨利氏袢、利尿作用,同时也增加钾、钙、镁的排泄,肾血流量、肾小球滤过率、滤过分数的依赖性。②对血管平滑肌的松弛作用。ANP 通过与主动脉、肾动脉、肠系膜动脉管壁上的受体结合,刺激平滑肌细胞和血浆 cGMP 浓度升高而引起平滑肌松弛。⑧对循环和血压的作用。ANP 通过利尿后的血容量降低,抑制肾素释放和舒张毛细血管,降低外周血管阻力及心输出量等发生降压作用。④ANP 对其他血管活性物质的作用。ANP 对醛固酮的释放有抑制作用,不仅抑制醛固酮的基本分泌,也抑制其 ATⅡ、ACTH、PGE 或钾刺激引起的分

泌作用。ANP 还能同时抑制 JG 细胞和肾素释放。

2. 正常参考值(见表 11-2)。

表 11-2　正常人血浆 ANP 水平(ng/L)

例数 n		血浆 ANP $\bar{x} \pm S$	报道者
70	286.4 ± 86.9 (86 ~ 412)	男(34)264.8 ± 101.4 女(36)271.2 ± 82.3	余裕民等
20	367.9 ± 34.7	男 356.2 ± 43.2 女 387.9 ± 61.9	郑秋甫等
19	213.1 ± 23.8	男 222.8 ± 31.8 女 219.1 ± 30.6	金小丽等
22	503 ± 66	男 350 ± 74 女 478 ± 60	余霞君等

3. 临床意义

(1)原发性高血压病。由于心钠素的强烈的利钠利尿、扩张血管、及其对肾素、醛固酮的抑制作用,在原发性高血压的发病机理研究中占有重要地位。在原发性高血压的初期或发展期,由于心房合成和释放 ANP 增多,血浆 ANP 呈代偿性增加,在未经治疗和无合并症者血浆心钠素水平可以高于正常人 1 ~ 3 倍,且血压升高与心钠素浓度呈正相关。也有学者发现,在轻型和中度高血压病人的血压高于正常,血浆 ANP 水平在正常范围之内,只有在合并症时,导致 ANP 值的升高,而且受盐摄入量、年龄、体位及运动因素的影响较大。

(2)继发性高血压病慢性肾衰患者,随着血压升高,血浆 ANP 增高;肾动脉狭窄,原发性醛固酮增多症,Batter's 综合症血浆 ANP 明显升高。肾动脉狭窄引起肾素过量产生和释放,刺激醛固酮分泌增加而导致 ANP 浓度升高。Batter's 综合征的特点是血浆低肾素,高醛固酮和低血钾,而血压正常,这是由于血浆 ANP 水平异常增多(为正常人 10 ~ 20 倍),抑制了肾素的分泌,对抗了缩血管作用,周围阻力下降,而血压正常;低血钾又刺激血浆醛固酮水平升高。

(3)经研究证明各种心脏病,如多种瓣膜病、冠心病、心肌病、室上性心动过速以及起搏异常等均能引起 ANP 释放增加。当合并充血性心力衰竭时,血 ANP 浓度升高更明显。

四、加压素

1. 概述

加压素(Vasopressin,VP)又称抗利尿激素(antidiuretic hormone,ADH)是含有一个二硫键的 9 肽,人的第 8 位氨基酸是精氨酸,故称 AVP。由下丘脑神经元合成,经垂体贮存,在适当的刺激下,释放入血。

AVP 是体内维持水和渗透压平衡的重要激素。它能增加肾脏远曲小管和集合管对水的重吸收,起抗利尿作用。故下丘脑 AVP 合成障碍时引起尿崩症。AVP 是极强的具有直接缩血管作用的物质,可快速调节出血性急性血容量降低引起低血压。

2. 正常参考值范围

血浆:1.0 ~ 5.0μg/L。

3. 临床意义

原发性高血压患者血浆 ANP 的增高可能是 AVP 系统原发性活性增强的结果。

心衰时血浆 AVP 异常增加。因为心室及动脉感受高压的压力感受器被激活,通过迷走神经传入中枢,促进 AVP 释放。此外,AVP 通过肾神经的反射,抗利尿作用,血容量增加而升高血压;AVP 能有效地抑制 ANP 的分泌。

五、神经肽 Y

1. 概述

神经肽 Y(neuropeptide Y,NPY)是 36 个氨基酸组成的生物活性多肽,主要分布于中枢和外周神经系统中。在外周神经,神经肽 Y 主要与去甲肾上腺素共存于交感神经中,并由交感神经末梢释放,可进入血循环。神经肽 Y 是全身最强大的血管收缩物质之一。

2. 正常参考值

血浆:1 ~ 5pmol/L。

3. 临床意义

神经肽过度释放可能是引起心肌缺血、脑血管痉挛的一个重要原因。嗜铬细胞瘤患者血中神经肽 Y 水平明显高于正常人;自发性高血压大鼠下丘脑和脑干中的神经肽 Y 含量明显高于对照大鼠,提示神经肽在高血压发病中可能具有一定意义。

六、降钙素基因相关肽

1. 概述

1983 年 Rosenfeld 用分子生物学技术发现了一种生物性多肽—降钙素基因相关肽(calcitonin generelated Peptide CGRP),这是一种由 37 个氨基酸残基组成的神经肽,是体内最强的舒血管活性多肽,具有增加心肌收缩力的作用,对心血管活动有重要调节作用。CGRP 广泛分布于中枢和外周神经系统以及某些器官组织中,血液中的 CGRP 主要来自血管周围神经。CGRP 作为一种重要的神经多肽参与神经、心血管、消化及泌尿等系统的功能调节。

2. 正常参考值

血浆:32.99 ±1.40ng/L。

3. 临床意义

(1)急性心肌梗塞在患病早期血浆 CGRP 水平急剧升高说明心肌缺血。损伤早期 CGRP 释放增加,这可能是缺血心肌的一种代偿性保持机制。

(2)原发性高血压病人血浆 CGRP 往往低于正常。高血压越严重,降低越明显,揭示循环血中 CGRP 不足可能是原发性高血压病的原因之一。

(3)心衰时血浆 CGRP 水平明显低于正常,经治疗后血浆 CGRP 水平明显回升。揭示心衰时血浆 CGRP 释放减少,治疗后心功能改善可能与药物能促进 CGRP 发挥其正性变力,改善心脏血流量,提高心肌收缩力有关。血浆 CGRP 水平还能反映心脏功能恢复程度。

七、脑钠素

1. 概述

BNP 是 1988 年 Sudoh 等从猪脑内分离纯化的一种新的利钠激素,称为脑钠素(brainnatriuetic peptide,BNP),是由 26 个氨基酸残基组成的活性多肽,广泛分布于哺乳动物中枢和外围组织中,人脑和心脏中含量较高,血浆中亦存在。BNP 生理作用与心钠素一样,有强大的利钠、利尿和降血压作用。临床主要用于高血压病发病机理、心脑血管性疾病和肾脏疾病的研究。

2. 正常参考值

血浆:34.66 ±2.99ng/L。

3. 临床意义

（1）原发性高血压

血浆 BNP 的升高幅度与高血压的严重程度密切相关。Ⅰ、Ⅱ 和 Ⅲ 期患者血浆 BNP 值也相应逐步升高。

（2）脑部疾患和脑微血管病变严重时，脑内释放 BNP 增多，可导致血浆 BNP 水平升高。伴有脑梗塞者血浆 BNP 水平比无梗塞者升高。

（3）肾脏受损者血浆 BNP 水平亦明显升高。因为血浆内的 BNP 主要在肾内降解，肾病时功能障碍或降解酶活性下降，降解减少引起血浆 BNP 浓度进一步升高。

八、内皮素

1. 概述

内皮素（endothelin，ET）是由血管内皮细胞产生，由 21 个氨基酸组成的活性肽，具有强烈缩血管和心肌正变性力作用，是心血管局部调节功能的重要肽类物质。内皮素还能促进血管平滑肌细胞 C—los 和 C—myc 原癌基因的表达，使平滑肌细胞肥大。

2. 正常参考值

血浆:$6.2 \pm 2.3ng/L(1.8 \sim 8.2ng/L)$。

3. 临床意义

血浆内皮素显著增高可见于感染性休克、急性心肌梗塞、脑出血、急性肾功能不全患者。内皮素在上述疾病的发病过程中可能有重要意义。原发性高血压和冠心病患者血浆内皮素轻度升高，由于内皮素可促进心肌细胞和血管平滑肌细胞增殖肥大，它可能是诱发动脉粥样硬化的一个因素。

九、内原性洋地黄素（endogenous digitalis—like substance，EDLS）

1. 概述

EDLS 又称内洋地黄素（endodigin），目前对其化学本质尚不十分清楚。EDLS 生理作用与外源性洋地黄药物类似，可抑制 Na^+K^+—ATP 酶，竞争性抑制哇巴因与受体结合而发挥生物活性；与地高辛抗体有交叉免疫反应，可用地高辛 RIA 试剂盒测定 EDLS。EDLS 广泛存在于人和哺乳动物内，分布于脑、心、肾、肝、肾上腺、肌肉等组织，在脑脊液、血浆和尿液中亦含有 EDLS。EDLS 具有强心、利钠利尿和缩血管作用。检测 EDLS 对心血管的功能状态和心血管疾病发病机理的研究，均有重要意义。

2. 正常参考值

成人血清 EDLS 浓度为 $256 \pm 129ng/L$。

高钠饮食可使血浆 EDLS 水平明显升高。

3. 临床意义

（1）高血压病的研究。原发性高血压患者血浆 EDLS 显著增高，且血压与血浆 EDLS 水平呈正相关关系。经疏甲丙脯疏酸、硝苯吡啶（心痛定）等降压治疗后，大部分患者血浆 EDLS 水平降低。EDLS 活性增高能增强心肌收缩力和血管收缩反应性，可能是高血压病的发病机制之一。但在失代偿性心衰时血浆 EDLS 可能下降。

（2）肝病的研究。在肝炎、脂肪肝、肝硬化和转移性肝癌等患者血清中 EDLS 值均增高。慢性肝病时肾脏排钠排水功能下降，是肝性腹水和水肿的重要原因之一。钠水潴留使血容量增加，可能导致 EDLS 释放增加，在急性肝炎造成肝功能不全患者中，死亡组血清 EDLS 水平显著高于生存组，血清 EDLS 浓度与昏迷的深度呈正相关。因此，测定血清 EDLS 浓度不仅可协助急性肝功能不全的诊断,而且有助于该病情及预后的判断。

(3)在慢性肾功能衰竭、心功能不全、醛固酮增多症、甲状腺机能亢进症等患者中,血浆和尿中 EDLS 水平亦升高。妊娠时血中 EDLS 水平升高,终止妊娠后可恢复正常。

第二节　活性物质

一、地高辛

1. 概述

地高辛(digoxin)是植物强心苷的水解产物,具有增强心肌收缩力,影响心肌电生理作用。临床上可口服和静脉用药,口服用药后,在肠道吸收 70% ~ 80% ,被吸收的地高辛绝大多数与心肌、肾脏、骨骼肌组织结合,在外周血液中的量仅为体内总量的 0.5% ,地高辛在体内转化很少,约60% ~ 80% 以原型从肾脏排出。

2. 临床意义

血清地高辛浓度的动态测定是指导临床用药避免和判断中毒量的重要指标。在地高辛治疗心脏病过程中,由于其治疗量和中毒量间的范围狭窄,虽在中毒组和非中毒组血清地高辛浓度有所不同,但存在较大的个体交叉,加之其他的代谢紊乱与其他药物的相互作用,心脏病的类型和严重程度,肾功能状态,有无其他合并症等的干扰均影响机体对药反应及药物排泄,极大地增加了用药的难度,常需要根据血清中药物的浓度随时调整地高辛用药,避免中毒剂量的中毒反应发生。

地高辛中毒时将出现心脏冲动或传导方面的某些特征紊乱,如心电图的改变及恶心、呕吐、眩晕等;亦可借以停药后上述症状消失作为判断。但目前大多数学者认为,用放免法测定血清地高辛浓度,是确定病人洋地黄状态及中毒确定的最优方法。一般以 2ng/ml 作为中毒与非中毒的大概界限。但由于个体对药物敏感性不同及其他诸因素的干扰,亦不能只用血清地高辛药物浓度值作为中毒剂量的惟一判断指标。

二、血清肌红蛋白

1. 概述

肌红蛋白(myoglobin,Mb)是横纹肌组织细胞中特有的蛋白质。正常人血清中含量甚微,当心肌和骨骼肌损伤时,最易从损伤的细胞中释放至血液。

Mb 是一种含有亚铁血红素的低分子色素蛋白,分子量为 15872 ~ 17856u,在心肌和骨骼肌细胞中生成,其亚铁血红素与氧呈可逆性结合,局部贮存和输送氧气。

2. 正常参考值

16.82 ~ 64.26μg/L。

3. 临床应用

(1)血清 Mb 测定值是急性心肌梗塞(AMI)最早的诊断指标。心肌缺血坏死时,细胞膜通透性增加,由于 Mb 较磷酸肌酸激酶(CPK),谷草转氨酶(GOT)等的分子量小得多,在血循中最早出现,并很快进入高峰期。在 AMI 病人发作 24h 内,SMb 值可高于正常值的 7 倍。而血清 CPK 和 GOT 平均升高 0.5 ~ 1.0 倍,且多数病例 LDH 在正常范围内。若以 SMb 峰值的指标诊断 AMI,诊断符合率可达 92% ~ 97% ,Mb 释放的峰值代表 AMI 心肌坏死的峰期,多数患者在 12h 后下降,24h 后恢复;SMb 检率另有 40% 左右,是心内膜下及大面积梗塞,SMb 水平可延续 3~4 天降至正常。一般检测 SMb 的同时,检测尿 Mb 可以作为诊断的补充,因为 uMb 出现较 SMb 略迟。

表 11-3　AMI 病 SMb 与其他血清酶的对比

项　　目	出现时间 h	达高峰时间 h	升高持续时间 d
SCPK	4~6	16~24	4~5
SCPK—MB	3	18~38	2~4
SGOT	12~24	24~48	7
SLDH	6	30~96	7~10
SMb	1~3	4~12	1~3
SCMLC	4~16	2~6(d)	6~15

(2)SMb 与 AMI 病变范围、严重程度及预后的关系:SMb 升高的幅度和持续时间与梗塞面积及心肌坏死程度呈正相关。SMb 是心肌损伤和坏死后的产物,故 SMb 水平越高,显示心肌受损范围越广泛,或坏死越严重。如 SMb 出现早,峰值高,持续时间越长则预后越差,死亡率高。有人报告,SMb 值在 2000μg/L 以上者大多死亡。如 SMb 值在 24h 内不降,或反而上升,或下降后又上升者,则反映心肌梗塞范围在扩大,心肌坏死加重,或新的梗塞出现,则预后差。

(3)SMb 与心电图变化的关系:在 AMI 时,SMb 与血清 K^+ 的升高同时伴有心电图 S-T 段抬高。心肌坏死后,K^+ 和 SMb 由受损的肌细胞释放入血,降低细胞内电荷量,破坏了心脏电传导的完整性。病理性的 S-T 段抬高是心肌缺血的反映,异常的 Q 波由持续性心肌坏死引起,通常在 S-T 段改变后 4 小时出现。有人报告,AMI 时,SMb 的峰值往往与 S-T 段抬高的幅度(mV)呈正相关。SMb 上升到 800ng/ml 以上,其心电图 S-T 段可以升高 0.8mV 以上。

(4)由于心肌 Mb 与骨骼肌 Mb 的结构和免疫学性质相同,因此要排除由于骨骼损伤后而带来的干扰。在心脏其他疾病如心肌炎、瓣膜病等引起的重度心衰时,某些变异性心绞痛病人等由于心肌缺血可出现 SMb 低水平的升高,要结合临床资料加以鉴别。

三、肌凝蛋白轻链

1. 概述

肌凝蛋白(CM)是心肌细胞构成肌原纤维的主要成分,占心肌细胞总蛋白量的 35%。当心肌缺血缺氧,心肌细胞代谢紊乱,甚至产生酸中毒,肌凝蛋白分子在酸性环境中水解,轻链(Light chain, LC)与重链(Heavy chain)分离,由心肌细胞内释放入血,故血清肌凝蛋白轻链(cardiac mgosin light chain, CMLC)水平越高,表明心肌梗塞缺血情况越严重。

2. 正常参考值

血清:CMLC <2μg/L。

3. 临床意义

(1)急性心肌梗塞(AMI)诊断 AMI 病人发病后 4~16 小时血 CMLC 开始升高,高峰期可以维持 6~10 天,峰期值是正常值的 10~100 倍以上。因此用 CMLC 诊断 AMI 比其他活性物质和心肌酶更可靠,更灵敏。

(2)是 AMI 疗效观察和判断预后的灵敏指标。

第十二章　肾脏功能检测

肾脏是人体最主要的排泄器官,不仅排泄废物,还调节着各种物质在血浆中的浓度,即维持体内渗透压、酸碱度等内环境的相对稳定,又能及时清除各种有害物质。血中微球蛋白和尿多种微量蛋白联合放射分析是肾脏排泄功能的灵敏、可靠指标。肾脏又是具有重要的内分泌功能器官,肾脏皮质、髓质能合成分泌多种激素和活性物质。其中对血管作用的激素有肾素、前列腺素和缓激肽等,在调节肾血流量、维持正常血压和水盐代谢的平衡方面起着重要作用;肾脏间质细胞产生的 1-羟化酶使 25-羟维生素 D_3 转化为有活性的 1,25-二羟维生素 D_3,调节机体钙、磷代谢;肾髓质还能生成红细胞生成素,可刺激骨髓红系增殖、分化和促进蛋白的合成。此外,肾脏还是血浆中多种肽类激素(如胃泌素、胰岛素、胰高血糖素等)的降解场所,如肾脏功能受损伤时,血浆中这些激素水平相应升高。

第一节　肾脏排泄功能检测

肾脏排泄作用的基本功能是由肾小体(包括肾小球和肾小囊两部分)与肾小管组成的肾单位。肾小球为血液过滤器,发挥过滤作用的主要结构是过滤膜。在抗利尿激素(ADH)、醛固酮、心钠素和前列腺素等调节下,肾小管对进入原尿中的水、盐和蛋白质分子具有重吸收作用。这种重吸收作用对保持体内水电解质的平衡也起着关键作用。每个肾脏约有 80~110 万个肾单位,肾脏功能具有很大的代偿能力,临床观察,肾单位在损伤 30%~50% 时往往不出现临床症状。

一、β_2-微球蛋白、α_1-微球蛋白

1. 概述

β_2-微球蛋白(β_2-microglobulin,β_2-MG)是一种由 100 个氨基酸残基组成的单键多肽,分子量为 11706u。α_1-微球蛋白(α_1-microglobulin,α_1-MG)是一种分子量为 32736u 的糖蛋白。

β_2-MG、α_1-MG 日生成量恒定,由细胞表面脱落或释放入血,在体液中含量甚微。β_2-MG、α_1-MG 分子量很小,很自由地通过肾小球滤过膜进入肾小管,大约 99.9% 被肾小管上皮细胞重吸收,经分解为氨基酸。因此进入肾小管的 β_2-MG、α_1-MG 不再返回血流。在肾脏内、外疾病引起肾小球或小管功能受损时,往往引起血、尿或其他体液内 β_2-MG、α_1-MG 含量变化。

2. 正常参考值

β_2-MG 血清 1.62±0.35(<3.0)mg/L(β_2-MG 血清含量与年龄有关,每增长十岁约上升 0.24mg/L),尿液 0.17±0.12(<0.5)mg/L;α_1-MG,血清 15~33mg/L(Iitohy,1986),尿液 5.86±4.50(<10.0)mg/L。

3. 临床意义

(1)血清 β_2-MG、α_1-MG 是反映肾小球滤过功能的指标。当肾小球肾炎时,小球基底膜因自身免疫紊乱,免疫复合物沉积,损伤肾小球滤过膜结构,生物筛作用减弱,肾小球滤过率

（GRF）下降，排泄功能差，滞留在血中的 β_2-MG、α_1-MG 浓度升高，伴随小分子的废物、药物等也不能完全进入原尿中而滞留在血中，往往引起尿中毒。目前临床检查肾小球滤过膜的功能，主要依靠血液中非蛋白氮类物质的检验，和内生肌酐清除率（CCr）测定，但前法不灵敏，后法烦琐，影响因素较多，剧烈活动和部分水肿、肥胖病人可导致 CCr 假性升高。因此，比较而言血清 MG 的 RIA 测定既灵敏又快捷。

（2）肾病综合征的早期诊断

肾病综合征是以肾小球损害为主要病理变化而导致高尿蛋白（超过 3.5g／日）、低血浆蛋白（<30g／dl）伴有水肿、高血压、血尿、高血脂等临床表现的持续性肾损害征候群。肾小球滤过膜的通透性增加，使原尿中蛋白含量增多，超过了近曲小管上皮细胞重吸收及分解的能力，大量的蛋白质从尿中排出，相继产生血浆蛋白严重降低和水肿等。β_2-MG、α_1-MG 是小分子的球蛋白，最容易被滤过，当肾小球滤过膜在电荷屏障和分子屏障受损的早期就涌现在原尿中，超过肾小管的回收和分解能力。故尿 β_2-MG、α_1-MG 值升高是肾脏病综合征早期诊断的灵敏指标。又因 α_1-MG 为中、小分子量蛋白，对早期肾病综合征诊断比尿 β_2-MG 更灵敏。

（3）间质性肾疾病

肾小管是原尿进行加工的场所，能重吸收葡萄糖、氨基酸、蛋白质、水、无机盐；分泌排泄代谢废物、毒物以维持机体水、电解质和酸碱平衡。先天性遗传因素或继发性肾间质性炎症往往与肾小管的损害同时产生，受累的小管在结构和功能上常有明显改变，统称为小管间质肾病。在肾小球滤过膜功能正常的情况下，进入近曲小管内的原尿小分子蛋白如 β_2-MG、α_1-MG 不能有效地重吸收，由尿液排出。因此，尿中的 β_2-MG、α_1-MG 浓度升高，是各种原因引起小管性间质肾炎的惟一可靠灵敏指标。

（4）肾盂肾炎的诊断

由于各种致病微生物感染而引起肾盂肾盏粘膜和肾小管、肾间质病理性结构和功能改变，又称为上尿路感染。因感染造成肾小管损伤，尿中 β_2-MG、α_1-MG 排出量增多。下尿路感染包括尿道、膀胱、输尿管的感染，不累及肾盂、肾小管。故尿 β_2-MG、α_1-MG 水平又是上尿路感染和下尿路感染鉴别诊断的重要指标。

（5）肾功能不全

肾功能不全分为急性肾功能衰竭和慢性肾功能不全。因外伤出血、严重感染、传染病、大面积烧伤、输血溶血反应、毒素、肿瘤、糖尿病及其他全身性疾病等多种原因引起的急性肾功能衰竭，以急性肾小管坏死为主要类型。临床表现为少尿期、多尿期和恢复期的过程。少尿期时因肾血流量急剧减少，肾小球滤过率降低，血浆 β_2-MG、α_1-MG 升高，比血浆肌酐、尿素氮升高更显著。血 β_2-MG、α_1-MG 可作为病情观察的灵敏指标。病程进入多尿期和恢复期时，尿液 β_2-MG、α_1-MG 的升高幅度与肾小管损伤程度呈相关性，尿 β_2-MG、α_1-MG 越高，提示肾小管损伤越严重，疗效、预后越差；反之，尿 β_2-MG、α_1-MG 越趋于正常，说明肾小管损伤越轻，肾小管功能可逆性恢复越好。由各种慢性肾病（如慢性肾小球肾炎，慢性肾盂肾炎，肾动脉硬化等）迁延发展的慢性肾功能不全，以肾功能减退，代谢产物的潴留，水电解质平衡失调，甚至出现氮质血症和尿毒症症状。临床多以血肌酐、血尿素氮（BCr、BUN）作为肾功能代偿期、氮质血症期、尿毒症期的观察指标，经临床实验证明，血 β_2-MG、α_1-MG 和尿 β_2-MG、α_1-MG 的检测，对肾小球滤过功能和肾小管功能的评估及疗效和病情预后的判断比 BCR、BUN 检查更敏感。

二、尿白蛋白、尿免疫球蛋白

1. 概述

白蛋白（album，ALb）由肝细胞合成，分子量为69440u，是血浆蛋白主要成分。进入肾脏后，大部分白蛋白不能通过肾小球滤过膜，被滤过膜负电荷屏障和分子屏障阻挡，每天约有很少部分（1~2克）白蛋白进入原尿，占原尿中蛋白的40%左右，进入原尿中的白蛋白95%以上被肾小管上皮细胞重吸收再利用并补充血浆蛋白。正常尿液中白蛋白含量甚微。免疫球蛋白G（IgG）是由浆细胞合成的免疫抗体蛋白，分子量为148.8Ku，为血浆内大分子蛋白，到达肾脏几乎全部被肾小球滤过膜电荷屏障和分子屏障阻挡，正常情况下进入原尿中的IgG极少。进入原尿的IgG也很难被肾小管重吸收。

2. 正常参考值

尿液Alb 5.0~9.0（<10）mg/L，尿液IgG1.0~4.0（<5.0）mg/L。

3. 临床意义

（1）在肾小球肾炎、肾病综合症时，由于感染、自身免疫功能紊乱，抗原抗体反应及免疫复合物刺激破坏肾小球滤过膜的电荷屏障和分子屏障作用，滤过膜通透性增加，大分子蛋白如Alb、IgG被滤过进入原尿。故尿Alb、尿IgG浓度升高，是肾小球滤过膜损伤的重要标志。

（2）因Alb、IgG分子量和电荷的差别，当急性肾小球肾炎早期，滤过膜的内皮及上皮细胞膜上的涎蛋白及基底膜内外稀疏层上含硫酸肝素的蛋白多糖的多阶阴电荷层早期破坏，滤过膜通透性增加，首先是白蛋白被滤过而进入原尿，其中一部分被肾小管近端重吸收，另一部分Alb由尿液排出；而分子量大，阴电荷量多的IgG仍被肾小球滤过膜的分子屏障阻挡，很少进入原尿。当病情进一步发展，肾小球基底膜受到免疫反应损害，结构破坏，电荷屏障和分子屏障作用部分或全部丧失时，血浆中的IgG被滤过进入原尿，再由尿液排出。因此，尿IgG浓度升高或尿Alb/IgG比值的下降是肾小球损害程度和病情进一步恶化的重要灵敏指标。

三、尿分泌型免疫球蛋白A与尿TH糖蛋白

1. 概述

分泌型免疫球蛋白（secretive ImmunoglobulinA，SIgA）是指由消化道、呼吸道和泌尿道粘膜下的浆细胞合成分泌。完整SIgA分子是由浆细胞产生的糖蛋白J链和上皮细胞合成的分泌片以共价键形式连接两个分子IgA而形成，分子量约396.8Ku左右。尿液中SIgA主要由远端肾小管上皮细胞和肾小管周围的间质细胞分泌。

TH糖蛋白（Tamm-Horsfall protein，THP）是由远端肾小管上皮细胞和亨氏（Henle's）襻升支分泌的一种糖蛋白，分子量约为6944Ku，在尿中以高分子多聚体形式存在，是正常人尿液微量蛋白中惟一的大分子蛋白（约占50%左右）。THP与SIgA为尿液分泌性蛋白。正常人肾小管分泌性蛋白生成量恒定，其聚合物也可作为肾结石的核心。

2. 正常参考值

尿液SIgA 1.78±1.12（0.52~2.44）mg/L；

尿液THP 24.20±4.86（11.86~58.64）mg/L。

3. 临床意义

（1）细菌、病毒侵犯导致急性上尿路感染时，如肾盂肾炎、间质性肾小管炎时，初始阶段以分泌型蛋白为主的自身局部免疫系统发挥抗感染作用，SIgA、THP生成量增加。尿SIgA、THP持发性升高，是急性上尿路感染和间质性肾小管肾炎早期诊断的灵敏指标。

（2）慢性肾功能不全或肾功能衰竭的病人，由于肾小管上皮细胞结构破坏，功能细胞减少，生成分泌型蛋白减少，尿液 SIgA、THP 含量减少。严重肾衰竭的病人，尿液中的 SIgA、THP 几乎测不出。尿液中 SIgA、THP 缓慢回升，则表示病情趋于缓解，肾小管部分功能趋于恢复。故尿液 SIgA、THP 的含量是肾功能衰竭早期诊断和病情判断的重要指标。

（3）由于肾小管及上尿道粘膜局部免疫功能和分泌功能紊乱，过多的聚合体蛋白（THP）易作为结石前体而形成尿结石。尿 SIgA、TNP 浓度升高，可以作为肾结石的辅助诊断指标，又为中医中药排石疗效观察的实验指标。

第二节　肾脏内分泌功能检测

目前为止发现五种激素由肾脏实质组织合成和分泌，如肾素、前列腺素、激肽释放酶、1，25-双羟胆骨化醇和红细胞生成素，这些激素对舒缩血管与血压调控、醛固酮分泌与水盐代谢、钙磷代谢、红细胞生成等生理调节作用具有重要意义。肾脏又是多种激素靶器官，肾内血管床和肾小管含有血管类激素和盐皮质激素的受体，激素与肾脏细胞受体结合发挥相应的生物效应；此外，肾脏是多种激素降解场所，肾脏功能受损时，这些活性物质在血浆内的水平升高。

一、肾素

1. 概述

肾素（renin，R）是由肾脏肾小球旁器颗粒细胞即 JG 细胞合成和分泌。肾素的分子量约为 47.6Ku，在肝内降解，生物半衰期为 $10 \sim 60min$。颗粒细胞分泌肾素可直接进入肾小球或淋巴液再进入血液循环，其释放具有昼夜的节律性，即早上 8 点到达高峰后下降，晚上 8 时最低。肾素的分泌除受致密斑钠离子浓度直接影响外，还受血容量和流入肾小球压力及其他神经体液因素及多种激素的调节影响。肾素是一种水解酶，其本身无直接生理作用，它主要作用于基质，即血管紧张素原。血管紧张素原（AN）是由肝细胞合成的大分子糖蛋白，广泛存在于血浆、淋巴、脑、肾组织内，且生成量恒定。肾素能使血管紧张素原分解生成血管紧张素 I（AT I），AT I 在转换酶，水解酶的作用下水解生成血管紧张素 II（AT II）。AT II 具有强烈的收缩血管生理作用。AT II 的缩血管生理活性与血浆内肾素的量有直接关系，即血浆内肾素浓度上升血压升高也明显，两者呈正相关。血浆内 AT II 在氨基肽酶作用下进一步水解成无活性的血管紧张素 II（AT III）。

AT II 是血浆内存在的肽类激素，与血管壁平滑肌细胞膜上受体结合才能发挥生物作用。主要作用：①直接与血管平滑肌细胞受体结合后，产生生理效应使血管平滑肌收缩，血压升高；②刺激肾上腺皮质球状带合成分泌盐皮质激素（醛固酮）；③当 AT II 浓度达一定高水平时，随着血压的上升，又反馈性抑制 JG 细胞分泌肾素；④局部作用：作用肾小球使出球小动脉收缩，小球滤过压升高。还可使肾皮质外层血流量减少，调节性腺，性器官的血流量；⑤作用于下丘脑可以引起口渴，促进抗利尿激素（ADH）的释放，增加儿茶酚胺的作用。

2. 肾素活性的测定及正常参考值

血循环中有肾素和肾素原（prorenin）两种，其含量比例为 1：9。体外实验表明肾素原可以被酸激活产生肾素，但是体内的肾素原不是肾素的前身物质。在某些疾病中，血循环中还存在有大肾素（big renin）和巨大肾素（big-big renin）其分子量可以高达 139Ku，在血液中浓度的变化也大,这些大肾素可能由许多小分子量的肾素凝聚而成,无论是肾素原或是大肾素均无生物活性,但它们与活性肾素有共同的免疫活性,用一般放射分析方法测定肾素浓度值不能真正反映血浆肾素的作用。所以采用测定肾素的活性来表示肾素的作用。血浆肾素活性(plasma renin activity,PRA)为在血浆内肾素作用下血浆血管紧张素原转变为血管紧张素Ⅰ,又迅速转变为血管紧张素Ⅱ的生成速率来表示。参考国内发表数据提供如下参考值范围。

血浆肾活性(PRA):

普通饮食 立体 1.68～4.32,卧位 0.24～1.12μg/L·h;

低盐饮食 立位 2.74～6.98,卧位 1.42～4.23μg/L·h。

血浆紧张素Ⅱ(ATⅡ):

普通饮食 立位 6.21～101.8,卧位 31.6～58.4μg/L;

低盐饮食 立位 69.6～132.3,卧位 54.7～98.1μg/L。

3. 临床意义 肾素对于肾脏疾病有以下临床价值:

(1)肾血管性疾病

肾脏血管性疾病包括多种原因引起的肾动脉狭窄、肾动脉栓塞和血栓,小动脉硬化,肾脏小血管炎等。肾动脉狭窄多见于青少年患者,疾病的初期因急性肾缺血,入球小动脉压降低,引起 JG 细胞分泌肾素增加,ATⅡ生成量增加,使血管收缩,血压上升;ATⅡ又刺激肾上腺皮质分泌醛固酮,形成 RAAS 分泌率增高,导致血压升高。但疾病迁延至后期因醛固酮分泌增加,使水、钠潴留,血液循环量增加抑制肾素分泌,血浆肾素水平不升高。

肾动脉栓塞主要继发于全身心血管疾病如心肌梗塞,血管内膜感染后血栓和炎症栓子而造成肾血管急性和慢性栓塞。血浆肾活性可作为早期肾动脉栓塞、阻塞程度及病情观察的指标。

小动脉性肾硬化是慢性全身高血压病最常见的并发症之一。此类病人以高血压,蛋白尿(常伴血尿),小滤过率下降,血浆 β_2-MG、α_1-MG 水平上升。而肾素活性增加不明显。

(2)肾小球旁细胞瘤

肾小球旁细胞瘤为分泌肾素良性细胞瘤,又称肾素瘤,起病缓慢,男女皆可患病。因瘤细胞产生大量的肾素,临床表现为严重性高血压,继发性醛固酮增多症和低血钾碱中毒。肾素分泌增加昼夜节律变化,对体位反应和心得安反应都存在,且增高水平与瘤体大小呈相关性,瘤体切除后,血压降至正常,醛固酮增多症的症状也缓解这是区别原发性醛固增多症和肾胚胎瘤,肾外分泌肾素瘤的依据。

(3)巴特氏综合征

此病有先天性和后天性两种原因。前者以常染色体显性或隐性遗传;后者多见于慢性肾脏性疾病,如失盐性肾炎或服用过期四环素药物等引起肾血管壁对 ATⅡ作用敏感性降低、肾血流量减少,肾素和醛固酮分泌量增加,远端肾曲小管亨利(Henle)襻的原升支对氯、钾、钠的重吸收障碍,肾单位尿流量增加。钾排量增加造成低血钾,引起前列腺素释放增加而致肾素和醛固酮分泌增多;前列腺素还可刺激肽释放酶—激肽系统,使血管扩张,故临床无高血压表现。血浆肾素活性、ATⅡ、醛固酮增高和对 ATⅡ、血管加压素无血压反应是本病诊断的重要依据。

二、前列腺素、激肽释放酶

前列腺素的生物化学知识已在第十一章第一节叙述。

激肽释放酶(KalliKrein)与肾素一样也是一种酶,其本身无直接生理作用。激肽释放酶作用于基质激肽原分解释放具有生理作用的激肽,两者称为激肽释放酶—激肽系统。肾脏内产生的主要是缓激肽。激肽释放酶—激肽系统的生理作用与肾素—血管紧张素系统的作用相对抗。对肾脏的作用是,通过刺激前列腺激素的释放,使血管扩张,外周血管内阻力降低,利钠、利水、降低血压;还能直接增加肾脏血流量,特别是增加肾脏皮质内层的血流量。

肾素—血管紧张素—醛固酮系统、激肽释放酶—激肽系统和前列腺素三者之间的关系密切,它们互相协同又互相制约,共同调节着肾脏及全身的心、血管功能、血压的变化及其水盐代谢。在全身性疾病引起心、脑、肾血管性疾病时或各种原因引起高血压病及种种原因引起肾功能不全或肾功能衰竭、尿毒症时,水电解质代谢紊乱等均可导致三者水平的变化。

三、细胞生成素

1. 概述　红细胞生成素(eyrthropoietin EP)大部分是由肾小管周围细胞合成的糖蛋白,分子量约为38Ku。除肾脏外,肝脏和脾细胞也能合成少部分的 EP。肾供氧量减少或需氧量增加和生长刺激时 EP 释放增加;一些肿瘤如肝癌、肾癌、子宫巨大纤维瘤、小脑血管母细胞瘤和嗜铬细胞瘤均可产生 EP,称之异位 EP。EP 的作用是刺激骨髓红系造血,红细胞成熟即促进造血干细胞增生和有丝分裂,使有核红细胞提前脱核。

2. 正常参考值

正常人血清 EP 值存在很大差异,不同年龄组,不同性别 EP 值均不同。

血清 EP 正常参考值范围为 $10 \sim 40 \mu/L$。

3. 临床意义

(1)慢性肾性贫血诊断

各种慢性肾脏疾病均可导致肾功能不全,其中以慢性肾小球肾炎,慢性肾盂肾炎和肾小动脉硬化所引起较常见,此外还有肾风湿病如(SEL)糖尿病性肾病,肾结核,肾结石等也易产生。肾功能不全在进行性三期(不全代偿期,氮质血症期、尿毒症期)中会产生进行性贫血,贫血是尿毒症患者必有的症状。产生贫血的原因有多种,其中①肾实质缺血坏死,肾小管周围间质细胞数量减少,肾小球滤过率(GFR)下降,潴留在血液的毒性物质和代谢产物抑制红细胞生成素活性、抑制红细胞成熟,是产生贫血的主要原因。尿毒性厌食,慢性失血也是贫血的原因。检测血清红细胞生成素的水平,有助于肾性贫血的诊断,疗效观察和预后估计。

(2)恶性肿瘤引起异位 EP 综合症诊断

通过异位 EP 生成机理,肝脏癌,肾脏癌,子宫纤维瘤细胞可以分泌 EP,嗜铬细胞瘤分泌儿茶酚胺影响肾组织细胞内的腺苷酸环化酶促进 EP 生成,使血浆 EP 增加。血浆 EP 测定有助于异位 EP 综合征的诊断和疗效的观察。

(3)高血压病患者中有部分血浆 EP 升高

四、1,25 —双羟胆骨化醇

肾近曲小管上皮细胞能将由肝细胞合成分泌的25—羟胆骨化醇($25(OH)D_3$)进一步羟化为 1,25—双羟胆骨化醇($1,25(OH)_2D_3$)。后者的生物活性比前者强 7 倍。是肾脏产生的与钙、磷代谢关系密切的重要维生素 D 类物质。

第十三章　血液系统疾病检测

血液对维持机体内环境的动态平衡具有重要作用。正常情况下,循环血中的各种细胞和大多数化学成分以及生物活性物质的量和质都保持在相当稳定的范围。当血细胞和血浆成份发生质与量的改变时,则揭示血液系统疾病的存在或其他系统疾病在血液方面的反映。因此,在临床诊断中,除了检查血细胞和骨髓造血细胞的形态变化以外,尚需分析血液中化学成分的质量变化,籍以了解物质的代谢状况,协助诊断疾病和估计预后。

随着体外放射分析技术的不断发展和推广。目前已能对叶酸、维生素 B_{12}、铁蛋白、$β_2$—微球蛋白、血小板相关 IgG、抗凝血酶—Ⅲ、C—反应性蛋白、红细胞生成素等数十种血浆物质进行检测。成为血液系统疾病早期诊断和疗效观察的重要方法之一。

第一节　叶　酸

一、概述

叶酸(Folic Acid,FA)又名蝶酰谷氨酸(Pteroylalutamic acid),由喋啶、对氨基苯甲酸与谷氨酸组成。叶酸最初从肝组织中分离获得,后发现植物绿叶中含量十分丰富,故命名为叶酸。肝脏是 FA 的贮库,故含量极高。食物中的 FA 为多谷氨叶酸,在小肠经水解酶水解成单谷氨酸盐后被吸收,到肝脏经叶酸还原酶、二氢叶酸还原酶等还原成具有活性的四氢叶酸(THFA)。THFA 在核酸和蛋白质的合成中起重要作用。因此,一旦叶酸缺乏,可使 DNA 的合成受阻,细胞核的成熟与分裂发生障碍,导致一系列病理改变。所以测定血清或红细胞中 FA 浓度可提示 FA 的吸收、利用、代谢是否正常,为 FA 缺乏所致相关疾病提供诊断依据。

二、正常参考值

血清:7 ~ 39nmol/L(3.0 ~ 1.7ng/mL);

红细胞:395 ~ 1585nmol/L(175 ~ 700ng/mL);

全血:180 ~ 725nmol/L(80 ~ 320ng/mL)。

三、临床意义

1.巨幼红细胞贫血

血清 FA 浓度的测定能反映体内 FA 贮存和需求情况;因 FA 不易透过红细胞膜,故红细胞内的 FA 水平可作为组织内 FA 贮量指标。当 FA 绝对或相对缺乏时,都将影响细胞核内脱氧核糖核酸(DNA)的合成,导致细胞核的成熟和分裂障碍,此时幼稚红细胞的核停留于网状结构而不能固缩,因胞浆发育不受影响,血红蛋白仍可合成,致细胞核与胞浆发育失去平衡,细胞形态变大而发生巨幼红细胞贫血。

2.贫血的鉴别诊断

在恶性贫血和再生障碍性贫血时 FA 水平增高;缺铁性贫血、慢性炎症和恶性肿瘤贫血时,FA 可在正常水平。因此,FA 的测定对不同原因所致的贫血有一定鉴别诊断作用。

3. 叶酸缺乏的原因和有关疾病

正常成人 FA 日需量约 $50 \sim 200\mu g$；妊娠或哺乳期妇女的日需量约 $300 \sim 500\mu g$；婴幼儿日需量约 $20 \sim 50\mu g$。由于体内 FA 储量不多，人类饮食中的 FA 往往因烹调不当等因素遭到破坏，因此，如发生以下情况可致 FA 相对缺乏。

生理因素：妊娠后期、哺乳期、婴幼儿由于日需量明显增加，可致体内 FA 缺乏。

病理因素：FA 吸收不良综合征、小肠吸收不良综合征、短肠综合征、小肠麻痹等致肠道吸收功能障碍性疾病可致 FA 水平下降；骨髓增生症、恶性肿瘤、甲状腺机能亢进、剥脱性皮炎等疾病因 FA 需量增加，可致体内 FA 缺乏。

其他因素：长期服用某些药物，如苯妥英钠、朴痫酮、避孕药、氨甲喋呤等，可使 FA 的摄取和利用障碍而导致体内 FA 缺乏。

4. FA 与 $VitB_{12}$、Vit C 关系

FA 在生化过程中必须由 $VitB_{12}$、Vit C 的参与，否则将不能有效发挥其生物活性作用。因此，当 $VitB_{12}$ 缺乏时同样可致 DNA 合成障碍。故临床应用中，应 FA、VB_{12}。同时检测，综合判断。当 Vit C 缺乏时，THFA 形成减少。

第二节　维生素 B_{12}

一、概述

维生素 B_{12}（Vitamin B_{12}，$VitB_{12}$）的化学名称为氰钴胺素，由三磷酸腺苷、氨基丙醇、咕啉环和钴组成，是分子中惟一含有金属元素的维生素。$VitB_{12}$ 在人类肠道细菌作用下合成，但因其与蛋白质结合形成复合物，不宜为人体吸收利用，必须在胃液中的粘多糖蛋白"内因子"（intrinsic factor，IF）回肠部特异受体产生的释放因子的作用下方可被吸收入血。此外 $VitB_{12}$ 的摄取还与 $VitB_6$ 和铁等物质有关，故 $VitB_6$ 和铁的缺乏，也可使 $VitB_{12}$ 吸收减少。

$VitB_{12}$ 以辅酶形式与 FA 一起参与核酸和蛋白质的合成过程，促进细胞的发育和成熟，并在多种磷脂的合成和代谢中发挥作用。因此，当缺乏 $VitB_{12}$ 时，可发生巨幼红细胞性贫血，白细胞和血小板减少。在 $VitB_{12}$ 严重缺乏时，可发生不可逆性神经系统病变。

二、正常参考值

血清 $VitB_{12}$：$150 \sim 700pmol/L$（$200 \sim 950pg/mL$），$VitB_{12}$ 的含量无明显的性别和年龄差异。

三、临床意义

1. 巨幼红细胞贫血

$VitB_{12}$ 和 FA 的缺乏是巨幼红细胞贫血的重要病因。通常人体内 $VitB_{12}$ 贮量极为丰富，加之肠肝循环的再吸收，故很少缺乏。只有当 IF 和释放因子缺乏性病理改变，如胃肠粘膜严重损伤、胃大部或全胃切除术后、节段性回肠炎、回肠切除术后，使 IF 和释放因子缺乏，导致 $VitB_{12}$ 缺乏，继而影响红细胞的成熟与分裂，发生巨幼红细胞贫血。

2. $VitB_{12}$ 缺乏的其他因素和相关疾病

药物：如氨基水杨酸钠，新霉素等可影响肠道对 $VitB_{12}$ 的吸收，导致血清 $VitB_{12}$ 水平降低。

相关疾病：患慢性胰腺炎时，由于胰蛋白酶缺乏，不能有效降解 R 蛋白的活性，而 R 蛋白

具有结合 IF 作用,导致 $VitB_{12}$ 吸收障碍。另外,如卓一艾氏综合征、胃癌、口炎性腹泻、无脑儿及胎儿神经管缺陷的孕妇、肿瘤化疗或放疗后以及急性粒细胞白血病等病变也可使血清 $VitB_{12}$ 水平降低。

3. 血清 $VitB_{12}$ 增高的相关疾病

慢性粒细胞性白血病、真性红细胞增多症和骨髓增生性贫血等疾病的患者,其血清中的 $VitB_{12}$ 水平可比正常值增高近 10 倍;淋巴瘤等恶性肿瘤、肝硬化时均可明显增高。

4. 遗传性疾病

血清 $VitB_{12}$ 正常但伴有缺乏症状,如遗传性转钴胺 Ⅱ 缺乏症等。

第三节　血清铁蛋白

一、概述

铁蛋白(Ferritin,Fer)是一种含有铁离子的水溶性蛋白质,为人体内仅次于血红蛋白的含铁量最丰富的蛋白质,分子量为 414Ku。根据其亚单位的组成不同可分为酸性同种铁蛋白(AIF)和碱性同种铁蛋白(BIF)。人体所有细胞均能合成铁蛋白,但主要分布于肝、脾、骨髓等处,以肝实质细胞含量最为丰富,约占体内铁贮量的 1/3 左右。

血清铁蛋白(SF)的含量是反映体内铁贮量的重要指标。它在血红蛋白合成过程中有着特殊的作用。缺铁性贫血时 SF 明显降低。

二、正常参考值

血清:成人男 $12 \sim 245\mu g/L$;女 $5 \sim 130\mu g/L$。孕妇:$15.06 \pm 1.80\mu g/L$。

脑脊液:$8.70\mu g/L$。

三、临床意义

1. 贫血的诊断和鉴别诊断

缺铁性贫血时,SF 明显降低。多数学者将 SF 值 $<12\mu g/L$ 作为体内铁贮耗指标。当 SF $<50\mu g/L$ 时,提示有缺铁可能;在男性如 SF $<29\mu g/L$,女性 $<20\mu g/L$ 时,应考虑隐性缺铁性贫血;当 SF $<12\mu g/L$ 且无其他疾患时,可确诊为缺铁性贫血。再生障碍性贫血和重症地中海贫血 SF 水平增高。

2. 白血病的辅助诊断

由于白血病细胞合成铁蛋白的能力增强,故 SF 在急性白血病尤以单核细胞性和粒细胞性白血病时增高最为显著。并且 SF 含量与外周血和骨髓中原始幼稚细胞的数量显著相关。慢性白血病通常 SF 在正常范围,急变时可升高。

3. 恶性肿瘤的辅助诊断

肝、脾、肺及骨髓等部位的恶性肿瘤 SF 明显升高,胸腹水中 SF 增高更为显著,因此本法亦可用于胸腹水的良恶性鉴别。另有某些恶性肿瘤如乳癌、胃癌、直肠癌、食道癌等发生转移时,特别是富铁器官转移时,SF 水平可升高。

值得注意的是,SF 浓度值在正常人与恶性疾病之间有一定的重叠,故测定 SF 和血清铁的比值有助鉴别诊断。正常比值为 $0.3 \sim 1.7(0.91 \pm 0.32)$,恶性疾病则明显增高,阳性率可达 90% 以上。

第四节　血清 β_2-微球蛋白

一、概述

β_2-微球蛋白的基本生物化学知识已在第十二章第一节叙及,不再复述。

二、临床意义

β_2-MG 不仅能反映肾脏功能(第十二章第一节),还与血液系统疾病相关。

(1)血液系统恶性疾病的辅助诊断

血清 β_2-MG 水平在多种血液系统恶性疾病中可明显增高。急、慢性白血病和多发性骨髓瘤以及恶性淋巴瘤等病变血清 β_2-MG 增高最为显著,其阳性率依次为:慢性淋巴细胞性白血病(100%)、慢性粒细胞性白血病(78% ~ 82%)、恶性淋巴瘤(81.8%)、多发性骨髓瘤(78.6%、急性淋巴细胞性白血病(63.6% ~75%)、急性粒细胞性白血病(55%)。

(2)恶性血液系统疾病的预后判断

对于多发性骨髓瘤,如血清 β_2-MG 值 <6mg/L,表示疾病在 Ⅰ、Ⅱ 期或部分 Ⅲₐ 期,预后较好;如 >6mg/L 则多数处于 Ⅲₐ 和 Ⅲᵦ 期,表示病情险恶,预后较差。

血清 β_2-MG 增高与何杰金氏病和非何杰金氏病的病程有密切关系,Ⅰ、Ⅱ 期增高者仅占15%,而 Ⅲ、N 期增高者达65%以上。血清 β_2-MG 持续 >3.5mg/L 者生存期明显缩短,降低者则可能完全缓解。

急性白血病、恶性淋巴瘤等累及中枢神经系统者脑脊液 β_2-MG 升高,预后不良。

(3)在血液系统其他疾病中,如真性细胞增多症、地中海贫血、脾功能亢进以及传染性单核细胞增多症等,血清 β_2-MG 也可升高。再生障碍性贫血和血小板减少性紫癜(ITP)等非骨髓增生性疾病血清 β_2-MG 水平无明显变化。

第五节　血小板相关 IgG

一、概述

血小板相关 IgG(Platelet antibody IgG,PA-IgG),亦称血小板抗体 IgG,主要产生场所为脾脏。PA-IgG 是特发性血小板减少性紫癜(ITP)发病的主要病因。70% ~90% 的 ITP 患者 PA-IgG 呈阳性反应。

PA-IgG 是由病理性因素刺激形成的一种自身免疫性抗体,能结合在血小板膜的抗原部位,加速血小板被巨噬细胞吞噬和破坏,使血小板生存期缩短。目前,PA-IgG 定量测定已成为诊断 ITP 的一项主要指标。采用 RIA、ELISA 和 SPA(葡萄球菌蛋白 A 技术)可直接测定和计算完整血小板表面 IgG,具有较高的准确性及临床价值。

二、正常参考值

PA-IgG 含量以每个或每百万个血小板中所含有的量作为指标单位。国外报道:正常 PA-IgG 水平在 $5.1 \pm 1.5 fg/PC$;国内则以 $12.0 \pm 5.5 ng/10^6 PC$ 或 $<21.6 ng/10^6 PC$ 作为正常值。

三、临床应用

（1）TP 诊断

PA-IgG 在 ITP 中的病理作用已基本确认。因此，对 ITP 患者的诊断除根据病史、症状体征、血小板减少以及骨髓象的变化外，如 PA-IgG 值增高则支持 ITP 的诊断。文献报道：PA-IgG 高达 11.86 ± 3.41 fg/PC 时，阳性率为 70% ~ 90%；也有报道达 141.6 ± 118.9 ng/10^6PC 时，阳性率为 96%。

（2）结缔组织疾病和淋巴系统增生性疾病中常有 PA-IgG 增高。

（3）骨髓增生性疾病，如骨髓纤维化患者，80% 以上有 PA-IgG 增高，且增高程度与疾病活动性和病程呈正相关。

（4）肝脏疾病，如原发性胆汁性肝硬化的患者中，PA-IgG 可升高，且 PA-IgG 的增高与血小板数量呈负相关。

第六节　抗凝血酶-Ⅲ

一、概述

抗凝血酶-Ⅲ（Antithrombin Ⅲ, AT-Ⅲ）是一种血浆单链糖蛋白，属 α_2 球蛋白，分子量约 64.5 Ku。主要由肝脏产生，血管内皮细胞亦可分泌，以肾和肠中浓度最高，心和肝内较低。AT-Ⅲ 与肝素或酸性粘多糖结合以其活性形式存在，对凝血酶具有灭活作用，血管壁中的 AT-Ⅲ 对动脉粥样硬化和附壁血栓的形成具有阻止作用。因此 AT-Ⅱ 在抗凝血和抗血栓形成中具有重要意义。

二、正常参考值

正常人血中 AT-Ⅲ 水平具有随年龄增大而降低的趋势。成年男性高于女性，老年人女性高于男性；新生儿 AT-Ⅲ 水平仅为成人的一半。

正常成人血浆 AT-Ⅲ：199 ± 25 mg/L；孕妇为 266 ± 45 mg/L。

三、临床意义

检测血浆中 AT-Ⅲ 水平对先天性 AT-Ⅲ 缺陷症的诊断具有重要意义。本病患者血浆 AT-Ⅲ 含量降低，抗凝血和抗血栓形成能力下降，故常在手术后、感染后以及妊娠或产后等情况下发生静脉血栓性病变。

此外，尚有多种血液系统疾病可发生 AT-Ⅲ 水平的变化。如血浆 AT-Ⅲ 增高的疾病有：急性淋巴细胞白血病、慢性粒细胞白血病、再生障碍性贫血、缺铁性贫血、单纯性紫癜等。血浆 AT-Ⅲ 降低的疾病有：急性早幼粒细胞白血病、自身免疫性溶血性贫血等。

在严重肝损害、血管内皮广泛损害、弥漫性血管内凝血（DIC）、脓毒血症、内毒素血症、外科手术后以及血栓前期和血栓性疾病（心绞痛、心肌梗塞、脑梗塞、肺梗塞）、肾小球疾病、妊高症等病变时 AT-Ⅲ 水平降低。烧伤患者因 AT-Ⅲ 大量消耗，血浆 AT-Ⅲ 水平可明显下降。

当口服抗凝剂、应用黄体酮等药物时，AT-Ⅲ 水平可增高。

第十四章　病毒性肝炎与肝功能检测

病毒性肝炎是由肝炎病毒引起的,以侵犯宿主肝脏为主的消化道传染病。临床上以食欲减退、恶心、呕吐、乏力、黄疸、肝脏肿大压痛及肝功能异常为主要表现,病理上以肝细胞破坏,变异为主。

临床所知的病毒性肝炎有五种,即:甲型肝炎,乙型肝炎,丙型肝炎(经血传播的非甲非乙型肝炎),丁型肝炎和戊型肝炎(经肠道传播的非甲非乙型肝炎)。这五种病毒没有共同抗原,不产生交叉免疫反应。

第一节　甲型肝炎血清标志物

一、概述

甲型肝炎(HA)是由甲型肝炎病毒(Hepatitis AVirus,HAV)引起。主要通过口腔传播,往往发生在食用生毛蚶和牡蛎之后,显然与水污染有关。感染后大多为隐性感染,发病患者起病较急,有发热,纳差,厌油和上腹部不适等症状。部分病人可出现黄疸。因为 HAV 进入人体后在肠粘膜内增殖,再进入血液,然后在细胞浆内复制,可直接导致肝细胞损害,但不能持续感染,无慢性肝炎变化和病毒携带者的情况产生。患者多数在 1~3 个月内痊愈。80%~90%感染者因无明显症状或亚临床过程而延误诊断。

二、血清标志物检测及临床意义

血清中抗甲肝抗体即抗 HAV(IgG + IgM),急性感染后终身存在,抗甲肝病毒抗体(抗HAV-IgM)是感染的特异性标志,急性甲型肝炎患者可通过检测抗 HAV-IgM 而确诊。发病后1~4 周血清中即可检出抗 HAV-IgM,3 个月后滴度下降,6~8 个月后不易查出。抗 HAV-IgG于第 4 周可测,24 周后达高峰。抗 HAV-IgG 可维持多年,甚至终生。

正常人抗 HAV-IgM1:1000 阴性,若 1:1000 阳性则表示近期 HAV 感染。故凡抗 HAV-IgM 阳性,特别是滴度较高时,常提示为急性 HAV 感染或复发。

检测抗 HAV-IgM 常用固相放射免疫测定(SPRIA)及酶联免疫吸附试验(ELISA)。这两种方法目前都采用双抗体夹心法进行检测。检测时需注意,类风湿因子阳性的标本可能会出现假阳性反应。这种现象可在试验前先在病人血清中加入足量聚合 IgG 以吸掉类风湿因子。

第二节　乙型肝炎血清标志物

乙型肝炎(HB)由乙型肝炎病毒(Hepatitis B virus,HBV)感染引起的,是威胁人们健康最重要的传染病之一。潜伏期、急性期及慢性活动期病人血液均有传染性,流行广泛,且病毒携带者为数众多,传染源难以控制,约 10% 病人转为肝硬化或肝癌。我国属病毒性乙型肝炎高发区,全国有慢性乙型肝炎患者约 220 万人。每年乙型肝炎发病人数约 269 万例。HBsAg 携带者高达 1.2 亿,约占全世界乙型肝炎病毒携带者的 1/3 以上。我国又属原发性肝癌的高发区。每年约有 16 万人死于原发性肝癌。因此对病毒性肝炎的检测具有十分重要的意义。

一、乙型肝炎表面抗原(HBsAg)

1. 概述

乙型肝炎表面抗原(Hepatitis B surface,HBsAg)存在于 Dane 氏颗粒的表面,小球形颗粒和长管形颗粒亦含有 HBsAg。HBsAg 具有耐热性,纯化抗原经 60℃,10h 处理不失其抗原性,但 100℃加热 5 分钟完全丧失与相应抗体结合的能力。

2. 检测方法

血清 HBsAg 可用 SPRIA,ELISA,RPHA 等方法检测,是乙型肝炎病人早期诊断的重要指标。感染者血清中 HBsAg 浓度变化相当大,从 2ng/ml 至 500ng/ml。

3. 临床意义

(1)HBsAg 为乙肝患者血清首先出现的病毒标志物,可作为乙肝的早期诊断和普查项目。在急性肝炎潜伏期可出现阳性,而临床症状及肝功能试验异常一般要在 HBsAg 阳性后 1～7 周(平均四周)才出现。

(2)HBsAg 阳性与其他标志物联合检测可诊断 HBsAg 携带者、急性乙型肝炎潜伏期、急性和慢性肝炎患者以及与 HBV 有关的肝硬化或肝癌。HBsAg 阴性不能完全排除乙型肝炎。

(3)血清中同时出现 HBsAg 和抗-HBs,可能是不同亚型重感染,即原先存在的抗 HBs 不能对另一型 HBsAg 起中和作用。

(4)无论急性、慢性肝炎和 HBsAg 携带者,只要在血中和其他体液(唾液,眼泪,精液,阴道分泌物,月经,羊水,脐带血,人奶,尿,胆汁,汗液,关节腔液,腹水和脑脊液)中有 Dane 颗粒,核抗系统阳性者,才有传染性。如果单个 HBsAg 阳性者,则无传染性。

二、乙型肝炎表面抗体(抗-HBs)

1. 概述

乙型肝炎表面抗体(Anti-Hepatitis B surface,抗-HBs)出现阳性,表明机体感染后或接种乙肝疫苗后,对乙型肝炎具有保护性免疫,故抗-HBs 被认为是一种保护性抗体,它由免疫球蛋白 IgG 和 IgM 组成。绝大多数自限性 HBV 感染者仅在血中 HBsAg 消失后才能检出抗-HBs 其间间隔可长达数月;如一过性 HBsAg 阳性,则抗-HBs 可以为阴性;如过去已有隐性感染,则抗-HBs 滴度低,不能防止 HBV 再感染,在再次感染 HBV 后,2 周以内出现抗-HBs,且滴度较高,在体内可持续多年。

2. 检测方法

常用检测方法是 SPRIA 和 ELISA。

当乙肝各检测指标中只有抗-HBs 一项阳性时,需作如下确诊试验:

(1)重复试验:同一种方法或其他方法检测,阴性者为假阳性。

(2)中和试验:用 HBsAg 中和,不能抑制者为非特异性。

(3)检测 HBV 其他指标,如抗-HBC 阴性,可能为非特异性

3. 临床意义

(1)抗-HBs 阳性提示急性感染后的康复。在发病后抗-HBs 转为阳性或效价显著升高,亦有诊断乙型肝炎的价值。临床上一向认为抗-HBs 是一种免疫保护性抗体,少数抗-HBs 阳性

感染者可以形成免疫复合物,也可同时出现皮疹、关节炎、肾炎等免疫反应性变化;但如伴有高滴度抗-HBs者,不能排除肝脏有持续性HBV感染的可能。

(2)在接受抗-HBs阳性血液的受血者可出现短暂的抗-HBs阳性。

(3)在接受HBV疫苗接种后,血中可出现抗-HBs阳性,接受HBV疫苗者的血中能否检出抗-HBs,也是衡量该乙肝疫苗质量的最主要指标。

(4)抗-HBs与HBsAg同时阳性可见于暴发性肝炎或慢性活动性肝炎患者,此类病人为免疫功能低下或异亚型感染,如同时抗-HBc阳性则预后不良。

(5)隐性感染者于4~5月产生低滴度抗-HBs阳性,不能防止再感染。

三、乙型肝炎e抗原

1. 概述

乙型肝炎e抗原(Hepatitis B eantigen,HBeAg)是1972年首先由Magnius发现。HBeAg是一种可溶性球蛋白,分子量为13888u,稳定性较差,37℃10天即失去抗原性,60℃10~15min亦即迅速破坏。多存在于HBsAg阳性的血清中。HBsAg阴性的标本中,很少有HBeAg阳性者。

HBeAg可在HBsAg出现的同时或数天后检出,其滴度与HBsAg的滴度平行,HBeAg转阴通常在HBsAg转阴之前消失。

2. 检测方法

酶联免疫吸附试验(ELISA)以及固相放射免疫分析(SPRIA)。其中以SPRIA最为敏感。

3. 临床意义

(1)HBeAg阳性是乙肝传染性的标志。在急性肝炎的早期常可检到HBeAg,感染时间越短,HBeAg阳性可能性越大。HBsAg滴度愈高,HBeAg检出率也高。HBeAg和HBV复制成正比,也和肝脏损害成正比。HBeAg,DNA聚合酶和血中Dane颗粒,三者之间也有极其明显的平行关系,如同时检出即为HBV感染的病毒血症;因而HBeAg阳性标志着较强的感染和传染性。PCR法检测HBV-DNA和HBeAg呈显著的相关性。

(2)HBeAg对HBsAg携带者判断:①HBsAg慢性携带者同时伴HBeAg阳性者其HBsAg的滴度要比单独HBsAg阳性者高4~29倍,且传染性更强;②HBeAg阳性,则HBsAg携带者自然转阴率显著低于抗-HBe阳性携带者的转阴率。③母亲是HBsAg阳性同时HBeAg阳性者,垂直传给婴儿的概率远高于单纯HBsAg阳性者。

(3)判断急性乙型肝炎的预后。急性HBV感染后,患者血清中HBeAg消失,抗-HBe的产生提示病情好转,若HBeAg持续阳性大于8~10周,提示有可能转为慢性乙型肝炎可能。

四、乙型肝炎e抗体

1. 概述

Anti-HBe(抗-HBe)多出现于急性肝炎恢复期的病人血清中,比抗-HBs转阳要早;也可出现于慢性肝炎,肝硬化或无症状的HBsAg携带者,并可长期存在。

2. 检测方法

用ELISA或IRMA或SPRIA检测

3. 临床意义

在此项检测时,应注意联合检测指标的相关分析。如HBsAg阳性伴有抗-HBe者且有甲胎蛋白(AFP)升高,应密切注意原发性肝癌的可能。从HBeAg转为抗-HBe,只意味着HBV血清中的被清除或抑制,并不意味慢性乙型肝炎的永久性痊愈。

(1)HBeAg 消失和抗-HBe 的出现提示肝炎病情好转。对于急性肝炎患者来说,HBeAg 消失和抗-HBe 的出现,可认为是一种病情的好转,预后良好的征象。

(2)抗-HBe 阳性可显示病情好转,但不能作为无传染性的标志。实验证明,含有 HBeAg 的血清常伴有 DNA 多聚酶阳性,传染性较大,在黑猩猩体内 10-8 倍稀释即可引起感染;而含抗-HBe 的血液传染性较小,数倍血浆亦可引起猩猩感染,因此抗-HBe 虽然表示病情恢复,病毒复制终止或减少,但不能把它当做无传染性的标志。

(3)潜在的抗-HBe 阳性可能是慢性迁延和恶性变化的信号。近年来,用敏感的 PCR 法检测 HBV-DNA,发现抗-HBe 阳性血清标本中,HBV-DNA 也有一定比例的阳性。也有文献提出持续性抗-HBe 阳性者,易发生 HBV-DNA 基因整合现象,易诱导肝癌的发生。

五、乙型肝炎核心抗原

1.概述

乙型肝炎核心抗原(HBcAg)是单一多肽,分子量 18848u。HBcAg 在 HBV 感染中占有重要地位,它能反映血清中 Dane 颗粒的存在及肝内 HBV 的复制,并可与其他的 HBV 血清学标志物起互相配合和互相补充的作用。

2.检测方法

直接法主要用 SPRIA 法检测。在外周血中,几乎找不到游离的 HBcAg,这是因为机体免疫系统对 HBcAg 敏感,可产生高效价的抗-HBc。因此,如果血中有少量的 HBcAg 存在,很易形成抗 HBc-HBcAg 复合物。间接法测血清中 HBcAg,按其原理可分为两种:一是先沉淀外周血中的 Dane 颗粒,以酶和去垢剂解离,使之暴露 HBcAg,然后用双抗体夹心法或 RIA 竞争法检测 HBcAg;二是开壳,再沉淀抗 HBc-HBcAg 复合物,然后进行解离使 HBcAg 游离,再用前述方法检测。

3.临床意义

(1)作为乙肝传染性活动性病变的标志。HBsAg,抗-HBc 等是体内存在乙型肝炎病毒颗粒的间接标志,而 HBcAg 则是乙肝病毒存在的直接标志。所以 HBcAg 测定更能反映乙肝病毒的存在,血清 HBcAg 与 HBV 复制标志 HBV-DNA 呈正相关,可反映 HBV 的活动性复制程度。血 HBcAg 与 HBeAg 亦有明显的相关性,都是 HBV 的传染性标志。

(2)有助于乙肝病情和预后判断。近年来,不少学者把 HBcAg 看做是病毒性肝炎患者肝细胞损伤的靶抗原。在急性乙型肝炎早期血清 HBcAg 已出现阳性,并与血清转氨酶水平呈正相关,几乎同时到达峰值,可直接反映肝细胞损害和病情程度。

(3)有助于抗病毒药物及免疫治疗的疗效评价。临床上药物疗效的客观分析有赖于血清学标志物的检测,真正有效的临床药物应有利于 HBsAg、HBcAg、HBeAg、DNA-P、和 HBV-DNA 等标志物的清除。若这些指标转阴或水平下降说明该药物治疗有效。

六、乙型肝炎核心抗体

1.概述

核心抗体(Anti-HepatitisBcentre,抗-HBc)包括 IgM 和 IgG 两种。

感染 HBV 后,继血清 HBsAg 阳转后,早期出现的标志物即抗-HBC,抗-HBC 常出现于症状尚未显露之先,且在肝炎的早期呈高滴度,但是某些使用免疫抑制剂或无丙种球蛋白血症的患者亦可仅有 HBsAg 而不出现抗-HBc。HBsAg 阳性时间越长,抗-HBC 滴度就越高。高滴度抗-

HBC 显示具有传染性。

2. 检测方法

常用的检测方法是 ELISA 和 SPRIA 法。

目前,抗-HBc(IRMA)的临界值,卫生部临检中心给出两个标准,即:流行病学临界值和临床临界值。临床标本应先1∶32倍稀释以后做的结果,再和临界值比较,得出的结果方可填在临床报告中,这种方法可以降低目前出现的抗-HBC 阳性率过高的现象,和临床更吻合。

3. 临床意义

(1)HBV 感染的标志。抗-HBC 的检测提高了 HBV 感染检出率。在大量实验性成人 HBV 感染患者中,70%呈自限性感染,表现为一过性 HBsAg 阳性,23% 未检出 HBsAg,但可出现原发性抗-HBs 和抗-HBC。抗-HBc 高滴度为肝内 HBV 复制指标,低滴度为既往感染。

(2)乙型肝炎急性期的辅助诊断。当 HBsAg 已下降至测不出时,抗-HBc 是急性乙型肝炎的惟一标志,此时称为"窗口期"或"核心窗口",高滴度抗-HBC 对乙肝患者诊断极有意义。

(3)单项抗-HBc 阳性有三种可能:①无症状 HBsAg 携带者。②远期过去的感染,而抗-HBs 尚未转阳之前。③免疫期,抗-HBc 比抗-HBs 滴度高且持续时间长。

(4)抗-HBc 是流行病学调查的良好指标。HBV 感染后,抗-HBc 是最早在血清出现的标志抗体,并且效价高,持续时间长,甚至可终身不消失,几乎所有个体在感染 HBV 后总能产生,因此它是流行病学调查的良好标志。

(5)抗-HBc 可用于献血员的筛选。HBsAg 与抗-HBc 是诊断乙型肝炎的两个重要指标,对献血员的筛选,单凭 HBsAg 来判断是否受 HBV 感染是不够的,HBsAg 阴性而抗-HBc 阳性的乙肝患者易漏诊。只有两者同时测定,才能更好地筛选献血员。

(6)抗-HBc 可以观察疫苗的安全性。安全的疫苗应是纯的 HBsAg 制品,若注射后产生抗-HBc,应疑为有感染 HBV 的危险,不宜使用。

七、乙型肝炎核心抗体— IgM

1. 概述

乙肝核心抗体-IgM(Anti-Hepatitis B centre IgM,抗-HBc-IgM)是乙型肝炎病毒感染特异性的血清学标志。机体受病毒感染后,体液免疫反应首先产生以 IgM 为主的免疫球蛋白,随后 IgM 抗体滴度下降,而 IgG 效价迅速上升。因此,高滴度抗-HBc-IgM 的检出,可以作为早期 HBV 感染的可靠指标。

2. 检测方法

SPRIA 和 ELISA 法。急性乙肝患者血清抗-HBc-IgM 滴度在1∶500~1∶1000以上。

3. 临床意义

(1)急性乙肝的诊断。初次感染 HBV 的早期,抗-HBc-IgM 即上升。数月后无论 HBsAg 消失与否,抗-HBc-IgM 总是稳定,这对于急性乙肝诊断很有意义。HBsAg 阴性急性肝炎患者,如抗-HBc-IgM 阳性且高滴度,可确诊为急性乙型肝炎。故对 HBsAg 阴性的急性乙肝病人,特别需要进行抗-HBc-IgM 检测,可早期对急性肝炎病原学分型提供依据,提高乙肝诊断率。

(2)急性乙型肝炎的预后判断。抗-HBc-IgM 滴度下降预后佳,迟迟不下降至正常范围者提示有转化为慢性肝炎可能。

(3)有助于区分慢性活动性或非活动性肝炎。慢性活动性肝炎时,抗-HBc-IgM 常呈阳性,但一般为低滴度,而部分病例滴度可较高。有人认为抗-HBc-IgM 是指示 HBV 是否存在复制的良好指标,它比 e 抗原甚至比 HBV-DNA 阳性率更高。

(4)有助于鉴别新近感染还是既往感染。抗 HBV-IgM 为新近或一过性 HBV 感染的指标。若无症状隐性感染者仅是抗-HBc(总抗体)阳性,很难断定 HBV 感染时间,但检出高滴度抗-HBc-IgM,提示近期感染。有人提出同时检测抗-HBc-IgM 及抗-HBc-IgG,并比较两者滴度,如 IgM 占优势为近期感染,而 IgG 占优势则为既往感染。

(5)暴发性乙型肝炎诊断。暴发性肝炎患者肝细胞大量坏死,可能影响 HBsAg 生成,血清中达不到可以测出的 HBsAg 浓度,以至 HBsAg 阴性。抗-HBs 及抗-HBc 也可阴性,但抗-HBc-IgM 则常呈阳性,且滴度高,因而认为抗-HBc-IgM 对 HBsAg 阴性的急性暴发性肝炎有早期诊断价值。但其他原因如 HAV,NANBHV,EBV,CMV 和 HSV 等引起的暴发性肝炎无高滴度抗-HBc-IgM。

八、乙肝表面抗原/IgM 复合物

1. 概述

自 Palla 等于 1981 年首先发现乙肝患者血清 HBsAg/IgM 复合物以来,已作为 HBV 感染者一项重要血清学指标。HBsAg/IgM 的本质,目前尚未阐明,有人认为 HBsAg/IgM 复合物可能是 HBsAg 和抗-HBs-IgM 的循环免疫复合物。

2. 检出方法

目前,检测血清中 HBcAg/IgM 复合物主要用固相放射免疫分析法(SPRIA)。

3. 临床意义

(1)可作为急性乙肝早期诊断的血清标志。Franco 等发现大多数急性乙肝早期即可检出 HBsAg/IgM 复合物,且在发病 4 周内即可消失,它比 HBsAg 和 HBeAg 转阴更快。

(2)可作为 HBV 增殖及具有传染性的标志。HBsAg/IgM 的存在常与 HBsAg,HBeAg,PHSA-Re 及 HBV-DNA 等标志物阳性呈正相关,故 HBsAg/IgM 阳性可反映 HBV-DNA 的复制并具有高度传染性。

(3)HBsAg/IgM 是预示急性乙肝转为慢性的一个指标。在急性乙肝转为慢性活动性肝炎和肝硬化的患者血清中 HBsAg/IgM 复合物的检出率高于 HBsAg,DNA-P。

九、多聚人血清白蛋白受体

1. 概述

1979 年 lmai 等首先报告乙型肝炎病毒表面存在多聚人血清白蛋白受体(Polymerized Human serum albumin receptors,PHSA-Re)。HBV-DNA 的前—S2 区编码表达 PHSA 受体。

Lenkei 等认为 PHSA-Re 在 HBV 感染过程中具有不可忽视的作用,HBV 感染的器官特异性可能与 PHSA 及 PHSA-Re 有关。当 HBV 进人病人血中时,Dane 颗粒可通过 HBsAg 上的 PHSA-Re 与 PHSA 结合,形成 HBV—PHSA 复合物,经血循环到达肝脏,复合物中的 PHSA 与肝细胞膜上的 PHSA 受体结合,使 HBV 附着于肝细胞膜上,引起 HBV 感染。

抗-HBs 的保护作用可能主要是抗-PHSA-Re 的作用,使 HBV 失去 PHSA-Re,也就失去了传染性。因此,前 S2 编码的蛋白质可能是乙肝疫苗的主要抗原成分。

2. 检测方法

目前用 SPRIA 法检测。

3. 临床意义

(1)可作为 HBV 感染和病毒复制的标志。PHSA-Re 和 HBeAg、HBV-DNA 的关系密切,

PHSA-Re 阳性说明有明显的 HBV 感染,与病毒的复制有关。临床实验证明,血清 PHSA-Re 作为 HBV 感染灵敏指标,测定 PHSA-Re 比 HBeAg 更敏感。

（2）有助于乙肝病情和预后估计。急性期患者 PHSA-Re 阳性率明显低于慢性乙肝和肝硬化者,因此 PHSA-Re 滴度高的病人可能是急性肝炎进展为慢性肝炎的敏感标志之一。

（3）有助于判断母婴垂直传播的危险性。近年来研究证明,HBV 的母婴传播,用 PHSA-Re 作为传染性指标比检测 HBeAg 更为敏感。

十、乙型肝炎前 S2 蛋白(Pre-S2)

1. 概述

近年来,有关乙型肝炎病毒前 S2 蛋白(Pre-S2 Protein,Pre-S2)的研究表明,Pre-S2 蛋白上具有一个高免疫原性的抗原决定簇和多聚白蛋白受体(PHSA-Re),它与 HBV 的感染和复制有密切关系,并对临床早期诊断,了解预后及制备乙肝高效疫苗具有重要意义。

2. 检测方法

目前常用 IRMA 和 ELISA 法检测。

3. 临床意义

（1）前 S2 蛋白是 HBV 感染的新型标志物:Pre-S2 蛋白出现在乙肝早期与抗-HBc-IgM 相似,可作为近期感染 HBV 的指标,是 HBV 感染的早期诊断灵敏指标。

（2）可作为乙肝病毒活动性复制的指标。临床实验证明血清 Pre-S2 与血清 HBV-DNA,PHSA-Re,HBcAg,HBeAg,及抗-HBc-IgM 等乙肝病毒复制指标之间均有较好的平行关系。

（3）Pre-S2 可作为乙肝疗效考核的可靠指标:在慢性活动性肝炎中,Pre-S2 均为持续阳性,经抗病毒治疗后,显效病例可使前 S2 蛋白转阴,无效病例中前 S2 蛋白均为持续阳性。

十一、乙型肝炎前 S2 抗体

1. 概述

急性乙肝患者血清中的前 S2 抗原,在病毒清除前诱导产生前 S2 抗体(Anti-pre-S2),而在趋向慢性过程中无此种特殊转换,提示这种抗体可能预示 HBV 感染的恢复,与抗 HBe 一样,是病毒复制水平降低的标志物。

Pre-S2 蛋白具有高度免疫性,免疫家兔后,产生的 Anti-pre-S2 抗体几乎每 2 周增加 4 倍。流行病学调查表明;接受含 Pre-S2 蛋白的乙型肝炎疫苗者体内抗 Pre-S2 水平比不含 Pre-S2 蛋白的疫苗高 100 倍。

2. 检测方法

常用 RIA 和 ELISA 法检测。

3. 临床意义

（1）对 HBV 感染具有早期诊断意义。与抗 HBc-IgM,抗-HBs,抗-HBe 比较,前 S2 蛋白抗体是急性肝炎时期所发现的,在 HBV 感染的体液免疫应答反应中,最早出现的抗体。

（2）预测疾病转归:前 S2 抗体出现于急性肝炎期,很少或不出现于慢性肝炎和无症状携带者,在乙肝由急性转为慢性时,前 S2 抗体往往降低或消失。因此,对急性乙型肝炎患者作血清。Pre-S2 抗体的动态观察,可以预测疾病的转归。急性病人体内可持续数月至数年。

十二、乙型肝炎病毒—DNA 多聚酶

1. 概述

乙型肝炎病毒 DNA 多聚酶(HBV-DNA-P)于 1973 年由 Kaplan 首先检出,HBV-DNA-P 与

HBV 复制的高峰相对应。DNA-P 位于 HBV 的核心内,由 HBV-DNA 中的 P 基因区复制,它含有 800 多个氨基酸,分子量为 94.24X10^{4}u,其作用是:①稳定 HBV-DNA;②修补 HBV-DNA 短链的缺损区。这是病毒复制的起始步骤。

2．测定方法

常用 RIA 和 ELISA 法检测。

3．临床意义

(1)DNA-P 为乙肝患者血清首先出现的病毒标志物之一,此酶的活性可在乙肝病毒感染的早期发现,甚至于在 HBsAg 出现前检出。

(2)可作为乙肝病毒复制及有传染性的标志。DNA-P 直接参与 HBV 的复制,因此它与 HBV-DNA 都被视为 HBV 复制的直接标志,不论在急性、慢性乙型肝炎或无症状 HBsAg 携带者,若测得 DNA-P 活性,均表示该患者体内 HBV 在复制,因而该个体具有传染性。

(3)对于 HBsAg 阳性的病人,而 DNA-P 为阴性,说明此类病人的 Dane 颗粒多为空心,因此传染性可能很低或不具传染性,且预后较佳。

十三、乙肝病毒-DNA

1．概述

关于 HBV-DNA-PCR,目前国内外对乙型肝炎病原学的研究已进入病毒分子生物学水平,DNA 体外扩增 PCR 技术(HBV-DNA-PCR),是目前判断患者有无传染性和体内病毒是否复制的最灵敏的方法。

2．临床意义

(1)HBV-DNA 是 HBV 感染性的标志。HBV 复制标志物包括:HBV-DNA-P 阳性,血清中有 HBcAg 或 HBeAg,但这些标志物均为间接测定,HBV-DNA(PCR)是从血清中检测 HBV 存在的灵敏而直接的方法。国内外学者研究表明 HBV-DNA(PCR)测定血清中 HBV-DNA 较测定 DNA-P 与 HBsAg 更有价值。

(2)HBV-DNA 是病毒复制的良好标志。Shin 等报告:HBsAg 阳性而 HBeAg 阴性病人中,PCR 阳性率为 80.2%,说明 HBeAg 阴性仍可有 HBV 复制。PCR 技术检测 HBV-DNA 明显优于 DNA-P,HBeAg,PHSA-Re 等的检测。

(3)HBV-DNA 有助于判断母婴垂直传播的危险率。HBV-DNA 阳性的产妇,其婴儿随访中 60% 为 HBV 感染,而 HBV-DNA 阴性的产妇,其婴儿随访无一例阳性。

(4)有助于 HBsAg 阴性慢性肝炎的诊断和鉴别诊断。用 PCR 方法检测,HBsAg 阴性的人群中至少有 3%～4% 的 HBV 携带者,这类人由于 HBV 的 S 基因突变,属于 HBsAg 表达缺陷或低水平表达而无法常规检出。利用测定 HBV-DNA 的敏感性,可对 HBsAg 阴性慢性肝炎进行检测,还可区分属慢性乙型肝炎或可能是非甲非乙型肝炎。

(5)可作为抗病毒疗法疗效判断的指标。对于药物疗效的客观分析有赖于血清学标志物的检测,真正有效的临床药物应有利于 HBsAg,HBcAg,DNAP,和 HBV-DNA 等标志物的清除。

HBV 肝炎是危害人类健康最严重的传染性疾病。经过国内外专家几十年的努力,在 HBV 病毒颗粒及其侵入机体产生一系列的免疫学、病理学变化过程,临床各期血清 HBV 标志物消涨规律等方面已取得了显著的成果(见图 14-1,图 14-2)。

用高灵敏、高特异的 ELISA、IRMA、SPRIA 方法检测血清 HBV 标志物达 15 种以上。为 HBV 流行病学调查、HBV 感染、病毒复制、病情转归、疗效观察和预后估计等提出了可靠指标

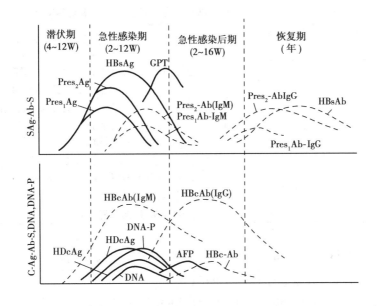

图 14-1 典型 HBV 急性感染期血清标志物消长曲线

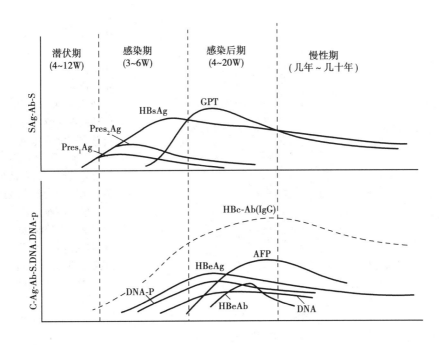

图 14-2 HBV 慢性感染期血清标志物消长曲线

（见表 14-1,14-2）。但是 HBV 感染后引起机体变化是非常复杂的,个体之间也存在着明显的差异性。HBV 存在多种亚型和变异,因此在检测血清标志物同时必须注意有效结合临床资料,多项目联合检测,动态观察,才能对病情、疗效和预后作出正确判断。

表 14-1　HBV 肝炎血清标志物 5 项常见类型及临床意义参考表

血清 HBV 标志物/ELISA,SPRLA					临床主要参考意义
HBsAg	抗—HB	HBeAg	抗—HBe	抗—HBc	
+	−	−	−	−	急性 HBV 感染潜伏期、早期、无症状携带者,无传染性。
+	−	−	−	+	急性 HBV 感染期或慢性肝炎,有传染性。
+	−	+	−	+	急性 HBV 感染期或慢性期有高度传染性。
+	−	−	+	+	慢性肝炎,慢迁肝或急性期后,有传染性。
−	+	−	−	−	肝炎恢复期或乙肝疫苗接种
−	+	−	+	−	肝炎感染后恢复期,无传染性。
−	−	−	+	+	肝炎感染后期慢性迁延性肝炎,轻度传染性。
+	+	−	−	−	隐性感染后,异型再感染
−	−	−	−	+	感染早期,口期或慢性感染

表 14-2　HBV 肝炎血清标志物 12 项常见类型及临床意义参考表

血清 HBV 标志物/ELISA,SPRLA												临床主要参考意义
HBs Ag	抗—HBS	HBe Ag	抗—HBe	抗—HBc	RHSA—Re	NDA—P	Pre—S2	抗 Pre—S2	HBsAg—IgM	抗—HBc—IgM	HBc Ag	
−	+	−	−	−	−	−	−	+	−	−	−	HBV 感染后恢复痊愈或疫苗接种后,免疫抗体产生。
−	+	−	+	−	−	−	−	+	−	−	−	HBV 急性感染后期趋于恢复期,无传染性。
−	+	−	+	+	−	−	−	+	−	−	−	HBV 急性感染后趋于转期,有轻度传染性。
+	+	+	−	+	+	+	+	−	+	−	+	不同亚型 HBV 重复感染,慢性活动肝炎,存在免疫复合物,预后差有高度传染性。
+	−	−	+	+	+	+	+	−	−	−	−	慢性肝炎、病毒复制、活动性、疗效差、预后差、有恶变可能。
+	−	−	+	+	−	−	+	−	−	−	−	急性 HBV 感染后,趋向慢性,有轻度传染性。
+	−	−	−	−	−	−	+	−	−	+	−	近期 HBV 感染,急性传染期,有弱传染性。
−	−	+	+	−	−	−	−	−	−	+	−	感染后期,免疫功能低下,趋向慢性,有一定传染性。

第三节　丙型肝炎血清标志物

丙型肝炎由丙型肝炎病毒(Hepatitis C virus,HCV)感染引起。HCV 为直径 36～62nm 的单链 RNA 病毒。HCV 基因组是由 10000 个核苷酸组成,具有一个持续的开放读码框架。丙型肝炎主要经血液或血制品传播,病人于发病前两周,其血液即有传染性,并可持续携带病毒数年、数十年。丙型肝炎患者约占急性病毒性肝炎的1/4,且较乙型肝炎更易发展为慢性,继而发展为肝硬化和肝癌。症状有明显的乏力与纳差,胃肠道症状明显,发热者少见,部分病人有黄疸。急性期血清转氨酶(SGPT)明显升高,并反复异常。向慢性肝炎转变率高。

一、丙型肝炎病毒抗体

检测血清中丙型肝炎病毒抗体(抗-HCV),对丙型肝炎的诊断很有价值,大部分感染 HCV 的患者,体内都出现抗-HCV。

1. 检测方法

常用 IRMA 和 EIISA 法检测。

一般来说,抗-HCV 出现较慢,在发病后 2~6 月转阳,亦可在 1 年后才出现阳性,所以不能发现早期患者。HCV 基因不同片段的克隆,证明 HCV 各段蛋白均有抗原性,但呈现抗原多肽性,产生相应的血清抗体也为多肽性。抗体的亲和常数 K 值常常得不到高灵敏 IRMA 要求,方法的稳定性差,故一次阴性并不能否定 HCV 的诊断。

2. 临床意义

(1)献血员筛选:在献血员中血清丙氨基酸转移酶(ALT)又称谷丙转氨酶(GPT)增高和/或抗-HBe 增高者,抗-HCV 的阳性概率升高,用 ALT 和抗-HBc 筛选献血员可使输血后非甲非乙型肝炎减少40%~50%,如再加上抗-HCV 测定,则可减少80%~90%。

(2)抗-HCV 检测是慢性丙型肝炎,肝硬化诊断重要指标。

(3)抗-HCV 检测还有助于丙型肝炎亚临床型或隐性感染者诊断。丙型肝炎病毒亚临床型感染的主要表现为单项 ALT 升高,但无症状和体征,而抗-HCV 则为阳性。

二、丙型肝炎病毒-RNA

丙型肝炎病毒属于 RNA 病毒,通过逆转录复制。目前,基因诊断最常用的方法是 PCR,可以达到敏感,特异地早期诊断病原体之目的。

第四节 丁型肝炎血清标志物

1. 概述

丁型肝炎由丁型肝炎病毒(Hepatitis D virus,HDV)感染引起的。HDV 是一种 RNA 缺陷性病毒,复制过程中需要 HBV 的辅助。球状颗粒无核表壳,直径为 35~40nm,其外壳由乙型肝炎病毒表面抗原(HBsAg)及人的类脂蛋白组成。HDV 的内部是单股环状 RNA 基因组和分子量为 67.5Ku 的 HDAg(即抗原)所组成。

用去垢剂处理后的 HDV 颗粒可释放可溶性抗原(HDAg)和 DNA 及 RNA 片段。HDAg 系核蛋白,具有较好的抗原特异性,是 HDV 的特异性诊断基础。外环境的 HDAg 耐热性很强,100℃ 20min 下其抗原性可不改变。

体内 HDV 依赖于 HBV,又可抑制 HBV 的增殖。当 HDAg 表达增加时,HBV-DNA 明显减少,随着 HDAg 转阴和抗-HD 转阳后,HBV-DNA 水平又回升。

2. 检测方法

目前已建立 IRMA、ELISA 测定血清 HDAg、总抗-HD、抗-HD-IgM 和抗-HD-IgG 方法,但临床上仍以检测血清抗-HD 为主。

3. 临床意义

凡 HBsAg 阳性又具有临床和/或实验室的急性肝炎证据和血清中抗-HD-IgM 阳性者,可诊断为急性 HDV 感染。抗-HD-IgM 是诊断急性 HDV 感染的良好指标,但若能于起病 2 周内自血清中检出抗-HD-IgM 才是最直接的诊断依据。但急性患者 HD-IgG 出现较晚,在自限性病例甚至不能检出,因而它对诊断急性 HDV 感染的价值有限。

急性丁肝诊断,用单抗-HD 包被的试剂检测血清 HD-Ag,结合血清抗-HD-IgM 检测即可;慢性丁肝诊断可根据血清抗-HD(1gG IgM)持续高滴度,结合 HDAg 阳性做出诊断。

第五节　戊型肝炎血清标志物

1. 概述

戊型肝炎由戊型肝炎病毒(Hepatitis E virus,HEV)感染并经肠道传播的传染疾病。

HEV 为圆球状颗粒,直径为 27～38nm,平均为 32～34nm。HEV 基因是一个 8.0～8.5kb 的单股 RNA 分子。HEV 不稳定,在 4℃ 下易破坏,在镁或锰离子存在下可以保持其完整性,在碱性中较稳定。临床以发热,厌食,黑尿症状为主,大多数人有头痛,关节痛,呕吐,腹痛及腹泻等症状,绝大多数病人血清 GPT 升高。感染对象以青壮年为主。

2. 检测方法

酶联免疫试验、免疫荧光法。

3. 临床意义

(1)粪便中 HEV 检测,可以确诊 HEV 感染。

(2)急性期病人血中的 IgM 抗体检测,对戊肝病人具有诊断价值。检测血 IgG 对恢复期戊肝病人具有较特异性价值。

第六节　甘胆酸

1. 概述

甘胆酸(Cholyglycine,CG)是胆酸与甘氨酸结合而成的结合型胆酸之一。在肝细胞内,胆固醇经过极其复杂的酶促反应,转变成初级胆汁酸。其中有胆酸(CA)和鹅去氧胆酸(CD-CA)。胆酸的类固醇核上有三个羟基(C3、C7、C12),侧链末端的羧基以肽键与甘氨酸结合,分子量为 462u。

CG 正常代谢途径为肠—肝循环。CG 由肝细胞合成,经毛细胆管,胆管排入胆囊,随同胆汁进入十二指肠,帮助食物消化。95% 胆酸在回肠末端重吸收,经门静脉再回肝脏,由肝细胞摄取再利用。

当肝细胞受损时,肝细胞摄取 CG 能力下降,致使血中 CG 含量增高;胆汁郁滞时,肝脏排泄胆酸发生障碍,而返流血循的 CG 含量增高,也使血 CG 含量增高。因此,用 RIA 法测血清甘胆酸(SCG)是评价肝细胞功能及其肝胆系物质循环功能的敏感指标之一。

2. 正常参考值

正常人血清甘胆酸含量：1. 3 ± 0. 8mg/L，范围 0. 4 ~ 2. 9mg/L，肝炎诊断低限值为 <3. 1mg/L。

3. 临床意义

（1）急性肝炎、慢性活动性肝炎、原发性肝癌、肝硬化、慢迁肝患者血 CG 均明显高于正常人，且呈递性增高。

（2）胆石症伴黄疸患者胆管、胆囊排泄功能障碍引起血清 CG 显著升高。

（3）肝硬化、梗阻性肝病，肠—肝循环障碍血清 CG 水平高于正常人。

第七节 透明质酸

1. 概述

透明质酸（Hyalugonic acid，HA）是一种分子量约为 106u 的氨基多糖，半寿期仅为 2.5 ~ 5.0min。主要产生于间质细胞（纤维母细胞），经淋巴进入血液。肝脏是 HA 代谢的主要器官，肝内皮细胞（LEC）能主动摄取，由特异性水解酶（透明质酸酶）降解，只有少量 HA 进入脾、淋巴结、骨髓和肾。故血清 HA 含量与肝脏疾病及肝脏功能状况密切相关。

2. 正常参考值

正常人血清 HA 含量为 42. 57 ± 17. 54μg/L，范围为 28. 12 ~ 89. 69μg/L，无年龄与性别间的明显差异。

3. 临床意义

（1）各种肝病患者，肝内皮细胞受损，降解 HA 能力下降血清 HA 含量明显高于正常人，且随着肝病病程的进展而逐渐呈梯形增高。

（2）是肝硬化（LC）早期诊断的灵敏指标。LC 患者因肝内浸润增生纤维母细胞合成 HA 增多和 LEC 肝窦内皮细胞损伤严重，水解 HA 减少，使血清 HA 水平显著升高。经实验结果表明，在 LC 患者中 92% 的血清 >300μg/L，且血清 HA 水平与肝功能的 Child 分级密切相关，即 A 级 < B 级 < C 级，提示动态观察血清 HA 水平，可作为估计 LC 程度和预后的良好指标。血清 HA 增高与 LC 患者的活动性肝纤维化和肝功能衰竭有关（即与血清白蛋白呈负相关，与血清 r-球白、凝血酶原时间延长呈正相关）。而与反映肝细胞炎性活动无关（与血清胆红素、SG-PT 无相关）。

（3）可作原发性肝细胞癌的辅助诊断指标。PHC 患者血清测定值大于 500μg/L。HA 值的变化且与血清 AFP 值呈相关性。

此外，类风湿关节炎、肾功能不全、严重细菌感染等也可引起血清 HA 增高，因此，在评价肝病患者血清 HA 增高时，应注意上述疾病的影响。

第八节　肝纤维化的其他血清标志物

慢性肝炎,肝硬化的共同病理特征为纤维化(Fibrosis),是纤维生成(Fibrogensis)和降解(Fibrooysis)的动态平衡结果。在发病机制中,主要涉及肝内细胞外间质(ECM)成分(胶原、非胶原糖蛋白、蛋白多糖)的异常沉积,并反映在外周血液中。因此,1995年中华医学会推荐对肝病患者检测血清透明质酸(HA),Ⅲ型胶原前肽(PⅢP)、Ⅳ型胶原(Ⅳ.C)、层粘蛋白(LN)及脯氨酸肽酶(PLD)等项目以反映肝纤维化的活动性,相对严重程度,早晚期,代偿能力,疗效观察,预后等。

一、人Ⅲ型前胶原(HPCⅢ)

实验结果证明,HPCⅢ测定结果与PⅢP明显相关,而且证明测定血清PCⅢ诊断肝纤维化的价值可能更优于血清PⅢP。

慢活肝,慢迁肝,肝硬化病人血清HPCⅢ明显升高。肝活检观察到的纤维化程度与HPCⅢ含量呈密切正相关。但与胆红素、ALT、A1B以及HBV—DNA等指标均不相关。表示肝脏炎症,坏死对血清HPCⅢ影响较小,主要反映肝纤维化的活动性。

二、血清Ⅳ型胶原(Ⅳ.C)

Ⅳ型胶原是基底膜的骨架成分,在肝炎至肝硬化的肝纤维化发展过程中,肝组织及血中,Ⅳ型胶原与层粘连蛋白(Laminin,LN)一起大量增加。动物实验表明,肝损伤时,Ⅳ.C是最先增生的胶原,并发现血清中Ⅳ.C浓度与纤维化程度相关。

三、层粘连蛋白

层粘连蛋白(LN)为非胶原性外间质细胞合成为基底膜的主要成分,以共价健形式与基底膜其他基质成分结合。正常情况,LN存在于肝内胆管、血管、毛细胆管及淋巴管的基底膜中,当慢性肝损伤,纤维化时,肝内有大量的LN沉积,或肝窦毛细血管化,血清LN水平也相应升高。

目前,除了甲、乙、丙、丁、戊型肝炎病毒感染造成相应的肝炎之外,1992年学术界提出的由逆转录酶DNA病毒(具有F409核酸)所引起的6型(F型)肝炎及其1995年发现的由GB—C病毒(HGV)引起的庚型肝炎等病毒所引起肝脏的病理变化及其临床意义还有待于进一步实验研究和临床观察。

此外,尚有其他病毒感染后也往往累及肝脏,造成损害。常见的有疱疹病毒科的EB病毒(EBV),巨细胞病毒或人巨细胞病毒(HCMV),肠道病毒,出血热病毒等。

EBV是一种嗜淋巴DNA病毒,主要侵犯B淋巴细胞。EBV感染是世界性的,常年发病,以散发为主,偶有流行。病毒携带者及病人是本病的传染源。病毒主要存在唾液腺和唾液中。经口、密切接触是主要传播途径。少数易感者由飞沫传播。

HCMV在人类及其他哺乳类动物中感染十分普遍。在人类中HCMV感染率为60%～100%,即使在多数西方的供血者中其阳性率也高达40%～60%。正常人感染后,绝大多数无症状,呈隐性感染。近来,HCMV在围产医学、移殖医学及造成HCMV性肝炎,越来越受到人们的重视。

第十五章　肿瘤标志物

恶性肿瘤是严重危害人民生命和健康的常见病之一。据世界卫生组织推算,全世界每年有 390 万新癌症患者,死亡者可达 430 万,每死亡 10 个人中就有一个死于癌症。恶性肿瘤是人类三大死因之一,仅次于心、脑血管病和意外事故。据 1973—1975 年全国死因回顾性调查结果表明,在我国人口各类死亡原因中恶性肿瘤居第三位,仅次于呼吸道疾病和心、脑血管病。在 35～54 岁人口中,癌症长期占居第一位死因,占死亡的 21.56%,对癌症的防治除了在病因学上积极做好工作外,主要是"三早"措施,即早期发现、早期诊断、早期治疗。

肿瘤标志物(tumor markers)是指从临床应用的角度,在组织、血浆或其他体液中能够测到的有关生化物质,这些物质达到一定水平时能揭示某种肿瘤的存在。早在 1846 年 Bence-Jones 发现尿中有肿瘤特异蛋白可用作多发性骨髓瘤的检测开始,对于肿瘤标志物的研究历经了三个阶段,即发现、推广应用与发展时期。在第一阶段人们仅仅是在研究工作中发现了某些物质(如免疫球蛋白的轻链;肿瘤有关的异位激素 ACTH、HCG 等、前列腺的同功酶、酸性磷酸酶等)与肿瘤的存在有关,但尚缺先进的、灵敏的检测技术而不能应用于临床。1963 年开始,苏联学者 Abelev 证实并发现了胚胎小鼠肝细胞和细胞性肝癌小鼠血浆中存在的甲胎蛋白(alpha fetoprotein,AFP)和 1965 年 Gold 与 Freedruan 发现的癌胚抗原(Carcino embryonic antigen,CEA)与肝癌、直肠癌、结肠癌的存在有关。当时,伴随先进的放射免疫分析技术的诞生与方法学逐渐成熟,使肿瘤测定与研究得到了很大的发展,这是第二阶段。糖类肿瘤抗原,包括糖酯与糖蛋白,这类抗原的糖链部分常游离于细胞表面,可作为细菌、病毒的受体或血型的抗原。这种肿瘤抗原发现,加之单克隆抗体制备技术的发展与成熟,从而建立起高灵敏和高特异肿瘤检测方法,如 CA-50、CA-125、CA-19-9 等。因此把 1975 年 Kohler 与 Milstein 首次制备成功的单克隆抗体用于肿瘤标志物的研究作为第三阶段的开始。近 20 年来研究又取得了可喜的进展,目前已用于临床肿瘤诊断的检测物质已达 30 余种,包括由肿瘤细胞产生的和与宿主相互作用的产物两类。由肿瘤产生的标志物有肿瘤细胞分化的抗原(淋巴细胞表面标志物)、胚胎细胞抗原(CEA、AFP)、肿瘤细胞产生的同功酶(如 NSE、PAP)、异位激素(HCG、ACTH)、肿瘤组织特异性抗原(PSA)、糖蛋白或其他糖酯(CA-125、CA-19-9、CA-15-3)等;另外由肿瘤与宿主相互作用而产生的反应产物作为标志物有:血清铁蛋白,免疫复合物(CLC),同功酶(LDH、GDH、CK-BB 即为乳酸脱氢酶,谷氨酸脱氢酶及肌酸激酶 BB 同功酶)反应淋巴细胞和巨噬细胞免疫活力的白细胞介素-2 受体(IL-2R)、β_2-微球蛋白(β_2-MG)、肿瘤坏死因子(tumor necrosis factor,TNF)及新蝶呤等。

从已发现并应用于临床的肿瘤标志物看,主要作为恶性肿瘤的辅助诊断、动态观察疗效、随访肿瘤复发和预后判断等。某些标志物以多项目(AFP、SF、β_2-MG、CEA、CA-50 等)联检对肿瘤高发区(如肝癌)和一定年龄组的人群进行普查、筛选,以利早期发现早期诊断。

但是到目前为止,所有肿瘤标志物仅作为肿瘤存在的一种指标,没有任何一项是绝对特异的诊断指标。临床诊断阳性率并非完全一致,为了减少假阳性和漏诊,必须注意的是:①联合诊断,一般以两种(或两种以上)标志物同时检测(如用 AFP、SF、β_2-MG、CA-50 等联合诊断原发性肝癌);或应用影像学检查(如 B 型超声波、CT 等)加放射免疫分析检测标志物的方法。②动态检查和观察。因肿瘤标志物在血浆和体液中存在着自身的消长特点,同时由于影响高灵敏度 RIA(或 IRMA)测量的因素较多,故需进行多次连续的动态检查,避免只靠一次检测结果而带来误差。③结合临床有关资料进行分析判断,减少盲目性和主观性。④正常参考值的确定,也是某一项检查的前提,因为不同地区,不同年龄组的人群及试剂生产的质量有所差异,每个实验室必须建立本实验室肿瘤标志物的正常参考值范围。

第一节 胚胎类肿瘤标志物

一、癌胚抗原

1. 概述

癌胚抗原(CEA)是 1965 年由加拿大学者 Cold 和 Feedman 从结肠腺癌和胎儿肠组织中提出的一种肿瘤相关抗原。CEA 具有人类胚胎抗原决定簇一类酸性糖蛋白,分子量为 198Ku 左右。最初认为,CEA 仅作为直肠、结肠癌的标志物。后来研究发现,CEA 并非胃、肠道恶性肿瘤所特有,所有从内胚层分化来的(胚胎原肠内胚层除衍化成消化管上皮外,还形成肝、胰、肠腺等消化腺及甲状腺、甲状旁腺、胸腺、胰岛等内分泌和肺呼吸道的上皮等)的恶性肿瘤细胞表面含有这种抗原,作为肿瘤细胞膜的结构蛋白。甚至在非恶性病变(如结肠炎、胃肠息肉、胰腺炎、肝病、肺气肿、支气管哮喘及老年慢性支气管疾病)患者的血清中 CEA 亦有增高现象,所以 CAE 并不是恶性肿瘤特异的标志抗原,也不宜作为肿瘤普查的惟一手段。

多数学者认为,CEA 有许多同分异构体,在具有共同抗原决定簇的异构体的多种 CEA 中,其氨基酸组成、含量并非相同,不同的 CEA 的单糖组分亦不同。同时,在血清中尚存在多种 CEA 的交叉抗原,如非特异性交叉抗原及某些血型抗原等。故常规的 CEA 试剂检测恶性肿瘤的特异性较差。但作为正常胎儿肠组织细胞合成 CEA 是受有关基因所调控;在患恶性肿瘤时,这种抑制合成基因受到破坏和损伤,肿瘤细胞(或正常胃、肠道细胞)又可能重新启动有关胚胎蛋白和抗原的合成,致使肿瘤患者血清 CEA 浓度升高。CEA 作为肿瘤标志,虽然特异性较差,但作为肿瘤辅助诊断,尤其是治疗后复发、转移和预后仍为重要的检查指标。

2. 正常参考值

正常人群血清 CEA 的浓度值,受到试剂盒来源、标本处理方法不同而有差异,与受检者性别、年龄影响不大。正常人群中吸烟者与非吸烟者血清中 CEA 的水平差异较大,吸烟者血清 CEA 值明显高于非吸烟者(见表 15-1)。

表 15-1　正常人血清 CEA 测定值比较

分类	例数	CEAmg/L(/%)				
		0~3.0	3.0~5.0	5.0~10.0	10.0~15.0	>15.0
不吸烟者	226	11.8	70.6	10.2	1.2	0
吸烟者	574	0	14.7	42.4	34.3	8.6

3. 临床意义

(1)血清 CEA 检测是恶性肿瘤辅助诊断的重要指标。对于由内胚层分化的恶性肿瘤,尤其是消化道肿瘤,血清 CEA 检测值阳性率比较高。大多学者研究证实,其阳性率因肿瘤来自器官而异,按乳腺、肺、胃、结肠、直肠及胰、胆肿瘤为序有逐步升高的倾向。且有以下特点:(1)与肿瘤细胞分化程度有关,分化越差、恶性程度越高的肿瘤,血清 CEA 浓度值越高;(2)与肿瘤病理分期有关。病期越晚,瘤体越大,肿瘤浸润深度及范围越大者(甚至有转移者),即肿瘤的细胞数越多,血清 CEA 值越高。在肿瘤处于早期者,往往血清 CEA 检出率较低。且检测值范围与良性病变存在一定的重叠。(3)恶性肿瘤在治疗前作动态观察时,血清 CEA 值是持续上升型,一般在 CEA > 15μg/L 的首次值之后,动态观察,逐渐升高;多数学者,以此鉴别良性病变,有些良性病变(如胃肠炎、息肉、乳腺炎等),治疗前的血清 CEA 首次值往往 > 15ng/ml,动态观察,此值呈一过性高的倾向。(4)血清 CEA 检测值越高,诊断恶性肿瘤的阳性率越高。在恶性肿瘤的中、晚期病人,个别病例甚至 > 100μg/L。(5)单项血清 CEA 测定值并非是恶性肿瘤的特异指标。即使有个别病例疑诊肿瘤,患者血清 CEA > 50ng/ml 者,也不能作出诊断,必须作动态观察,结合病史、B 超、CT 和其他放免项目的检查作出判断,以免误诊或漏诊。

(2)胃液 CEA 检测对于胃癌的诊断价值。有的学者,抽取患者胃液和血清同时作放免测定,企图得到早期诊断胃癌的目的。值得注意的是,胃蛋白水解酶在胃酸(pH < 2.0)环境下,易被激活,而对胃液中的 CEA 分子有水解作用而影响测定结果,必须在采样前,用 $NaHCO_3$,稀释液洗胃,数分钟后再收集新鲜胃液进行测定。胃液 CEA 放免测定,对于胃癌辅助诊断阳性率比血清高(胃液 CEA 值 > 血清 1.5 ~ 10 倍)且也易早期发现。由于采样和吸量存在的技术问题(胃液粘度大)及粘蛋白本身的非特异交叉反应,影响测定结果,临床不易推广。同时,部分良性胃炎也有 CEA 值升高的病例,故常与胃镜联合诊断。

(3)胸水、腹水 CEA 的测定对肿瘤的辅助诊断价值。肺、纵隔等恶性肿瘤以及胰腺癌,肝癌、胃肠道肿瘤,卵巢癌等肿瘤细胞渗出物,致使胸水、腹水 CEA 含量升高,其恶性肿瘤诊断阳性率往往高于血清 CEA。此项测定又可作为恶性肿瘤与良性病变鉴别诊断。

(4)血清 CEA 测定在恶性肿瘤疗效观察和预后的估价。

1)疗效观察　血清 CEA 高水平的恶性肿瘤患者,经手术、化疗等联合治疗后,一般 4 ~ 6 周复查一次,如血清 CEA 下降,保持在正常范围,表明疗效满意,肿瘤细胞对化疗药物敏感,预后也乐观,如血清 CEA 值仍维持高水平,揭示肿瘤有移转,或肿瘤细胞对化疗药物不敏感,治疗失败,预后差。当然也应注意到治疗前血清 CEA 水平,CEA 值越高,尤其个别病人血清 CEA > 100ng/ml 者,病情已处于晚期肿瘤或有广泛转移者,疗效均不能满意。

2)复发观察　恶性肿瘤在治疗后,血清 CEA 测定每隔 1 月复查一次,如发现持续升高(每周一次,连续 2 ~ 3 次测定)即拟诊为残留肿瘤组织存在或肿瘤复发。对于治疗前血清 CEA 值稍高或正常的恶性肿瘤病人,治疗后动态观察 CEA 值仍处于正常者,不能说明病情稳定或疗效满意,但一旦血清 CEA 呈显著上升者,则往往预示肿瘤复发或转移。

3)预后判断　对于内胚层分化的恶性肿瘤预后可用血清 CEA 值判断。多数学者认为:①治疗前血清 CEA 水平越高,提示肿瘤分化程度差或肿瘤处于晚期往往伴有严重的浸润和广泛的转移,存活期短,治疗后血清 CEA 值没有反跳现象或保持正常低水平,则存活期较长,预后好。②治疗后血清 CEA 水平越低(正常人水平),存活期越长,预后越好;反之则差。

(5)CEA 测定的应用前景

1)CEA 单克隆抗体的应用

为了提高 CEA 测定的灵敏度和特异性,部分学者已制成 CEA 单克隆抗体的 RIA—Kit,并开始临床应用,尤其是对结、直肠癌的早期诊断更有意义。

2)CEA—IC 检测 血清 CEA 浓度升高时,由于自身免疫结果,CEA 大部分与 IgM 结合,小部分与 IgG 结合,产生 CEA 免疫复合物(CEA—Immune Complex,CEA—IC),这是肿瘤远处转移的重要标志。此项检测,有助于肿瘤的有否复发、转移和预后观察的判断。

3)在检测血清 CEA 同时,联合测定胃、肠分泌液、以及胸水、腹水、脑脊液等 CEA 的含量,有助于提高对胃癌、直肠癌、结肠癌、肺癌、腹腔恶性肿瘤及脑转移瘤的阳性率。

二、糖类肿瘤抗原

1. 概述

正常体内细胞表面存在的糖酯或糖蛋白,在细胞信息传递、代谢和分化中起重要作用。当细胞恶变时,由于维持正常生化功能的糖基转化酶失活,某些在胚胎时期活跃,成熟期被抑制,活性趋于静止的一些转化酶又被激活,同时引起细胞表面糖类结构产生相应变化,形成糖类抗原。这种由正常细胞表面糖酯或糖蛋白异生来的,表示恶性肿瘤存在的糖类抗原,称为糖类肿瘤抗原(Carbohydrate antigen,CA)。如 CA-50、CAl9-9、CA-125、CA-153 等。这类抗原的糖链常游离于细胞膜表面,伸向细胞间液,也可以作为细胞及病毒的受体或为血型抗原。恶性肿瘤时,这类抗原随着肿瘤细胞异常增生而增加,分泌、解离进入血及体液(或消化道液),使其在血、胸水、腹水等浓度增高,成为检测有关恶性肿瘤存在、发展、转移和转归的标志物。

检测糖类肿瘤标志物的方法建立,经历了两个发展阶段:①单克隆抗体制备技术创立和应用。②建立起高灵敏的固相免疫放射分析法(IRMA)。

2. 临床意义

1)糖类抗原 CA-50

CA-50 抗原主要分布在糖酯及高分子糖蛋白中。在结肠、直肠、胃肠道、肺、胰腺、肝脏、胆囊、膀胱、子宫等肿瘤组织中广泛存在。经研究证实,CA-50 抗原分子结构六糖或八糖的单唾液酸节苷酯形式两者均含有相同的非还原 4 糖末端结构,其中唾液酸是 CA-50 抗原决定簇的必要成分。4 糖链上的半乳糖和乙酰基葡萄糖也是对 CA-50 抗体反应所必不可少的免疫基因。这些抗原决定簇与 CAl9-9 抗原有共同之处,故两者存在免疫交叉。

正常人血清 CA-50 抗原浓度,各家报道不完全一致,现介绍几组数值见表15-2。

表 15-2　正常人血清 CA-50 值

资料来源	例数(n)	血清 CA-50 $\bar{x} \pm S$	U/ml 范围
pagaunzzi1985	139	5.48 ± 5.5	0 ~ 28
陈智周、范振符 1988	33	6.41 ± 6.64	0 ~ 20
蚌埠医学院 1993	140	6.84 ± 6.43	0 ~ 22

CA-50 是一种较为普遍的癌症相关抗原。CA-50(IRMA)检测应用于临床恶性肿瘤诊断的报道已很广泛。如 1988 年陈智周、范振符报道,以平均值加 2S 为阳性界限各类上皮癌 258 例,CA-50 值为 96.6 ± kU/L,其中胰腺癌、胆囊癌阳性率最高,达 94.4%;其他依次为肝癌、卵巢癌和子宫癌、恶性胸水等,并在进一步检测胸水中发现,CA-50 对恶性胸水有很高的阳性检出率,而良性胸水 35 例没有 1 例阳性,故对恶、良性胸水鉴别有很高的价值。

CA-50(IRMA)不仅在原发性肝细胞癌与 AFP(RIA 法)测定有近似的阳性率,而且在 AFP 阴性的肝转移癌、胆管细胞癌也有很高的阳性率。

Chen 等报道恶性淋巴瘤及其他肉瘤患者血清 CA-50 往往不增加。

总之,CA-50 在恶性肿瘤中的应用特点是:①血清 CA-50 值的上限多数学者用 17kU/L; ②诊断原发性肝细胞癌与 AFP 具有类似的阳性率,尤其是 AFP 阴性的肝细胞癌,CA-50、SF 联合诊断尤其重要;③对直肠、结肠癌的诊断阳性率高于 CEA 和 CA-19-9 等指标;④CA-50 也可作为有关恶性肿瘤疗效和预后的重要指标;⑤有些炎症时,如急性胰腺炎、结囊炎、肺炎有部分病人 CA-50 呈阳性,但随着炎症消退,CA-50 值恢复正常。

2)糖类抗原 CA-19-9

糖类抗原 CA-19-9 是 Koprowskl 等人于 1979 年用人的结肠癌细胞株免疫鼠并与骨髓瘤进行杂交所得的 19-9 单克隆抗体,并能与同类的肿瘤相关糖类抗原起反应,该单抗所识别的抗原被命名为糖类抗原 CA-19-9。

CA-19-9 检测在恶性肿瘤的诊断和研究报道很多。多数学者认为,CAl9-9 和 CA-50 一样是恶性肿瘤较好的标志物。在消化道肿瘤尤其是胰腺、胆道系统的恶性肿瘤血清 CAl9-9 值升高很明显。用于肿瘤诊断,随访和复发的监测具有重要意义。

血清正常参考值,据许叔祥提供资料用 IRMA 法测 2700 献血员血清 CA-19-9 浓度呈非正态分布,其范围为 0 ~ 107kU/L(8.4 ± 7.4)。正常上限为 37kU/L,各年龄组无明显差异。性别之间,女性略高于男性,亦无统计学意义。吸烟者对正常值影响不大。

糖类抗原 CAl9-9 检测,在各恶性肿瘤阳性率顺序依次为:胰腺癌(>37kU/L 为 80%),胆道癌(67%)、胃癌(76%)、结肠癌(58%)、其他消化道癌(53%)、肝癌(49%)等。在恶性肿瘤中,以消化道为主,其中又以胰腺癌与胆道肿瘤的阳性率最高。在同类肿瘤中,阳性率又与病理分类、分期有关。CA19-9 检出率与肿瘤大、小有直接关系,一般直径小于 2cm 的胰腺癌也很难得到阳性结果。与肿瘤所在部分(胰腺的头、体、尾部)关系不大。

另据 Chen 等报道,胰腺癌患者胰液 CA19-9(IRMA)测定,阳性率虽然较血清 CA19-9 低,但特异性较高,如测血清同时检测胰腺液 CA19-9 能更有效地鉴别胰腺癌和慢性胰腺炎。如能结合检测 CEA、AFP、SF 及其他指标,将有助于提高诊断符合率。

表 15-3　各种肿瘤及标志物的阳性率比较(%)

种类	CA19-9	CEA	SF	AFP
食道癌	18.2(11)	30.0(10)	50(10)	
胃　癌	42.7(68)	46.3(67)	23.3(60)	
结肠癌	39.1(23)	45.5(22)	26.3(19)	
肝　癌	27.8(18)	33.3(18)	90.0(11)	83.5(18)
胆道癌	71.4(35)	67.9(28)	67.9(28)	
			67.9(28)	
胰腺癌	75.0(20)	60.0(20)	55.6(18)	

括号内为例数,本表引自许叔祥资料。

目前国内外学者认为 CA19-9(IRMA)在恶性肿瘤的应用为:对胰腺癌诊断有较好的特异

性,且能与慢性胰腺炎鉴别;在良性病变阳性率低,有利于良、恶性肿瘤的鉴别;与 CEA 联合检测,利于提高阳性诊断率,亦可进一步判断预后和观察疗效;对转移性癌有较高的阳性率,但对原发性肝癌的阳性率不如检测 AFP。

3)糖类抗原 CA-125

1983 年 Bast 等人用卵巢浆液性乳突囊腺癌细胞系抗原免疫纯种小鼠,并与骨髓瘤细胞进行杂交得到一株单克隆抗体,该单克隆抗体所识别的抗原为 CA-125。该抗原为极不稳定的糖蛋白,分子量在 20 万 ~ 100 万范围,其抗原成分在蛋白部分而不在碳水化合物组分上。CA-125 在血中半衰期为 4.8 天。Bast 研究证实,CA-125 能与 6 种卵巢细胞呈阳性反应,与 1 种黑色素瘤起反应,而与胚胎细胞和正常卵巢细胞不反应。

正常人血清 CA-125 值根据 Kiug 和 Bast 报道,888 名献血者 CA-125 值为 8.7 ± 6.9kU/L(IRMA)。有性别差异,女性高于男性。连利娟等报道 20 例妇女血清 CA-125 值为 5 ~ 38kU/L,并以 <65kU/L 为阳性参考值。

CA-125 用于恶性肿瘤的诊断主要是卵巢上皮癌,输卵管癌、子宫内膜癌、子宫颈腺癌及间质细胞癌等。病情加重血清 CA-125 值升高越明显,临床Ⅲ期癌患者血清 CA-125 值多数 > 400kU/L。CA-125 检测又是良恶性肿瘤的鉴别及病情观察、治疗及预后的灵敏指标。

表 15-4　各种妇科肿瘤血清 CA-125 阳性率比较

组　　别	总例数	CA-125 >60kU/L 例数	阳性率(%)
正常妇女	120	0	0
卵巢上皮瘤	6	1	6.3
囊性畸胎瘤	10	0	0
巧克力囊肿	8	3	37.5
子宫肌癌	6	0	0
上皮界癌	7	1	14.3
卵巢上皮癌	42	39	92.9
生殖细胞癌	15	6	40
性腺间质瘤	3	2	66.7

第二节　蛋白类肿瘤标志物

一、甲胎蛋白

1. 概述

甲胎蛋白(AFP)1963 年由 Abeler 发现的正常胎儿血清蛋白,含糖约 3% ~ 4%,分子量约为 7×10^4u,由 14 个碳原子氨基酸组成的单一多肽链,在纤维膜电泳谱上位于 α_1 位置,故国际统一命名为 α-FP。早孕(4 ~ 8 周)期,来自卵黄囊,胚胎肝脏形成(孕龄 9 ~ 11 周)后由肝细胞合成。有少量血清 AFP 通过胎盘进入母体血流,随孕龄增加,母血中 AFP 浓度逐渐上升,至 31 ~ 34 周为高峰期。如胚胎发育不正常,神经系统发育不全(如无脑儿、脊椎裂)、脐膨出;或者多胎时,母血 AFP 超过正常同孕龄水平。母血中的 AFP 还通过循环出现在羊水和尿液中。

胎儿出生后,母血 AFP 水平急剧下降,1~2 周后降至正常人水平。婴儿出生后,由于合成 AFP 的基因被抑制,肝细胞停止合成 AFP,2~3 月后,婴儿血清 AFP 接近于正常成人。

1964 年 Tatarinov 在研究中证实原发性肝细胞癌患者血清中有高浓度的 AFP 存在。这是因为抑制合成 AFP 的基因又重获解脱抑制,癌变的肝细胞(细胞器的粗面内质网)又恢复胚胎肝细胞合成 AFP 的功能,胚胎肝细胞合成的 AFP 和肝细胞合成的 AFP 存在着共同的生物化学结构和免疫学特性。由于甲胎蛋白病理学的发现和应用,使肝细胞癌的早期诊断、早期治疗有了重大的突破,同时也成为诊断睾丸、卵巢、腹膜恶性畸胎瘤的重要指标。

2. 正常参考值

血清 AFP 水平应低于 10~20μg/L。

3. 临床意义

我国检验学对于血清(或其他体液)AFP 的测定,经历了简单的免疫学方法(琼脂双扩散法,对流免疫电泳法及反向间接血凝法),放射免疫分析和免疫放射分析(IRMA)。方法灵敏度不断提高(50~500,10~20,2~10μg/L),特异性也能达到国际水平。

(1)原发性肝细胞癌的诊断、疗效和预后观察:①肿瘤的普查与早期筛选。②原发性肝细胞癌的早期诊断。多数学者认为,肝细胞癌的癌细胞和胎儿的胚肝幼稚肝细胞有类似的功能,在合成基因作用下,合成甲胎蛋白,而非肝细胞型肝癌和胆管细胞癌、肝纤维肉瘤、肝间叶肉瘤、转移性肝癌等,肿瘤细胞一般不产生 AFP。诊断时需注意以下几点:原发性肝细胞癌诊断的阈值(诊断最低值),血清 AFP >400μg/L;要作动态测定。肝细胞癌在合成 AFP 过程中,细胞有一定的时相变化,且又与癌细胞分化程度有关,一般认为细胞分化程度差的细胞合成 AFP 水平高,检查阳性率高;而分化程度接近于正常的肝细胞,或坏死严重的细胞,癌组织中结缔组织成分多的肝癌细胞合成 AFP 水平较低,检查阳性率亦低。由于肿瘤细胞快速增殖,AFP 合成量不断增加,血清 AFP 值也随之呈持续上升,也偶见少数病例,血清 AFP 水平有波动,不能只依据 1 次检查值作判断。对于 <400(200~300)μg/L AFP 水平的患者,要警惕,连续观察 2~3 月,以防漏诊;临床可见少数病例,因癌肿呈巨块型,或因供血不足,大范围坏死,癌细胞分泌 AFP 水平不高,需联合检测 SF、β_2-MG、CA-50 及其他免疫显像检查,进一步确诊。

疗效与预后观察。肝细胞癌早期诊断后,应立即作早期治疗,治疗过程中进行血清 AFP 动态测定,如血清 AFP 值在治疗后很快降至正常,保持正常低水平,说明疗效显著,如血清 AFP 回升,则提示疗效不佳或有肿瘤复发、转移。血清 AFP 回升水平越高,预后越差。

(2)肝炎的鉴别诊断:病毒性肝炎的急性期、慢性活动期、肝硬化患者,有少数病例血清 AFP 值可以升高,个别病例甚至大于 400μg/L。这是由于变性的肝细胞或损伤后复生过程中和幼稚肝细胞具有胚胎肝细胞类似的功能,亦能合成甲胎蛋白,但血清 AFP 水平呈一过性升高,不具有肝细胞癌血清 AFP 水平呈持续上升的特点。

肝炎患者血清 AFP 水平往往与血清转氨酶(SGPT)等其他肝功能生化指标呈平行关系。即在肝炎急性期时,血清 AFP 水平伴随 SGPT 的上升而升高;在恢复期,血期 SGPT 降至正常,AFP 水平也恢复正常低水平。肝细胞癌患者血清 AFP 水平变化与血清 SGPT 水平往往呈反相关,如血清 AFP 异常高值,SGPT 正常的患者,则往往是原发性肝细胞癌的预兆。

(3)转移性肝癌:通常由肝外组织肿瘤转移至肝内,患者血清 AFP 值正常;但如有腹腔畸胎瘤转移时,则血清 AFP 值升高;亦有少数如胃癌肝内转移患者,血清 AFP 值亦能升高。

(4)睾丸卵巢及腹腔畸胎瘤内胚窦癌等患者,血清 AFP 值明显升高。也是睾丸与卵巢良、恶性肿瘤的鉴别指标,血清 AFP 水平明显增高者,提示恶性肿瘤可能。

(5)良、恶性腹水的鉴别:腹腔肿块且有腹水的患者,应在测定血清 AFP 同时,检测腹水 AFP,如腹水 AFP 含量升高,常是恶性肿瘤存在的指标。且腹水 AFP 增高较血清更显著。

(6)在妇产科中的应用:正常孕妇血清,尿中有低水平(20~200ng/ml)AFP,且存在孕周与个体差异。但在胎儿畸形变,如有严重的神经管缺损的胎儿,孕妇羊水和血、尿中的 AFP 水平较正常同龄孕妇明显升高。其他的先天性胎儿疾病,如先天性肾病综合症、脐膨出、先天性食道或十二指肠闭锁、脑积水、骶尾畸形胎瘤及胎儿染色体异常者,孕妇 AFP 增高。在妊娠 4~6 月时,如有异常发现,可以采用 AFP 检测作为前瞻性检查,发现上属情况,则应中止妊娠。

二、血清铁蛋白

1. 概述

血清铁蛋白(Serum ferritin SF)是以一种无机铁化合物为辅基的含糖蛋白。分子量为 45 万~90 万 u。一般认为 SF 是有 24 个亚基组成的蛋白外壳形成(又称去铁蛋白,APF),内腔对于 Fe 原子具有特异的亲和力,可结合 4500 个 Fe 离子。研究证明,体内所有细胞均能合成铁蛋白,主要合成部位在结合内质网核糖体,亦可在游离的核糖体中合成。

临床研究表明,当机体患恶性肿瘤时,血清铁蛋白值升高,且与恶性肿瘤的部位、大小、性质等因素有关,是肿瘤血清标志物之一。血清铁蛋白测定与其他相关项目检查配合,可提高恶性肿瘤的检出率。同时,观察血清铁蛋白值动态变化,对恶性肿瘤的疗效观察、预后随访,复发及转归等能提供有价值的数据。

2. 正常人血清铁蛋白水平(见表 15-5)

表 15-5　SF 正常值

作　者	方　法		SF(μg/L)	
			$\overline{X} \pm S$	范围
沈新义(1982)	RIA	男	129 ± 57.6	8~312
		女	54 ± 44	8~248
袁济民(1983)	RIA	男	67.33 ± 48.55	16~250
		女	43.75 ± 28.43	13~172
陈泮藻(1984)	RIA	男女	86.1 ± 61.3	8.1 ± 237.5
余裕民(1988)	RIA	男	74.2 ± 33.2	7.8~217.8
		女	41.4 ± 21.3	6.9~164.2

3. 临床应用

(1)原发性肝癌的辅助诊断

原发性肝癌患者血清铁蛋白值升高。SF 显著升高的机理可能与下列因素有关:①肝脏肿瘤在发生过程中使肝脏组织变性坏死,贮存于肝脏中的铁蛋白大量流人血液循环中。它取决于肝脏损害的形式,损害程度及 Fe^{++} 在肝脏内的数量;②肝脏病变时,肝细胞受到损害,使网状内皮系统铁负荷过多,肿瘤细胞能利用 Fe^{++} 合成大量的铁蛋白;③在原发性肝癌的同时,可能有隐匿性肝硬化的存在,肝硬化时贮存铁蛋白的肝细胞相对减少而使血清中的 SF 升高;④肝脏病变时,损害的肝细胞对铁蛋白的廓清率降低;⑤肿瘤细胞分泌铁蛋白,或异型铁蛋白增多,血液循环中的浓度升高。血清中 SF 的浓度与肝细胞损害的程度,肝硬化存在、肝脏贮存

Fe^{++} 量及肿瘤大小有关。一般认为在血清 AFP 作为原发性肝癌第一标志物之后,SF 可作为原发性肝癌的第二标志物,尤其是 AFP(—)的肝癌拟诊者,SF 测定是一项不可缺少的补充检查。

(2)血液病的辅助诊断

淋巴瘤是因病毒感染和免疫功能障碍等引起的一组起源于淋巴结或其他淋巴组织的恶性肿瘤。可分为何杰金氏病(Hodgkin's disease,简称 HD)和非何杰金氏淋巴瘤(non—Hodgkin's lymphoma,简称 NHL)两大类。组织学可见淋巴肉瘤细胞和组织细胞的肿瘤性增生。临床上以无痛性、进行性淋巴结肿大最为典型。常以颈、锁骨上淋巴结肿大为原发病灶,易犯肝、脾,及全身各系统或器官,如肺、纵隔引起胸腔积液,骨髓受侵犯引起骨痛及胸腰椎破坏、脊髓压迫等症状;晚期常有恶病质、发热、贫血及并发白血病等。

表 15-6　肝癌患者 SF 阳性率

作　者	例　数	AFP 值 (μg/L)	SF 测定值		与 SGPT 相关性
			$\bar{x} \pm s$(μg/L)	阳性率	
Kew(1978)	76	845 ± 554.8	58/76(76.3%)		无
乔宏庆	11			7/11(63.6%)	
梁　仁	32	(AFP < 400)	329.5	24/32(75%)	
杜可贤(1988)	48		41/48(85%)		
陈泮藻(1984)	20	AFP(+)	18 > 237	16/18(89%)	
		AFP(—)	2692.1690	2/2(100%)	
余裕民(1989)	42	AFP(+)(>400)24	432 ± 114	19/24(79%)	无
		AFP(—)(<400)18	608 ± 223	16/18(89%)	

早在 1956 年 Reissman 等就报道了 HD 患者 SF 增高。1973 年 Jones 等采用 RIA 测定 HD 患者 SF 值,均值为 215μg/L,高于对照组,且有症状组(383.8μg/L)明显高于无症状组(136.7μg/L)。后来 Jacobs 等对 125 例 HD 患者进行临床分期研究发现,SF 值呈进行性递增,Ⅳ期病人 SF 值约为 Ⅰ 期病人的 4 倍,且与病情的活动性和肿瘤的扩散性有关。

非何金氏淋巴瘤 NHL 常以淋巴瘤侵犯口、鼻、咽软腭、扁挑体及颌下淋巴结为原发性病灶,且易侵犯消化道、骨髓和血源扩散,约 20% NHL 患者在晚期并发白血病。关于 SF 检测国内外也有多例报道,1973 年 Jones 报道儿童 NHL 患者 SF 明显升高(215μg/L,正常为 31.0μg/L);国内汪月增等报道 NHL 患者 SF 明显升高,且活动期高于缓解期,Ⅱ、Ⅳ期及有症状者 SF 值较高。多数学者认为,SF 测定作为 NHL 的非特异病情观察是一项很有价值的指标。

白血病是由多种原因引起的造血系统的一种恶性疾病,其特点为体内白细胞广泛而无控制地增生,出现于骨髓及其器官、组织和外周血液中,大多为未成熟和形态异常的白细胞。临床以发热、感染、出血、贫血及多脏器功能衰竭等严重表现。

许多学者观察了白血病患者 SF 的变化,一致认为 SF 值呈明显升高,升高值与病情程度呈正相关。Tanaka 等 1983 年报道 19 例急性淋巴性白血病 SF 浓度为 95.5 ± 35.7μg/L,17 例急性粒细胞白血病 SF 浓度为 716 ± 367μg/L,而 9 例急性单核性白血病 SF 浓度为 1156 ± 324μg/L;Darry 等报道一组急性粒细胞白血病患者 SF 平均浓度竟高达 1278μg/L,为正常人的 15 倍。

而在儿童急性淋巴性白血病时,SF 值平均为 310μg/L。有报道:急性粒细胞白血病缓解期 SF 值较治疗前更高,其原因尚不清楚。

急性白血病病人 SF 升高的机理可能为:①体内白细胞大量增殖;②细胞合成铁蛋白速度加快,SF 含量增高(达到正常人 10 倍),细胞内铁蛋白浓度与 SF 水平呈正相关。

多数学者研究表明慢性粒细胞白血病 SF 水平在正常范围内,偶有 SF 增高,预示病情可能急变。此外,白血病患者在 SF 升高同时,SGPT 无变化,故认为 SF 值升高不是肝储备功能损害所致。

1982 年 Vicaente 报道,在急性白血病患者脑脊液(CSF)中铁蛋白含量为 219.5μg/L,明显高于正常人脑脊液 SF 水平(平均为 57μg/L)显示伴有中枢神经系统浸润。

(3)其他肿瘤

国外多数学者报道,肺癌、乳腺癌、宫颈癌、胰腺癌、结肠癌等患者 SF 均有明显升高,且与病情程度相关。亦作为恶、良性胸水与腹水的鉴别指标。谢家风等报道 52 例宫颈癌治疗组与复发组 SF 值,其中 Ⅰ、Ⅲ、Ⅳ 期 SF 分别为 49.72,91.05,171.40μg/L,三期之间 $P < 0.05$,表明 SF 值随恶性肿瘤的病期增加而上升,可作为肿瘤处于活动期的指标之一。许多学者研究表明,SF 不能在肿瘤复发前升高,因此不能用于预测恶性肿瘤复发。在晚期肿瘤转移时 SF 值升高,认为 SF 浓度超过 400μg/L 则提示有恶性肿瘤转移的可能。但 SF 在诊断恶性肿瘤时缺乏特异性,单项检测阳性率低;但和其他标志物联合检测,可明显提高阳性率。

三、β_2-微球蛋白

1. 概述(略)

2. β_2-微球蛋白与恶性肿瘤

恶性肿瘤患者血清 β_2-MG 水平升高,见表 15-7。

表 15-7　各类恶性肿瘤患者血清 β_2-MG 值比较

病种	例数	$\bar{x} \pm s(\mu g/L)$	范围($\mu g/L$)	阳性率%	作者
肝癌	27	3.14 ± 1.31	$1.82 \sim 7.84$	78	余裕民等 (阳性 $>3.0\mu g/L$)
白血病	5	5.90 ± 2.24	$3.30 \sim 10.50$	5/5	
淋巴瘤	25	4.38 ± 1.33	$2.24 \sim 8.60$	82	
恶性葡萄胎	125	3.26 ± 1.44	$1.42 \sim 8.20$	70	
绒癌	22	4.10 ± 1.71	$2.30 \sim 8.60$	81	
肝癌	53	2.75 ± 0.84		60.4	kin 等 (阳性 $>2.5\mu g/L$)
胃癌	29	2.18 ± 1.08		41.4	
结肠癌	12	2.11 ± 0.96		41.6	
食道癌	12	2.10 ± 2.66		41.7	陈士藻等 (阳性 $>2.5\mu g/L$)
胃癌	37	2.30 ± 1.46		29.0	
肝癌	10	3.41 ± 1.37		70	
鼻咽癌	42	4.54 ± 0.20		90.5	谈亚英等 (阳性 $>3.0\mu g/L$)
甲状腺癌	42	4.54 ± 0.42		84.8	
肺癌	16	5.9 ± 0.62		81.0	

血清 β_2-MG 增高(目前大多学者采用阳性 $> 3.0\mu g/L$)常见于白血病、淋巴瘤及多发性骨髓瘤,也常见于部分实体性肿瘤,如肝癌、卵巢癌等,消化道肿瘤也有部分阳性率,滋养细胞肿瘤、恶性葡萄胎、绒癌患者血清 β_2-MG 也明显升高。

多数学者认为,恶性肿瘤时,引起血清 β-MG 水平升高的机理可能与下列因素有关:①瘤细胞自身合成 β_2-MG 速度加快(5~15 倍),②恶性肿瘤异常增生,大量细胞破坏,使 β_2-MG 释放增加,③恶性肿瘤时,机体免疫细胞增生,广泛浸润,作为参于机体免疫功能的 β_2-MG 释放也相应增加。血清 β_2-MG 值升高虽在恶性肿瘤不具有诊断的特异性,但多种恶性肿瘤具有较高的阳性率,仍可为肿瘤重要的标志物之一。

作为辅助诊断的重要指标,血清 β_2-MG 值在恶性肿瘤患者的应用有:白血病、淋巴瘤、肺癌、肝癌等。血清 β_2-MG 水平与恶性肿瘤病情程度呈正相关。

动态检测血清 β_2-MG 值是恶性肿瘤疗效观察的标志之一。白血病、淋巴瘤、肺癌、肝癌及滋养细胞在化疗(或手术)过程中,常以定期测定血清 AFP、CEA 和 β_2-MG 值,作为疗效观察和预后的指标。治疗后,以上指标降至正常范围,表明疗效显著,预后佳;如仍维持高水平,或继续升高,提示疗效不佳,肿瘤复发或转移,预后也差。一般在每个疗程前、后查一次,其结果为临床提供病情信息,是拟定治疗方案的根据。

良、恶性胸、腹水的鉴别。胸水常因结核和恶性肿瘤的转移和侵犯,腹水常因肝硬化、肠淋巴结和腹腔脏器被淋巴恶性肿瘤侵犯所致。若胸水、腹水 β_2-MG 明显升高,提示恶性肿瘤的存在。Kin 等报道了腹水(ascitic,A)、血清(serum,S)的比值即 A/S,作为良、恶性依据,A/S $>$ 1.3 时,提示为恶性腹水的可能。

脑肿瘤诊断与疗效观察。根据报告脑脊液(CSF)β_2-MG $> 2.5\mu g/L$ 时诊断脑膜白血病的阳性率为 90%,特异性为 93%。铃木康夫等观察脑膜侵犯的 8 例恶性淋巴瘤患者 CSF β_2-MG 值的变化,治疗后有 7 例 CSF β_2-MG 降至正常,临床症状和 CT 扫描病灶明显改善,表明 CSF β_2-MG 变化与临床病情呈平等关系。但是 CSF β_2-MG 检测无助于原发性神经胶质瘤和非神经性胶质瘤诊断。

膀胱肿瘤诊断与疗效观察尿 β_2—MG 值显著增高是膀胱癌诊断的重要指标。有人报道,尿 β_2-MG $> 3.0\mu g/L$ 膀胱癌的诊断阳性达 82%,同时尿与血清 β_2-MG 的比值(u/s)明显高于其他恶性肿瘤。同时尿 β_2-MG(或 u/s)可作膀胱癌疗效和复发的指标。

AIDS 与血清 β_2-MG。据报道,血清 β_2-MG 的放射免疫测定对于人免疫缺陷性病毒(HIV)感染的艾滋病(AIDS)提前诊断有一定的价值。AIDS 为致死性传染病,传播、流行速度快,死亡率高。自 1981 年在美国首次报告以来,已蔓延世界各地。1988 年以来,我国也有病例报道。随着改革开放政策和旅游事业的发展,对于艾滋病防治应引起高度重视。多数学者研究证实,血清 β_2-MG 值明显升高,可作为 AIDS 症状前预报。Zolla-pazner 等研究发现,39 例 AIDS 患者血清 β_2-MG 升高出现在临床确认前 2 年,并建议凡有可疑病史者,应在特异性 HIV 抗体检查前,定期做血清 β_2-MG 检测。

第三节　其他肿瘤标志物

一、组织多肽抗原

1957 年 Bjorlund 发现在肿瘤细胞上存在组织多肽抗原(TPA),对某些肿瘤如乳房、消化道和泌尿道肿瘤有一定的特异性。TPA 可从病人血清和尿液中测到。正常人血清 TPA 为 72.9 ± 37.5kU/L,在肺癌、胃癌的阳性率分别为 58%、65%,恶性病变的总阳性率为 41%,良性病变为 28%,因此有一定的假阳性。须与 CEA 等标志物联合诊断,可提高阳性率。正常尿液 TPA 含量为 107.9 ± 69.9kU/L,以 >250kU/L 为限,对膀胱癌的诊断可达 90%。

二、组织抗原

组织抗原(TA_4)系子宫颈癌平上皮癌组织所提取。子宫癌病人血清 TA_4 浓度 >2.0μg/L,阳性率达 43.6%,治疗后复发诊断率为 86.7%。

三、多胺类

多胺包括腐胺、精胺、精脒等一类直链小分子有机碱,参于 DNA、RNA 和蛋白质合成的控制。据报道精胺在乳腺癌、白血病、骨肉瘤、肺癌、食道癌病人升高,腐胺在肺癌和其他肿瘤分别有 94.7%、76.2% 升高率。

四、激素类

1. 激素肿瘤

激素作为肿瘤标志物包括产生激素本身的内分泌组织细胞肿瘤和异位激素肿瘤两个方面。

胰岛素瘤亦称胰岛 β 细胞瘤　由胰岛 β 细胞过度增生形成具有内分泌功能的腺瘤或癌。因分泌过多的胰岛素或胰岛原,临床上以反复发作的空腹低血糖症为特征。空腹(或发作时)血糖 <2.2mmol/L,空腹或发作时血浆胰岛素释放修正指数大于 85μu/mg,为胰岛瘤,如小于 50μu/mg 时则为正常。还可用血胰岛素原和血 C-肽作为胰岛素瘤的诊断指标。

甲状腺癌　甲状腺分化癌,如滤泡样甲状腺癌或部分乳头状癌也可合成 T_4,同时滤泡腔内的甲状腺素球蛋白(TG)释放入血,血清 TG 升高,故临床常把血清 TG、TM 等作为甲状腺滤泡细胞癌特异指标。甲状髓样癌,属于家族性,常因甲状腺滤泡旁 C 细胞可生成和分泌降钙素,以血清降钙素作为髓样癌的诊断指标。

肾上腺肿瘤　皮质肿瘤常以血浆皮质醇和 ACTH 作为诊断指标。有时同时检测血浆醛固酮、肾素、血管紧张素 Ⅰ、Ⅱ 等以鉴别原发性和继发性醛固酮增多症。髓质瘤或嗜铬细胞瘤可以测血浆儿茶酚胺类物或甲氧基肾上腺素(ME)

2. 异位激素瘤

肿瘤产生激素较普遍,产生异位激素的肿瘤多为恶性,多伴有异位激素综合症。多见异位 ACTH 的肿瘤有燕麦细胞支气管肺癌,其次类癌(如支气管、胸腺、食管、胃十二脂肠、胰岛、嗜铬细胞、神经母细胞、黑色素癌细胞),异位 HCG 的肿瘤有乳腺、消化道、肺、黑色素癌、卵巢、睾丸等部位癌肿;还有产生 ADH 肿瘤如肺小细胞肺癌、胰腺癌、结肠癌、乳腺癌,分泌 PRL 有肺癌、肾癌;分泌 LH、FSH 有肺癌:雌激素有肺癌、胃癌等。临床上常用 RRBA 查血清(或组织)激素水平对异位激素肿瘤的产生机理、辅助诊断疗效等相关性研究具有重要意义。关于恶性肿瘤产生异位激素的机理问题,目前虽有几种学说,但仍有待于进一步研究。

五、甲状腺球蛋白(见第五章第八节)

六、前列腺特异抗原

1. 概述

前列腺特异抗原(Prostate specific antigen,PSA)是1971年在精液中发现的一种分子量为32736u的糖蛋白,由240个氨基酸组成。由前列腺腺管上皮细胞和前列腺癌细胞株合成分泌。PSA在血循环中以游离型和复合物(PSA-抗乳糜蛋白)形式存在。PSA在前列腺癌诊断中是一种重要的肿瘤生化标志,比前列腺酸性磷酸酶有更大的特异性和灵敏度。

2. 正常参考值　血清$1.42 \pm 1.27 \mu g/L$。

3. 临床意义

正常人血清PSA $< 10 \mu g/L$。前列腺增生患者为$(6.96 \pm 6.28) \mu g/L$,其中约有30%患者大于$10 \mu g/L$,4.7%患者大于$20 \mu g/L$;前列腺癌为$(118.2 \pm 29.7) \mu g/L$,其中72.2%患者大于$20 \mu g/L$,8.3%患者在$10 \sim 20 \mu g/L$之间,当PSA非常高时(大于$100 \mu g/L$)提示有转移灶存在,骨转灶最多见。因此,血清PSA检测在前列腺癌的诊断、病情观察和有无转移灶的判断上,是一种重要的观察指标。前列腺癌是男性常见恶性肿瘤,也是产生骨转移的腺癌之一,血清(包括前列腺组织)PSA检测,是男性肿瘤筛选和早期诊断的灵敏指标。

七、人前列腺酸性磷酸酶

1. 概述

人前列腺酸性磷酸酶(Prosrate acid phosphatase,PAP)是一种含有$38 \sim 41$个氨基酸残基的糖蛋白,以二聚体形式存在,分子量为109Kdt等电点4.97,是前列腺分泌的惟一酶类。在血浆中无生理作用,正常情况下血浆浓度很低,在前列腺病理状态下血浆含量上升。

2. 正常参考值($\mu g/L$)　男性血清$0.82 \pm 0.62 \mu g/L(0 \sim 2.5 \mu g/L)$。

3. 临床意义

(1)PAP是前列腺癌诊断、分期、疗效观察及预后的重要指标。成熟的前列腺上皮细胞分泌PAP,经前列腺管进入精囊,由尿道排出,血液中含量甚微。恶变的前列腺细胞向腺细胞基底分泌PAP,当肿瘤细胞向间质浸润或阻塞前列腺管时,PAP大量进入血液,使血清含量显著增高(血清PAP $> 50 \mu g/L$),前列腺癌手术切除后血清PAP下降至正常值($< 2.0 \mu g/L$)。

(2)前列腺增生与前列腺癌的鉴别诊断:前列腺增生血清PAP不高,为$0 \sim 4.1 \mu g/L$,约有$8\% \sim 20\%$的患者PAP增高,其水平与前列腺大小有关。有人建议采用$3.0 \mu g/L$作为前列腺增生的上限。

(3)其他恶性肿瘤PAP均在正常水平,曾报道膀胱移行细胞癌、恶性淋巴瘤也观察到PAP上升的病例。

八、细胞角蛋白19血清片段21-1

1. 概述

细胞角蛋白19是一分子量为3968u的酸性蛋白,主要分布于单层和复层上皮细胞,如支气管上皮细胞等。在肺癌患者血清中可检出细胞角蛋白19的代谢产物细胞角蛋白19血清片段21-1(serum fragment 21-1 of cytokeratin subunit 19,CYFRA21-1),采用单抗BMl9-21和KSl9-1能特异性识别此片段。CYFRA21-1 RIA已建立。

2. 正常参考值

血清: < 3.30μg/L。

3. 临床意义

血清 CYFRA21-1 测定目前主要用于肺癌辅助诊断,还可作为肺癌分型,(腺癌、鳞癌、未分化癌)的参考指标(> 10μg/L);鉴别诊断肺炎和肺结核等良性疾病(< 2.6μg/L),和对肺癌临床分期有一定参考价值,随临床分期进展测定值愈来愈高。

九、人胎盘耐热性碱性磷酸酶

1. 概述

人胎盘耐热性碱性磷酸酶(Placental heat stable alkaline Phosphatase, P-HSAP)是一种对热高度稳定的碱性磷酸酶同工酶,分子量 12.9×10^4 u,由两个相同的亚基组成,P-HSAP 由合体滋养细胞合成后分泌进入母体血液,可作为胎盘功能监测指标,也作为精原细胞肿瘤的标志物。

2. 正常参考值

血清 0.56 ± 0.13 μg/L(王学谦等);

7.32 ± 4.90 μg/L(肖为红等)。

3. 临床意义

(1)胎盘功能:正常妊娠时 P-HSAP 升高,随妊期增加其含量迅速上升,大体呈指数关系。血清 P-HSAP 测定可了解胎盘功能,监护高危妊娠,判断母婴预后。

(2)临床主要用于睾丸精原细胞瘤、卵巢癌的辅助诊断指标。

十、神经原特异烯醇化酶

1. 概述

神经原特异烯醇化酶(neuron Specific enolase, NSE)是一种糖代谢酶,由两个亚单位组成的二聚体。亚单位有三种,即 α, β, γ,根据这些单位的不同组合,有五种同工酶,即 $\alpha\alpha$, $\beta\beta$, $\gamma\gamma$, $\alpha\beta$ 和 $\alpha\gamma$。γ-烯醇酶($\alpha\gamma$ 和 $\gamma\gamma$)定位于各种神经原及中枢和外周神经内分泌细胞内,称为神经原特异烯醇酶(NSE),亦称 γ-烯醇化酶,分子量 77.4Ku,是神经原细胞及神经内泌细胞的标志。

2. 正常参考值

血清:成人 4.8 ± 1.5 μg/L $3.0 \sim 6.0$ μg/L;儿童 5.2 ± 1.6 μg/L。

脑脊液:$0.5 \sim 2.0$ μg/L。

3. 临床意义

(1)小细胞肺癌 血清值以 10μg/L 为上限,阳性率为 86%,而非小细胞肺癌仅为 26%。小细胞肺癌均高于 25μg/L。其血清水平高低与小细胞肺癌临床症状及细胞分化程度相关。

(2)儿童成神经细胞瘤 明显升高,达 47.5 ± 41.6 μg/L(范围 $6.2 \sim 138$ μg/L)。

(3)儿童横纹肌肉瘤 血清值为 12.8 ± 9.5 μg/L,比正常值稍高。

(4)儿童维尔姆斯瘤(Wilm's tumor) 血清值 11.0 ± 4.1 μg/L,比正常值稍高。

(5)多重脑外伤(multiple brain contusion) 血清值为 $6.8 \sim 64$ μg/L。脑脊液增高,为 $2.2 \sim 9.0$ μg/L。

肿瘤标志物在临床的应用已近 30 年,检测品种和实验方法均有很大的发展,为肿瘤的诊断,治疗方案选择做出积极的贡献。例如 AFP 用于原发性肝细胞癌的早期诊断,β-HCG 用于滋养细胞肿瘤诊断,β_2-MG 用于白血病和恶性淋巴瘤,CEA 用于肿瘤的筛选等临床效果已在 20 世纪 80 年代得到大量资料的肯定,糖类抗原用于消化道和性腺和性器官肿瘤的研究也取得可喜的成效。临床所需要的理想肿瘤标志物应是:①一种标志物对相应组织细胞肿瘤具有特异性。②在癌变早期阳性率最大时体液、组织中肿瘤所产生的标志物达到最高水平。③在正常组织、良性病变和恶性癌变之间有明显的界值。对肿瘤选择合适的诊断定量限值。④标志物水平能与肿瘤的恶变程度及肿瘤大小、转移等呈相关性。但至今为止没有一种能完全达到上述标准,任何单项检测其作用是有限的。为了弥补不足,多数学者采用以下措施:①运用多种肿瘤标志物综合的辨别能力,即选择合理多项肿瘤标志物的联合测定,②依据肿瘤细胞处于不同细胞周期,具有生长、分泌的自主性,和在血浆消长变化特点,对指标进行动态测定,观察标志物水平与时间动态曲线的形态。如为高水平持续上升的曲线,对于迅速增大的肿瘤具有诊断价值,如正常低水平曲线有回升,则可能为肿瘤复发,③标志物检测实验结果与组织病理学变化,影像学诊断比较,以选择可作为肿瘤阳性参数。

随着现代免疫标记技术和分子生物学诊断手段的迅速发展,肿瘤细胞受体和肿瘤细胞基因诊断技术和相关系列生化、指示剂也在不断增加,与肿瘤产生机理有关的癌基因与抗癌基因被不断发现,许多癌基因在肿瘤细胞内定位比较清楚,将为肿瘤特异性诊断提供可靠的参数;与肿瘤生长速率有关的受体和生长因子如类固醇受体,激素调节蛋白(组织蛋白酶、PNR-2)、细胞癌基因产物(EGF—R,c—erb—B_2,mgc,int2)等已被发现,这都为肿瘤的产生和行为的研究提供了重要信息。

现将常用肿瘤标志物与相关肿瘤以及针对某种肿瘤的相关标志物归纳于表 15-8 和表 15-9,供学习、应用时参考。

表 15-8　常用肿瘤标志物与相关肿瘤

标志物名称	正常参考值	标本	相关肿瘤
神经特异性烯醇化酶 NSE		脑脊液、血	神经母细胞瘤,小细胞肺癌
癌胚抗原 CEA	$<10\mu g/L$	血、消化液	胃癌、直结肠癌、肝癌、胰腺癌、胆管囊癌
肿瘤相关抗原 TPA	$<90\mu g/L$	血、消化液	胃癌、胰腺癌、肠癌、卵巢癌、胆囊癌、膀胱癌
甲胎蛋白 AFP	$<25\mu g/L$ （$>200\sim400$）	血、腹水	原发性肝癌、卵巢癌、睾丸癌、胆管囊癌
β—绒毛膜促性腺激素 β—HCG	$<3.1\mu g/L$	血、尿	葡萄胎、绒毛膜癌、睾丸癌、小细胞肺癌
前列腺酸性磷酸酶 PAP	$<3.0\mu g/L$ $<5.0\mu g/L$ 前列腺液	血	前列腺癌
前列腺特异性抗原 PSA	$<5.0\mu g/L$ $<10.0\mu g/L$ 前列腺液	血	前列腺癌
甲状腺球蛋白/微粒体 Tg/TM	$<77\mu g/L$	血	甲状腺滤泡癌
降钙素 CT		血	甲状腺髓样癌

续表

标志物名称	正常参考值	标本	相关肿瘤
糖类抗原50 CA—50	<20kU/L	血	胆囊癌、肝癌、胰腺癌、膀胱癌、直肠癌、前列腺癌、睾丸癌、卵巢癌
糖类抗原125 CA—125	<30kU/L	血	卵巢癌、肺癌、胰腺癌、肠癌
糖类抗原19.3 CA—199	<37kU/L	血	乳腺癌、子宫癌、胆管癌、胰腺癌
糖类抗原153 CA—153	<3kU/L	血	胰腺癌 肺癌、乳腺癌、卵巢癌
糖类抗原242 CA—242	<12kU/L	血	胰腺癌、胆囊癌、卵巢癌、膀胱癌、前列腺癌、睾丸癌
糖类抗原724 CA—724	<6kU/L	血	胃癌、卵巢癌
血清铁蛋白 SFER	男 37~80 女 16~42 μg/L	血	肝癌、白血病、恶性淋巴瘤、胆管癌、肺癌
β_2—微球蛋白	血 <3.0 尿 <0.5 mg/L	血、尿	恶性淋巴瘤、白血病、肝癌、肺癌、膀胱癌、肾癌

表 15-9 肿瘤与相关的肿瘤标志物

肿瘤名称	标本	相关标志物
脑部肿瘤	血、脑脊液	NSE、β—MG
甲状腺癌	血	STg、STM、SCT
肺 癌	血	SFer、β_2—MG、CYFRA21—1、CA—153、CEA、β—HCG
胃 癌	胃液、血	EGF CA724、CEA
肝 癌	血、腹水	AFP、SFer、β_2—MG、CA—50、CEA、EGF
胆囊癌、胆管癌	血	CEA、CA—50、CA—242
胰腺癌	血	CEA、TPA、CA—50、CA—153
结、直肠癌	血、肠液	CEA、CA—50
卵巢癌	血	CA—125、CA—724、AFP、SFer
子宫癌	血	CA—199、SFer
膀胱癌	血、尿	β_2—MG、CA—153
肾 癌	血、尿	β_2—MG
前列腺癌	血、前列腺液	PSA、PAP

第十六章 细胞因子和免疫球蛋白

细胞因子系由体内产生的分子量大多小于20ku的分子,每种细胞因子可有多种生物学功能,也可由多种细胞所产生。细胞因子与机体的很多生理功能和病理过程有关,在机体的防御能力,造血功能及免疫功能等方面担当着重要角色,在肿瘤的发生和转移及心血管病发生中也起着重要作用。细胞因子和细胞因子拮抗剂已越来越多地应用于疾病的治疗。细胞因子的特点主要有:①功能的多样性和交叉性。一种细胞因子可作用于多种靶细胞,而不同的细胞因子可具有相同的功能。②一种细胞因子可诱导其他细胞因子产生并能相互调节。③细胞因子与其受体结合而发挥生物效应。

细胞因子的生物学功能和基因表达的研究及其临床应用正飞速发展,因而细胞因子的定量分析和进行测定结果的质控就显得尤为重要。同时商品试剂盒的开发也促进了细胞因子检测的发展。

细胞因子定量分析中的质控和检测结果评价:所有细胞因子的参考标准均应以国际标准标定后才能使用。公认的WHO标准晶提供机构为美国国立癌症研究所生物反应调整专题(BRMP,NCI)和英国国立生物标准化和控制研究所(NIBSC)。表达方法为 pg * ml^{-1} or ng * ml^{-1},测定的批间误差应小于10%。结果分析时应注意,血浆中细胞因子的测定比血清中的测定更能反映体内细胞因子的分布情况,但体液细胞因子的检测结果并不能代表局部组织的细胞因子分布。放射免疫测定(RIA)时有时要考虑非活化状态或结合状态细胞因子的存在。

免疫球蛋白(Ig)是人体受抗原刺激后产生的一类球蛋白,Ig在体内可与抗原发生免疫反应,阻断病原体对机体的危害。但在一定条件下Ig也可成为病理产物,造成对机体的损伤。所有的抗体都是Ig,但Ig则除了抗体外还包含在某些疾病时病人血清中的异常免疫球蛋白。Ig是从化学结构而言,而抗体则是其生物学功能的概念。

免疫球蛋白的基本结构是由二硫键连接四条肽链构成的糖蛋白,也是其基本功能单位。

第一节 干 扰 素

干扰素(Interferon,IFN)是一种重要的细胞功能调节物质。正常情况下人体可产生生理量的IFN,以维持人体正常的免疫功能。

IFN种类很多,主要按生物来源,种属来源,细胞来源等来进行分类。还可根据干扰素蛋白质多肽链上氨基酸排列顺序不同分成亚型。按照抗原性分为α、β和γ三种,其中α、β的受体相同,具有相同的生物活性。IFNα和IFNβ已广泛应用于淋巴系统等白血病的治疗,而IFNγ既是免疫效应因子,又是免疫调节因子。

检测方法有多种,其中RIA双抗体法检测范围为6~200U/ml,灵敏度:8.2U/ml;ELISA法检测范围为0~500pg/ml,灵敏度:<25pg/ml。

临床意义:干扰素的研究和应用涉及免疫学,肿瘤学,分子生物学,病毒学,细胞学等学科,对恶性肿瘤及病毒性疾病有治疗效果。干扰素的测定对其研究,治疗效果观察以及副作用的预防都有意义。

第二节　白细胞介素

已知的白细胞介素(InterleuKin,IL)有 15 种(IL-1～15)。

白细胞介素 1(IL-1)分为 α 和 β 两类,具有相同生物活性,分子量为 16.86Ku,由单核-巨噬细胞产生,是 IL-2 表达因子,促进 B 细胞分化与抗体产生,是体内产热因子,诱导产生 PGE2,PGF2α。在风湿时患者血液 IL-1β 浓度与病情严重程度相关。

白细胞介素 2(IL-2)是 j Morgan 等人于 1976 年在 PHA(植物血凝素)刺激的淋巴细胞培养液中发现的一种淋巴因子。1979 年被命名为白细胞介素 2。白细胞介素 2 是一种糖蛋白,糖链连接在其分子中苏氨酸,丝氨酸和天门冬氨酸残基上,第 58 和 105 位上的两个半胱氨酸残基间形成的二硫键是构成其活性的构象。IL-2 作用是促进 CTL 和 NK 细胞增殖促进 B 细胞分化和抗体产生,诱导产生 LAK。

目前白细胞介素已能用基因工程大量生产,基因重组白细胞介素与淋巴细胞产生的白细胞介素在体内外的生物学活性一致。已发现白细胞介素多种(IL1-15),正常参考值范围见表 16-1。

表 16-1　白细胞介素测定方法及测量范围

种　类	测　量　方　法	测　量　范　围
IL-1β	IRMA	30～3000pg/ml
IL-1β	ELISA	3.9～250pg/ml
IL-2	IRMA	1～50IU/ml
IL-3	ELISA	39～2500pg/ml
IL-4	ELISA	30～1400pg/ml
IL-5	ELISA	11.7～750pg/ml
IL-6	ELISA	15.6～500pg/ml
IL-6	IRMA	50～5000pg/ml
IL-7	ELISA	15.6～1000pg/ml
IL-8	ELISA	7～750pg/ml
IL-10	ELISA	15.5～500pg/ml
IL-12	ELISA	7.8～500pg/ml
IL-13	ELISA	19.5～2500pg/ml
IL-15	ELISA	39～2500pg/ml

第三节 粒细胞巨噬细胞-集落刺激因子

早在1900年Carnot等发现贫血动物的血浆可使正常兔红细胞系增生,首次发现骨髓细胞生长因子,称其为粒细胞巨噬细胞-集落刺激因子(GM—CSF)。GM—CSF是一种蛋白质,核心蛋白的分子量为14582u。在哺乳动物和酵母中蛋白糖化,在大肠杆菌中蛋白为非糖化。GM—CSF能刺激骨髓粒性白细胞和巨噬细胞系的原细胞生长。GM—SCSF还能提高巨噬细胞能力,加强中性白细胞的活力。正常人血清GM—CSF男性为530±140U/ml,女性为560±190U/ml。

经临床试验证明对放化疗病人使用GM—CSF可缩短白细胞减少的时间。GM—CSF的检测可用治疗效果观察,副作用预防等。

第四节 肿瘤坏死因子

肿瘤坏死因子(Tumor necrosis factor,TNF)是巨噬细胞和淋巴细胞分泌的一种细胞因子,可使肿瘤坏死而得名。可在注射短棒状杆菌,卡介苗等的小鼠血清中检出。分子量为18451.2u和16864u两种。

淋巴毒素(Iimphotoxin,LT)是由抗原或丝裂原刺激淋巴细胞所产生的具有杀伤肿瘤和免疫调节功能的淋巴因子。由于LT与TNF有相同的生物学功能,因而将TNF称为TNFα,而将LT称为TNFβ。其生物学活性广泛,除有抗肿瘤活性、抑制癌基因的表达外,还是炎症的介质。对肿瘤细胞具杀伤作用。正常人血清常测不出其活性,在慢性风湿性关节炎,恶性肿瘤患者血清LT/TNF活性增高。

第五节 免疫球蛋白E

一、概述

免疫球蛋白E(IgE)在正常血清中含量最少,仅占Ig总量的0.002%,但含量较稳定。由鼻咽,扁桃体,支气管等粘膜下淋巴组织内合成,由浆细胞产生。又称反映素或亲细胞抗体。在特异性过敏症和寄生虫感染者血清中1gE浓度可非常高,IgE不能激活补体及透过胎盘,它的Fc段能与肥大细胞和嗜碱细胞受体结合,介导I型变态反应的发生。

二、正常参考值

正常血清中IgE浓度随年龄的增长而增加,在青春期达到高峰。同时在各年龄组内也有较大的个体差异。各年龄组的正常参考值如下:

年龄	0~3岁	3~4岁	4~7岁	7~14岁	成人
IgE(1U/ml)	<10	<25	<50	<100	<150

三、临床意义

现在用 IRMA 和 ELISA 等方法可检测血清中总 IgE 和特异性 IgE。在过敏性鼻炎,湿疹及哮喘等疾病时总 IgE 升高。血清总 IgE 测定主要用于过敏性疾病和炎症性疾病的鉴别诊断。特异 IgE 测定用于寻找特异性过敏源,帮助临床上对症治疗。

第六节 免疫球蛋白 A,免疫球蛋白 G,免疫球蛋白 M

一、概述

免疫球蛋白 A(IgA)分血清型和分泌型,大部分血清 IgA 为单体,约 10% ~ 15% 为双聚体,也发现少量多聚体。分泌型 IgA 能抑制病源体和有害抗原附着在粘膜上,同时具有调理吞噬和溶解作用,构成粘膜第一线防御机制,故 IgA 为局部抗体。婴儿出生后 4 ~ 6 月从母乳中得到分泌型 IgA,提供了局部免疫屏障。

免疫球蛋白 G(IgG)合成快,分解慢,是血清内含量最高的免疫球蛋白。占血清 Ig 总量的 75%。IgG 是惟一能通过胎盘的抗体,使胎儿在出生后数月内获得抗感染能力。IgG 是主要的抗感染抗体,不少自身抗体,如抗核抗体,抗甲状腺球蛋白抗体等也属于 IgG。

免疫球蛋白 M(IgM)是分子量最大的 Ig,故又称巨球蛋白。IgM 的吞噬作用比 IgG 大 500 ~ 1000 倍,凝集作用比 IgG 大 20 倍,杀菌作用大 100 倍,但中和毒素及病毒的能力比 IgG 弱。

二、正常参考值

血清 IgG 12.87 ± 1.35g/L;

　　　IgA 2.35 ± 0.34g/L;

　　　IgM 1.08 ± 0.24g/L。

三、临床意义

低 Ig 血症:(1)先天性低 Ig 血症主要见于体液免疫缺陷和联合免疫缺陷。其中一种是 Ig 完全缺乏,另一种是只缺一种或二种 Ig,常见的是缺乏 IgA,患者易患呼吸系统感染;缺乏 IgG 易患化脓性感染;缺乏 IgM 易患革兰氏阴性细菌败血症。(2)后天性低 Ig 血症。血清 IgG < 5mg/ml,常见于大量蛋白质丢失的疾病和淋巴网状系统肿瘤(例霍奇金淋巴瘤及淋巴肉瘤),中毒性骨髓疾病等。

高 Ig 血症常见于各种感染。慢性感染可使血 Ig 升高。子宫内感染时脐血或生后两日的新生儿血 IgM 升高。自身免疫性疾病,肝脏疾病(慢性活动性肝炎,肝硬化)患者可有三种 Ig 升高。慢性活动性肝炎 IgM 和 IgG 升高明显。各种结缔组织病中也常见 Ig 升高。

第七节 免疫球蛋白 D

一、概述

免疫球蛋白 D(IgD)在血清中含量很低(20 ~ 50μg/ml),约占 Ig 总量的 1%,血清中的半衰期为三天,极易被溶纤维蛋白酶降解。免疫球蛋白 D 不固定补体,不激活任何效应系统。现已知静止的 CD_4T 淋巴细胞膜上有 IgD 受体(IgD—R),交联的 IgD 能以其 CH_2 部位与 IgD-

R 结合增强 CD_4^+T 淋巴在抗体产生中的作用,并能促进抗体产生中的回忆反应。

二、正常参考值

$20 \sim 50 \mu g/ml$。

三、临床意义

IgD 的生物功能还未完全了解,已知在 IgD 型骨瘤患者,妊娠末期以及大量吸烟者血清中可见 IgD 含量升高。

第十七章　药物浓度检测

现代医学的飞速发展,赋于药理学研究以更高的要求和标准。体液药物浓度检测是现代药理学研究的主要手段,它对新型药物的研制、药代动力学和临床药理学的研究,以及指导临床合理用药均有重要作用。

近30年来,定量和微量药物分析技术不断发展:如放射免疫分析法(RIA)、气相色谱法(GC)、高效液相色谱法(HPLC)、质谱法(MS)、酶免法(EIA)等高新技术的诞生,为现代药理学的研究提供了强有力的技术保证,使科学的、合理的个体化给药方案得以实施,从而极大地提高了临床用药的有效性和安全性。

RIA 在药物浓度检测中的应用自1968 年 Oliver 等首先成功检测毛地黄毒甙以来已有30年历史。可测药物有30 余种,涉及到抗生素、强心药、抗精神失常药以及麻醉剂等。

第一节　地 高 辛

一、概述

地高辛(Digoxin)是从毛花洋地黄叶中提取的一种二级甙(次甙),称为异羟基洋地黄毒甙,分子量775u。该药是治疗充血性心力衰竭、室上性快速心律失常的首选药物。RIA 检测血清地高辛浓度早在1968 年用于临床,目前仍是最为常用的药浓度检测方法。

地高辛对心肌有正性变力作用,能增强心肌收缩力,使心输出量增加,改善心脏功能。口服后,60% ~80% 被胃肠吸收人血,1 ~2 小时达血药浓度峰,6 ~8 小时达到平衡,此时,血清与心肌浓度之比为1∶40 ~ 50。正常人血清地高辛半衰期为38.2 小时,无尿病人达108 小时。

地高辛的吸收率、代谢速率及敏感性等有很大的个体差异。该药的有效治疗量与中毒量非常接近并有交叉,故在低血钾、低血镁、高血钙、肾功能不全、心肌缺血缺氧以及甲状腺功能低下时易发生中毒。常见的毒副反应在早期主要为消化道反应,如厌食、恶心、呕吐等,随中毒程度加重可出现视觉障碍,如黄视、绿视等,中枢神经系统的症状可有晕眩、头痛、乏力、失眠甚至谵妄、定向力丧失等,发生心律失常往往是地高辛中毒的危险症状,严重时将导致死亡。

二、有效血药浓度

血清地高辛的血药有效浓度(RIA)0.64 ~2.56nmol/L(0.5 ~2.0ng/ml),<0.64nmol/L常提示用量不足,>2.56nmol/L 则提示有中毒可能。

三、临床意义

1. 洋地黄中毒的早期诊断

一般认为地高辛中毒发生率约为20%,如不能及时发现或处理不当所造成的中毒死亡率很高。应特别注意的是:心功能越差者越易发生中毒,心功能Ⅲ ~ Ⅵ级者其中毒发生率明显高于Ⅰ~Ⅱ级者。中毒所致心律失常往往与心功能不全心律失常难以区别,故采用本法能准确可靠地为临床提供有力的诊断依据,做到早期诊断,早期治疗。

2. 用量不足

在临床治疗中，由于个体对药物的吸收、生物利用度和耐受性等有较大差异，因此在常规给药时，可有部分患者血药浓度低于0.64nmol/L，使治疗无效，达不到纠正心衰的目的。采用本法检测血药浓度，可帮助临床医师及时调整用药剂量，保持有效的血药浓度。

第二节 庆大霉素

一、概述

庆大霉毒（Gentamycin. GTM）系氨基糖甙类抗菌素，对革兰氏阴性杆菌和阳性球菌有较强的抗菌作用。其血药浓度与临床疗效有密切关切，与毒副反应也有内在联系。文献报道：GTM血药浓度低于4mg/L抗感染疗效甚差；而高于12mg/L时则易发生耳毒性反应和可逆性肾毒性反应。

GTM的抗菌作用机制是阻断细菌的蛋白质合成，对细菌蛋白质合成的全过程均有抑制作用。其半衰期为1.5～4小时；周岁以下小儿为1.5～8.9小时；较大儿童为3小时；无尿或肾功能不全患者显著延长，可达50～70小时或更长。内耳淋巴液中的庆大霉素清除很慢，其半衰期比血清长10～15倍。由于GTM在耳清除缓慢，其体内分布量以肾脏最高，故临床上主要以内耳毒性反应和肾毒性反应为主，前者的发生率为2%左右，后者则可高达10%以上。临床主要表现为过敏性皮疹、发热、听觉受损等；在重症肌无力患者中易发生神经肌肉麻痹，严重时可导致呼吸停止。

二、有效血药浓度

1. 血清：4～8mg/L；中毒浓度：>12mg/L。
2. 尿液药物浓度为血药浓度的25～100倍。

三、临床意义

检测血清GTM浓度可确保治疗的安全性和有效性，特别对老年、幼儿、肾功能不全等患者预防毒、副反应的发生具有重要意义。

由于GTM对肾皮质有特殊的亲和力，易在肾皮质内积蓄，损害肾功能，还可结合其他检查如尿 β_2—微球蛋等检测进行综合分析。

第三节 丁胺卡那霉素

一、概述

丁胺卡那霉素（AmiKacimum、AMK）与GTM同属氨基糖甙类抗菌素，是卡那霉素的半合成衍生物，其抗菌谱、抗菌作用机制和毒副反应与GTM基本相似，但该药受细胞钝化酶的影响最小，其抗菌作用较GTM更强。长期大剂量治疗的患者应监测其血药浓度。

该药的$T_{1/2}$在一室模型时正常人为0.8～5.6小时；新生儿为3～6小时；二室模型慢速相消除显著减慢，$T_{1/2}$可长达30小时。肾功能不全者可达80小时。耳毒性反应发生率为3～7.4%，与GTM不同点主要表现为高频区听觉受损。肾毒性反应发生率约为4%～8.7%，以肾小管功能受损为主,严重时累及肾小球滤过功能。

二、有效血药浓度

一般认为 AMK 对革兰氏阴性杆菌的最小抑菌浓度为 1 ~ 6mg/L,最佳血药浓度为 15 ~ 25mg/L;当 >30mg/L 时则易发生耳、肾毒副反应。

三、临床意义

AMK 所致毒副反应通常在持续用药 10 天后发生,少数病人在 5 天后出现。发生肾毒性反应者中有 60% 的病人可因肾毒性发展而不能有效控制感染而导致死亡。故在治疗中监测 AMK 血药浓度对安全用药、提高疗效、防止毒副作用具有重要意义。

第四节 苯妥英钠

一、概述

苯妥英钠(Diphenylhydatian,DPH)别名大仑丁(Dilantin),为二苯乙酰脲钠盐,分子量 272u。DPH 是抗癫痫大发作的首选药物。该药口服后吸收缓慢且不规则,并具有特殊的饱和代谢和非线性动力学性质,使稳态浓度和排泄速率与用药剂量不成比例。因此在治疗中动态监测 DPH 血药浓度对保证最佳疗效,防止毒副反应有重要意义。

DPH 对癫痫病灶异常放电有阻止作用,对大脑皮层运动区有选择性抑制作用。DPH 为非线性动力学药物,当血药浓度在 $36.46\mu mol/L$ 时,$T_{1/2}$6 ~ 24 小时,其消除属一级动力学;当血药浓度在 $72.92\mu mol/L$ 时,$T_{1/2}$将达 46 小时,甚至 90 小时,其消除为 0 级动力学。DPH 所致不良反应为多系统性,主要表现为迷路系统的反应,如眼球震颤、共济失调、眩晕、复视等。

二、有效血药浓度

血清:成人 36.46 ~ $72.93\mu mol/L$;小儿 18.23 ~ $72.93\mu mol/L$ 唾液:3.65 ~ $7.29\mu mol/L$;唾液、脑脊液与血清中药物浓度的比值:前者与后者有良好的线性关系,其比值接近 10% 。

中毒浓度为 >$72.93\mu mol/L$。

三、临床意义

DPH 的有效血药浓度范围较窄,只要大于上限值($72.93\mu mol/L$)就可能出现中毒症状,其中毒症状与血药浓度有紧密联系:血药浓度 >$109.38\mu mol/L$ 时可能出现共济失调、复视等症状;>$145.84\mu mol/L$ 时可发生嗜睡甚至精神失常;>$182.30\mu mol/L$ 时可发生昏睡以致昏迷;>$364.60\mu mol/L$ 时将出现角弓反张。

动态检测 DPH 的稳态血药浓度,对于制定合理的个体化给药方案,提高癫痫发作控制率,防止药物中毒具有重要意义。

第五节 苯巴比妥

一、概述

苯巴比妥(Phenobarbitalum,PB)别名鲁米那(Luminal),系巴比妥酸的衍生物,分子量

230.4u。药代动力学研究发现,PB 的代谢和排泄个体差异很大,按常规给药,血药浓度可相差 10 倍。因该药的安全性较小,已很少用于镇静和催眠,而主要用于控制癫痫发作的治疗。

PB 对中枢神经系统有抑制作用,能提高惊厥发作阈,限制癫痫灶异常放电。不同的用药途径(如口服、肌注),其血药峰时差异很大。$T_{1/2}$ 在成人为 2~5 天,儿童 1.6~2.9 天。

PB 过量时可出现多动、兴奋、易激动等中毒症状,严重超量所致急性中毒主要表现为深度昏迷,反射消失,呼吸抑制。呼吸衰竭是中毒致死的主要原因。

二、有效血药浓度

1. 血清:43.06~86.12μmol/L;2. 中毒浓度: >129.181μmol/L。

三、临床意义

PB 在儿童体内代谢较快,$T_{1/2}$ 也较短,如血药浓度 <43.06μmol/L 时治疗无效,故需较大剂量用药才能达有效血药浓度,但稍有不慎将引起中毒。通常血药浓度 >172.24μmol/L 将出现明显的中毒症状; >430.60μmol/L 将导致死亡。因此,监测 PB 血药浓度对保证儿童用药安全和有效治疗具有重要的临床意义。

第六节　氯 丙 嗪

一、概述

氯丙嗪(Chlorpromazine,CPZ)别名冬眠灵(Wintermin),系抗精神病药物,属脂溶性吩噻嗪(Phrnothiazines)二甲胺类,分子量 352.5u。常用于各型精神分裂症的治疗,因无根治作用而须长期服药以维持疗效。一旦过量将导致严重后果,故临床治疗中需定期监测血药浓度,以保证安全用药。

CPZ 的药理作用是通过阻断脑内多巴胺受体而发挥疗效。该药口服吸收慢且不完全,体内分布以脑中浓度最高,可达血药浓度的 10 倍。$T_{1/2}$ 在正常成人为 31 小时。

长期服用 CPZ 者不良反应发生率约 30%,以神经系统反应为主,如肌肉震颤、张力增高、动作迟缓、面呆流涎等锥体外系反应,中枢及植物神经系统反应可见嗜睡、心动过速、视力模糊、排尿困难等.少数患者可发生肝细胞内微胆管阻塞性黄疸,急性粒细胞减少等。一次超大剂量误服 CPZ 将发生急性中毒,可造成心肌损害,致心脏骤停而死亡。

二、有效血药浓度

治疗精神分裂症的有效血药浓度范围很宽,为 1.407~1.97μmol/L 到 0.15~39.96μmol/L,且无明确的中毒界限值。

三、临床意义

CPZ 常规治疗量在不同的患者,其血药浓度可相差 100 倍,个体差异很大。同一剂量可能在不同的患者身上出现用量不足和过量两种情况.因此,非常有必要动态检测血中 CPZ 的浓度,有利于制定合理的个体化给药方案和及时调整用药剂量,防止毒副反应。

附 录

附录内容是从相关文献中摘出与检验核医学关系密切且常用的数据和资料。

附录一 中华人民共和国法定计量单位

表1 国际单位制的基本单位与专门名称的导出单位

	量的名称	单位名称	单位符号
基本单位	长 度	米	m
	质 量	千克(公斤)	kg
	时 间	秒	s
	物质的量	摩(尔)	mol
导出单位	电荷量	库(仑)	C
	摄氏温度	摄氏度	℃
	放射性活度	贝可(勒尔)	Bq
	吸收剂量	戈(瑞)	Gy
	剂量当量	希(沃特)	Sv
	能量;功;热	焦[耳]	J
	功率;辐射通量	瓦[特]	W

表2 国家选定的非国际单位制单位

量的名称	单位名称	单位符号	换算关系和说明
时间	分	min	$1min = 60s$
	[小]时	h	$1h = 60min = 3600s$
	天(日)	d	$1d = 24h = 86400s$
旋转速度	转每分	r/min	$1r/min = (1/60)s^{-1}$
质 量	吨	t	$1t = 10^3 kg$
	原子质量单位	u	$1u \approx 1.660565 \times 10^{-27} kg$
体 积	升	L,(1)	$1L = 1dm^3 = 10^{-3} m^3$
能	电子伏	eV	$1eV \approx 1.6021892 \times 10^{-19} J$

表3   用于构成十进倍数和分数单位的词头

所表示的因数	词头名称	词头符号
10^{18}	艾［可萨］	E
10^{15}	拍［它］	P
10^{12}	太［拉］	T
10^{9}	吉［咖］	G
10^{6}	兆	M
10^{3}	千	K
10^{2}	百	h
10^{1}	十	da
10^{-1}	分	d
10^{-2}	厘	c
10^{-3}	毫	m
10^{-6}	微	μ
10^{-9}	纳［诺］	n
10^{-12}	皮［可］	p
10^{-15}	飞［母托］	f
10^{-18}	阿［托］	a

注:①本附录各表资料摘自中华医学会编辑出版部编:法定计量单位在医学上应用 第二版,人民军医
   出版社,北京,1991。
   ②［ ］内的字,在不致混淆的情况下可省略。
   ⑧( )内的字为前者的同义语。
   ④人民生活和贸易中,质量习惯称为重量。
   ⑤$10^{4}$、10^{8}、10^{12}分别为万、亿、亿万,使用时不受数词词头名称的影响,但不应与词头混淆。
   ⑥r为"转"的符号;升的符号中,小写字母l为备用符号,公里是千米的俗称。

附录二 常用核素数据表

名称	符号	半衰期或天然丰度(%)	原子质量(amu)	衰变类型	主要射线能量(MeV)
氢	^{1}H	99.985	1.007825		
	^{2}H	0.0148	2.014102		
	^{3}H	12.33y		β^-(100%)	β^-:0.0186
碳	^{12}C	98.89	12.000000		
	^{13}C	1.11	13.003354		
	^{14}C	5730y		β^-(100%)	β^-:0.155
氮	^{14}N	99.635	14.003074		
	^{15}N	0.365	15.000108		
氧	^{16}O	99.76	15.994915		
	^{18}O	0.204	17.999160		
磷	^{32}P	14.28d		β^-(100%)	β^-:1.711
硫	^{35}S	87.4d		β^-(100%)	β^-:0.167
钙	^{45}Ca	165d		β^-(100%)	β^-:0.258
铁	^{59}Fe	44.6d		β^-(100%)	β^-:0.269(47%) β^-:0.461(51%)
碘	^{125}I	60.2d		EC(100%)	γ:0.159(83%) X:0.027(70.9%)
	^{127}I	100.0	126.904470		
	^{131}I	8.04d		β^-(100%)	β^-:0.607(86%) γ:0.364(81%)

注:①表中数据摘自夏宗勘主编:实验核医学与核药学,同济大学出版社,上海,1989。

②( )内数字表示每100次核衰变的衰变类型与主要射线所占的百分数。

③表中 β^- 粒子的能量是指最大能量。

附录三 通用放射性核素衰变因子($e^{-\lambda t}$)表

t/T	$e^{-\lambda t}$	t/T	$e^{-\lambda t}$	t/T	$e^{-\lambda t}$
0.02	0.9869	0.55	0.6829	2.10	0.2383
0.04	0.9726	0.60	0.6597	2.20	0.2176
0.06	0.9593	0.65	0.6373	2.30	0.2031
0.08	0.9461	0.70	0.6156	2.40	0.1895
0.10	0.9330	0.75	0.5946	2.50	0.1768
0.12	0.9202	0.80	0.5744	2.60	0.1649
0.14	0.9079	0.85	0.5547	2.70	0.1539
0.16	0.8950	0.90	0.5359	2.80	0.1436
0.18	0.8827	0.95	0.5176	2.90	0.1340
0.20	0.8705	1.00	0.5000	3.00	0.1250
0.22	0.8586	1.05	0.4829	3.20	0.1088
0.24	0.8467	1.10	0.465	3.40	0.0948
0.26	0.8351	1.15	0.4506	3.60	0.0825
0.28	0.8236	1.20	0.4353	3.80	0.0718
0.30	0.8122	1.25	0.4205	4.00	0.0625
0.32	0.8011	1.30	0.4061	4.20	0.0554
0.34	0.7900	1.35	0.3923	4.40	0.0474
0.36	0.7792	1.40	0.3786	4.60	0.0412
0.38	0.7684	1.45	0.6600	4.80	0.0395
0.40	0.7579	1.50	0.3536	5.00	0.0312
0.42	0.7474	1.60	0.3299	6.00	0.0156
0.44	0.7371	1.70	0.3078	7.00	0.0078
0.46	0.7270	1.80	0.2872	8.00	0.0039
0.48	0.7170	1.90	0.2679	9.00	0.0020
0.50	0.7071	2.00	0.2500	10.00	0.0010

注:t 与 T 的时间单位必须相同

附录四 体外放射分析的主要国产试剂

　　放射性核素标记化合物及其相配套的试剂商品化是检验核医学得以迅速发展的重要物质基础之一。国内从事体外放射分析试剂研制与生产的单位约有20余所,形成商品进入市场的品种近百种。中国原子能科学研究院是国内集生产放射性核素与制备标记物于一体的规模最大,科技力量最强的科研、生产单位,是国家同位素工程技术研究中心,为放射性核素的医学生物学应用作出了重要贡献。该院向位素研究所为检验核医学提供的成套免疫试剂(kit)及相关标记化合物列举如下：

一、甲状腺功能检测药盒

3,5,3'—三碘甲状腺原氨酸(T_3,PR、M,mS)

甲状腺素(T4,PR,M,mS)

促甲状腺素(TSH,PR、M,ACT)

游离三碘甲状腺原氨酸(FT_3,M、ACT)

游离甲状腺素(FT_4,M、ACT)

3,3',5'—三碘甲状腺原氨酸(rT_3,PR)

甲状腺素(T_4,新生婴儿,M)

促甲状腺激素(TSH,新生婴儿,M)

甲状腺球蛋白(TG,PR)

抗甲状腺球蛋白抗体(抗 TG,CB)

抗 TG 抗体(TGAb,PR)

抗 TM 抗体(TMAb,PR)

二、肿瘤检测药盒

甲胎蛋白(AFP,PR、ACT)

甲胎蛋白(AFP,ACT 纸片法)

癌胚抗原(CEA,PR)

铁蛋白(Fer,PR)

免疫球蛋白 A(SIgA,DAP)

前列腺特异抗原(PSA,PR、ACT)

肿瘤坏死因子(hTNF—α,PR)

糖类抗原 CAl25(CAl25,ACT)

三、肾功能及肾上腺功能检测药盒

α_1—微球蛋白(α_1—MG,PR)

β_2—微球蛋白(β_2—MG,PR)

白蛋白(Alb,PR)

免疫球蛋白 G(IgG,DAP)

免疫球蛋白 A(SIgA,DAP)

TH 糖蛋白(THP,PR)

促肾上腺皮质激素(ACTH,ACT)

醛固酮(ALD,PR)

皮质醇(F,mSDA,ACT)

四、糖尿病检测药盒

胰岛素(Ins,PR)

胰高血糖素(Glu,PR)

C—肽(C—P,PR)

抗胰岛素抗体(抗 Ins 抗体,PEG)

五、生理、生殖、性激素类药盒

人绒毛膜促性腺激素(HCG,PR、ACT)

β—亚基人绒毛膜促性腺激素(β—HCG,DAP)

人绒毛膜促性腺激素(尿 HCG,PEG)

促黄体生成激素(LH,PR)

促卵泡生成激素(FSH,PR)

睾酮(T,mSDA)

孕酮(P,mSDA)

雌二醇(E_2,PR)

雌三醇(E_3,mSDA)

垂体泌乳素(PRL,PR)

胎盘催乳素(HPL,PR)

六、肝炎检测药盒

乙肝表面抗原(HBsAg,CB 快速法)

乙肝表面抗体(Anti—HBs,CB 快速法)

乙肝 e 抗原(HBeAg,CB 快速法)

乙肝 e 抗体(Anti—HBe,CB 快速法)

乙肝核心抗体(Anti—HBc,CB 快速法)

乙肝表面抗原、表面抗体(HBsAg·Anti—HBs,CB 双检)

乙肝表面抗原(HBsAg,CB)

乙肝表面抗体(Anti—HBs,CB)

乙肝 e 抗原(HBeAg,CB)

乙肝 e 抗体(Anti—HBe,CB)

乙肝核心抗体(Anti—HBc,CB)

乙肝核心抗体免疫球蛋白 M(Anti—HBc·IgM,CB)

乙肝表面抗原聚合人血清白蛋白受体(HBsAg·PHSA·Re,CB)

乙肝表面抗原免疫球蛋白 M(HBsAS·IgM,CB)

乙肝核心抗原(HBcAg,CT)

乙肝表面抗原(HBsAg,CB 定量)

乙肝表面抗体(Anti—HBs,CB 定量)

乙肝 e 抗原(HBeAg,CB 定量)

乙肝 e 抗体(Anti—HBe,CB 定量)

乙肝核心抗体(Anti—HBc,CB 定量)

甲肝抗体免疫球蛋白 M（Anti—HAV·IgM,CB）

丙肝抗体免疫球蛋白 G（Anti—HCV·IgG,CB）

七、其他药盒

心钠素（ANF,PR）

胃泌素（Gastrin,DAP）

脱氧核糖核酸抗体（抗 DNA 抗体）

甘胆酸（CG,PR）

血管紧张素Ⅰ（AngⅠ,PR）

血管紧张素Ⅱ（AngⅡ,PR）

人表皮生长因子（hEGF,PR）

骨钙素（OC,PR）

人降钙素（hCT,PR）

甲状旁腺激素中段（PTH—M,PR）

环磷酸腺苷（cAMP,NM）

环磷酸鸟苷（eGMP,NM）

八、与检验核医学相关的标记化合物

胸腺嘧啶核苷（^{3}H—TdR）

环磷酸腺苷（^{3}H—cAMP）

环磷酸鸟苷（^{3}H—cGMP）

双氢心得舒（^{3}H—DHA）

碘化钠（^{125}I—NaI,有还原剂与无还原剂）

[注]

①mSDA:微球二抗　M:磁颗粒　ACT:抗体包被管　DAP:双抗＋PEG　CB:塑珠　CT:包管前分离　PR:免疫试剂　NIP:微孔板　NM:膜　mS:微球

②被测物名称后括号内内容,逗号前为简写,逗号后为方法。数种方法间用顿号隔开。

③有关免疫试剂盒的技术资料可向中国原子能科学研究院同位素研究所查询（通讯地址:北京 275 信箱 32 分箱,邮政编码:102413）

附录五　本书标注的检验核医学专业（英汉）词汇

A

absolute counting　绝对测量

absorbed dose　吸收剂量

absorption　吸收

accelerated ion labeling　加速离子标记

accelerator　加速器

accuracy　准确度

acquired immuno deficiency syndrome,AIDS　艾滋病（获得性免疫缺陷性综合症）

activationan alysis　活化分析

adrenocorticotropic hormone,ACTH 促肾上腺皮质激素

affinity constant　亲和常数

affinity　亲和力

album,ALB　白蛋白

aldosterone,ALD　醛固酮

alpha decay α　衰变

alpha-fetoprotein,AFP　甲胎蛋白

amikacimum,AMK　丁胺卡那霉素

amplifier　放大器

angiotensin,AT　血管紧张素

annual limit of intake,ALT　年摄入量限值

antagonist　拮抗剂

antibody　抗体

anticoincidence circuit　反符合电路

antidiuretic hormone,ADH　抗利尿激素

antigen　抗原

anti-neutrino　反中微子

antiserum,AS　抗血清

antithrombinⅢ 抗凝血酶 Ⅲ

atom% excess　原于百分超

atom abundance　原子丰度

atomic mass unit, ainu(u)　原于质量单位

atomicnumber　原子核序数

atrial natriuretic peptide, ANP　心钠素

auger electro　俄歇电子

autoradiography, ARG　放射自显影术

autoradiolysis　辐射自分解

B

background　本底

backscattering　反散射

basic limit　基本限值

Becquerel, Bq　贝可勒尔(贝可)

beta decay　β衰变

bias　偏差

binding constant, K_A　结合常数

biological effect　生物学效应

biological half life　生物半衰期

biosynthesis　生物合成法

biotin　生物素

blood serum effect　血清效应

bombesin　蛙皮素

bombesin like immunoactivity, BLI
蛙皮素样免疫活性物质

brain natriuretic peptide, BNP　脑钠素

bremsstrahlung　韧致辐射

$β_2$-microglobulin, $β_2$-MG　$β_2$-微球蛋白

C

calcitonin, CT　降钙素

calcitonin gene related peptide, CGRP
降钙素基因相关肽

carbohydrate antigen, CA　糖类抗原

carcino embryonic antigen, CEA　癌胚抗原

cardiac myosin light chain, CMLC　肌凝蛋
白轻链

catecholamine, CA　儿茶酚胺

cellulose ester membrane　纤维素脂薄膜

Cerenkov radiation　契仑科夫辐射

channel width　道宽

charged particle activation analysis
带电粒子活化分析

chemical synthesis　化学合成法

chemiluminescence　化学发光

chloramine T, Ch-T　氯胺 T

chlorpromazine, CPZ　氯丙嗪

cholecystokinin, CCK　胆囊收缩素

cholyglycine, CG　甘胆酸

chronic active hepatitis, CAH　慢性活动
性肝炎

chronic persistent hepatitis, CPH
慢性持续性肝炎

circulating immune complex, CIC
循环免疫复合物

clinical effectiveness　临床有效性

committed dose equivalent　待积剂量当量

competitive protein binding assay, CPBA
竞争性蛋白结合分析

Compton effect　康普顿效应

Compton-Wu effect　康普顿—吴有训效应

corticosteroid binding globulin, CBG
皮质类固醇结合球蛋白

corticotropin releasing hormone, CRH
促肾上腺皮质激素释放激素

cortisol　皮质醇

counts per minute, cpm　计数·分$^{-1}$

counts per second, cps　计数·秒$^{-1}$

connective-peptide　C-肽

cross reaction　交叉反应

cross reaction rate　交叉反应率

cross-talk　串光

Curie, Ci　居里

cydk adenosine monophospate, cAMP
环磷酸腺苷

cyclic guanine monophospate, cGMP
环磷酸鸟苷

D

decay constant　衰变常数

decay energy　衰变能

derivel limit　导出限值

detection efficiency　测量效率

dihydrotestosterone,DHT　双氢睾酮

digoxin　地高辛

diphenylhydatian,DPH　苯妥英钠(别名：大仑丁)

direct nuclide dilution　核素正稀释法

discriminnator　甄别器

disintegrations per minute,dpm　衰变数·分$^{-1}$

disintegrations per second,dps　衰变数·秒$^{-1}$

dissociation constant,K_D　解离常数

dopsmine,DA　多巴胺

dose equivalent limit　剂量当量限值

dose equivalent,DE　剂量当量

doserosponse curve　剂量反应曲线

double labeling　双标记

double nuclide dilution　核素双稀释法

E

effective half life　有效半衰期

elastic scattering　弹性散射

electron capture decay,EC　电子俘获

electron micrnscopic ARG　电子显微镜放射自显影

element　元素

emission spectral analysis　发射光谱分析

endlabeling　末端标记

endodigin　内洋地黄素

endogenous digitalis-like substance,EDLS　内源性洋地黄素

endothelin,ET　内皮素

energy resolution　能量分辨率

enzymatic double-isotope derivative method　酶促双同位素衍生物技术

enzymatic isotope derivative method　酶促同位素衍生物法

enzyme immunoassay,EIA　酶免疫分析

enzyme-linked immunosorbent assay,ELISA　酶联免疫吸附试验

epinephrine,E　肾上腺素

equilibrium binding constant　平衡结合常数

estradiol,E_2　雌二醇

estriol,E_3　雌三醇

estrone,E_1　雄酮

erythropoiefin,Epo　红细胞生成素

excitant　激动剂

excitation　激发

excited state　激发态

experimental nuclear medicine　实验核医学

exposure　照射量

external irradiation　外照射

external quality assessment,EQA　外部质量评价

external standard channels ratio method　外标准道比法

F

fast neutron　快中子

ferritin,Fer　铁蛋白

figure of merit　品质因素

fluoro immuno assay,FIA　荧光免疫分析

folic acid,FA　叶酸

follicle stimulating hormone,FSH　促卵泡激素

forward two-step　正向两步法

free antigen,FAg　游离抗原

free radical scavengers　自由基清除剂

free radicals　自由基

G

gamma camera　γ照像机

gamma transition　γ跃迁

gas amplification 气体放大

gas ionization detector 气体电离探测器

gastric inhibitory polypeptide, GIP 抑胃肽

gastrin, G 胃泌素

Geiger-Muller tube G—M 管

general labeling 全标记

generator 发生器

gentamycin, GTM 庆大霉素

glass fiber filter 玻璃纤维滤纸

glomerular filtration rate, GFR 肾小球滤
过率

glucagon 胰高血糖素

glucose insulin tolerance test, GITT
葡萄糖胰岛 素耐量试验

glucose-oxidase-lactoperoxidase, GO-Lpo
葡萄糖氧化酶—乳过氧化物酶

GM region GM 区（盖革区）

gonsdotropin, GTH 促性腺激素

gonadotropin releasing hormone, GnRH
促性腺激素释放试验

gray, Gy 戈瑞

ground state 基态

growth hormone, GH 生长激素

H

half life 半衰期

hapten 半抗原

hepatitis A virus, HAV 甲型肝炎病毒

hepatitis B core antibody, 抗-HBc 乙型肝
炎核心
抗体

hepatitis B core antigen, HBcAg 乙型肝
炎核心
抗原

hepatitis B e antibody, 抗-HBe 乙型肝炎
e 抗体

hepatitis B e antigen, HBeAg 乙型肝炎 e
抗原

hepatitis B surface antibody, 抗-HBs
乙型肝炎表面抗体

hepatitis B surface antigen, HBsAg
乙型肝炎表面抗原

hepatitis B virus, HBV 乙型肝炎病毒

hepatitis C virus, HCV 丙型肝炎病毒

hepatitis D virus, HDV 丁型肝炎病毒

hepatitis E virus, HEV 戊型肝炎病毒

heterogeneous counting 非均相测量

hom ogenate 匀浆

homogeneous counting 均相测量

hood 通风橱

hook effect 倒钩效应

hot atom recoil labeling 热原于反冲标记

human chorionic gormdotropin, HCG
人绒毛膜促性腺激素

human leukocyte antigen, HLA 人白细胞
抗原

human placental lactogen, HPL 人胎盘催
乳素

hyaluronic acid, HA 透明质酸

I

imaging 显影

immunoadsorbent 免疫吸附剂

immunocompetence 免疫活性

lmmunoradiometric assay 免疫放射分析

in vitro 体外

in vivo 体内

incorporation percentage 参入百分率

Incorporation rate 参入率

infra-red spectrum analysis 红外光谱分析

insulin, INS 胰岛素

insulin antibody, Ins-Ab 胰岛素抗体

interferon, IFN 干扰素

internal irradiation(internal exposure) 内照射

internal quality control, IQC 内部质量控制

International Atomic Energy Agency(IAEA)
国际原子能机构

Intrinsic factor, IF 粘多糖蛋白内因于

inverse nuclide dilution　核素反稀释法

iodogen　氯苷脲

ion pair　离子对

ionization chamber　电离室

ionization density　电离密度

ionization　电离

ionizing radiation　电离辐射

irradiation　照射

islets of langerhans　郎格罕岛

isomer　同质异能素

isotope abundance　同位素丰度

isotope exchange　同位素交换法

Isotope tracer　同位素示踪剂

isotope　同位素

isotopic labeling　同位素标记

J

junction test　连接试验

K

kallikrein　激肽释放酶

Katal, Kat　酶活力的国际制单位

L

label　标记

labelled compound　标记化合物

laboratory nuclear medicine　检验核医学

lactoperoxidase, LPO　乳过氧化物酶

latent image　潜影

ligand　配体

light guide　光导

light microscopic ARG　光学显微镜放射
自显影

lymphotoxin, LT　淋巴毒素

linear energy transfer, LET　传能线密度

liquid scintillation counter　液体闪烁计数器

liquid scintillator　液体闪烁体

long-lived isotope　长寿命同位素

low level counting　低水平计数

luteinizing hormone, LH　促黄体生成素

M

macroscopic ARG　宏观放射自显影

marker antigen　标记抗原

mass number　质量数

mass spectrometry　质谱

maximum binding capacity　最大结合容量

measurement of enzyme activators and in-
hibitors　酶的激动剂和抑制剂测定法

micro Curie, μCi　微居里

milli curie, mCi　毫居里

millipore　微孔膜滤

minimum detectable dose　最小可测剂量

misclassification　分离误差

molecular abundance　分子丰度

monitor　监测器

monoclonal antibody, MAb　单克隆抗体

motilin, MTL　胃动素

multichannel pulse height analyzer
多道脉冲高度分析器

multiple labeling　多标记

myoglobin, Mb　肌红蛋白

N

natural abundance　天然丰度

negatron decay（β—dccay）β—衰变

norepinephrine, NE　去甲肾上腺素

neuropeptide Y, NPY　神经肽 Y

neuron specific enolase, NSE　神经原特异
烯醇化酶

neutron activation analysis, NAA
中子活化分析

neutron　中子

nick translation　缺口平移法

nominal labeling　准定位标记

non-competitive radioassay　非竞争性放
射分析

nonelastic collision　非弹性碰撞

non-isotope labeling　非同位素标记

non-specific binding, NSB　非特异性结合

non-stochastic effect　非随机效应

nuclear average binding energy　核的平均结合能

nuclear binding energy　核的结合能

nuclear cardiology　核心脏学

nuclear decay　核衰变

nuclear emulsion plate　核乳胶平板

nuclear emulsion　核乳胶

nuclear endocrinology, NE　核内分泌学

nuclear force　核力

nuclear instrument　核探测器

nuclear magnetic resonance, NMR　核磁共振

nuclear medicine, NM　核医学

nuclear neurology　核神经病学

nuclear pharmacology　核药理学

nuclear reaction　核反应

nucleon　核子

nucleus　原子核

nuclide dilution technique　核素稀释法

nuclide tracer technique　核素示踪（标记）技术

nuclide　核素

number of binding sites　结合位点数

O

oligonucleotides　寡核苷酸

one-site IRMA　单位点免疫放射分析

oral glucose tolerance test, OGTT
口服葡萄糖耐量试验

oxytocin, OXT　催产素

P

4-parameter single binding site mass action
model　四参数单位点质量作用模型

pancreatic islet　胰岛

pancreatic polypeptide, PP　胰多肽

parathyroid hormone, PTH　甲状旁腺激素

particle　粒子

phenobarbitalum, PB　苯巴比妥（别名:鲁米那）

phosphorescence of photoluminescence
光致发光

photobiotin　光敏生物素

photoelectric effect　光电效应

photomultiplier, PM　光电倍增管

photon　光子

physical half life　物理半衰期

placenta heat stable alkaline
phosphatase, P-HSAP　人胎盘耐热性碱性磷酸酶

plasma ranin activity, PRA　血浆肾素活性

platelet antibody IgG, PA-IgG　血小板相关 IgG（血小板抗体 IgG）

polymerized-human serum
albumin receptors, PHSA-Re　多聚人血清白蛋白受体

Poisson distribution　泊松分布

positron　β⁺粒子

positron decay(β⁺decay)　β⁺衰变

precision　精密度

precision profile, P. P　精密度图

primary external decomposition　初级外分解

primary internal decomposition　初级内分解

primary scintillator　第一闪烁剂

probe　探头

production　产品

progesterone, P　孕酮

proinsulin　胰岛素原

prolactin, PRL　催乳素

proportional counter　正比计数器

prorenin　肾素原

prostaglandin, PG　前列腺素

prostate acid phosphatase, PAP　前列腺酸性磷酸酶

prostate specific antigen, PSA 前列腺特
异抗原

proton constant-potential accelerator
质子静电加速器

proton induced X ray emission analysis,
PIXE 质子激发 X 线发射分析

proton 质子

pteroylglutamic acid 蝶酰谷氨酸(叶酸)

pulse height analyzer 脉冲幅度(高度)分
析器

purity(purification) 纯度(纯化)

Q

quality control sample 质量控制样品

quality control, QC 质量控制

quantitative determination 定量测定

quantitative method 定量方法

quench correction 淬灭校正

quenching 淬灭

qutlier 突出值

R

rad 拉德

radiation biological effect 辐射生物学效应

radiation cancer 辐射(致)癌

radiation chemical reaction 辐射化学反应

radiation damage(breakdown, injury)
辐射损伤(辐射杀伤)

radiation detector 射线探测器

radiation dose 辐射剂量, 辐射量

radiation induced genetic effect 辐射诱发
遗传效应

radiation protection dosimetry 辐射剂量学

radiation protection standard 辐射防护标准

radiation protection 辐射防护

radiation selfdecomposition 辐射自分解

radiation source 辐射源

radiation therapy 放射治疗

radio decay rate 放射性衰变率

radio disintegration 放射性衰变

radio isotope 放射性同位素

radio laboratory 放射性实验室

radio material(substance) 放射性物质

radio measurement 放射性测量

radioactive concentration 放射性浓度

radioactive decay(radioactive decay law)
放射性衰变(放射性衰变定律)

radioactive decay 放射性衰变

radioactive nuclide 放射性核素

radioactive tracer 放射性示踪剂

radioactive waste storage 放射性废物贮存

radioactive waste 放射性废物

radioactivity label(mark) 放射性标记
(标识)

radioactivity 放射性, 放射性活度

radioanalysis 放射分析

radioanalytical chemistry 放射分析化学

radiochemical purity 放射性化学纯度

radioenzymatic assay 放射酶促分析

radioenzymatic saturation analysis
放射酶促饱和分析法

radioimmunoassay, RIA 放射免疫分析

radioimmunology 放射免疫学

radioiodine 放射性碘

radioligand binding assay of receptors, RBA
受体的放射配体结合分析

radioligand 放射性配体

radiometric assay of microorganism
微生物放射测定

radiometric method of enzyme assay
酶的放射分析

radionuclide labeling compounds
放射性核素标记化合物

radionuclide purity 放射性核素纯度

radioreeeptor assay, RRA 放射受体分析

radiosensitivity 辐射敏感性

radiotrace experiment 放射性示踪实验

radiotrace technique 放射性示踪技术

random priming 随机引物

range 射程

rate of counts 计数率

rate of disintegration 衰变率

receptors 受体

recover ratio 回收率

recovery study 回收实验

recovery tracer 回收指示剂

relative counting 相对测量

relative error 相对误差

relative measurement 相对测量

relative specific activity 相对比活度

renin 肾素

renin-angiotensin, R—A 肾素—血管紧张素

renin-angiotensin-aldosterone system, RAAS
肾素—血管紧张素—醛固酮系统

residual error 残差

resonance neutron 共振中子

response error relation, RER 反应误差关系

reverse-triodo-thyronine, rT_3 反 T_3

risk factor 危险度因子

robustness 稳健性

S

safe handle 安全操作

sample channel ratio method, SCR 样品道比法

sample counter 样品放射性计数

sample data 样品数据

sample tube 样品管

sample-out count 本底计数

sandwich technique 夹层技术

saturation analysis 饱和分析法

saturation curve 饱和曲线

scaler 定标器

scattering 散射

science 科学

scintillation counter 闪烁计数器

scintillation probe 闪烁探头

scintillator 闪烁体

secondary decomposition 次级分解

secondary scintillator 第二闪烁体

secretin 胰泌素

secretive immunoglobulin A, SIgA
分泌型免疫球蛋白

self absorption 自吸收

self-displacement 自身取代

semiconductor detector 半导体探测器

sensitivity 灵敏度

serology(serum) 血清学(血清)

serum albumin, SA 血清白蛋白

serum ferritin, SF 血清铁蛋白

serum fragment 21-1 of cytokeratin
subunit 19, CYFRA21-1 细胞角蛋白 19 血清片段 21-1

sex hormone binding globulin, SHBG
性激素结合球蛋白

sex hormone, SH 性激素

sievert(Sv) 希沃特

significance(clinical significance)
意义(临床意义)

simultaneous operation 同时加样(操作)法

single photon emission computed tomo-graphy, SPECT 单光子发射型计算机断层(术)

single-channel pulse height analyzer
单道脉冲高度分析器

sodium iodide crystal 碘化钠晶体

sodium pyrosulfite 焦亚硫酸钠,偏重亚硫酸钠

software 软件

solid phase RIA, SPRIA 固相放射免疫分析

solid phase separation 固相分离

solid scintillator 固体闪烁体

somatic cell 体细胞

somatic effect 躯体效应

somatomedin,SM　生长介素

somatostatin　生长抑素

specific antibody　特异抗体

specific binding,SB　特异结合

specific labeling　定位标记

specific radioactivity　放射性比活度,比放射性(强度)

specificity　特异性

stability　稳定性

stable nuclide　稳定性核素

standard antigen　标准抗原

standard curve　标准曲线

standard deviation,SD　标准差

standard error,SE　标准误

standard source　标准源

staphylococcus proteinA,SPA　金黄色葡萄球菌蛋白 A

steroid hormone 甾体激素

stochastic effect　随机效应

stripping film emulsion　原子核揭膜乳胶

subject　学科,患者

succinbromimide　溴代琥珀酰亚胺

systematic error　系统误差

systeme international unites,SI　国际单位制

systemic　全身

T

tatum-horsfall protein,THP TH　糖蛋白

T_4 polynucleotide kinase T_4　多核苷酸激酶

terminal deoxynucleotidyl transferase
末端脱氧核苷酰转移酶

testosterone,T　睾酮

thermal neutron　热中子

thromboxaneA_2,TXA_2　血栓素 A_2

thyroglobulin,Tg　甲状腺球蛋白

thyroid hormone　甲状腺激素

thyroglobulin antibodies,TGA　甲状腺球蛋白抗体

thyroid stimulating hormone,TSH　促甲状腺素

thyroid microsomal antibodies,TMA
甲状腺微粒体抗体

thyrotrophin releasing hormone,TRH
促甲状腺激素释放激素

thyroxine binding globulin,TBG　甲状腺素结合球蛋白

thyroxine binding prealbumin,TBPA
甲状腺结合前白蛋白

thyroxine,T_4　甲状腺素

titer　滴度

total binding,TB　总结合

triiodothyronine,T_3　三碘甲腺原氨酸

tritium film　氚片

tumor markers　肿瘤标志物

tumor necrosis factor,TNF　肿瘤坏死因子

two antibody method　双抗体法

two-site IRMA　双位点免疫放射分析

U

uniform labeling　均匀标记

unit　单位,单元:组,部,装置,设备

urea breath test,UBT　尿素呼气试验

urine　尿

uriniferous tubule　肾小管

V

variance test(variance analysis)
方差检验(方差分析)

vasoaetive intestinal polypeptide,VIP
血管活性肠肽

vasopressin,VP　加压素

virus　病毒

vitamin B_{12}　维生素 B_{12}

W

waste liquid　废液

waste water　废水

waste　废物

weight-activity　权重活度

weighting factor　权重因子

whole body counter　全身计数

X

X-ray film　X 光片

主要参考文献

[1] 夏宗勤,实验核医学与核药学,上海:同济大学出版社,1989.

[2] 中国科学院原子能研究所,放射性同位素应用知识,北京:科学出版社,1958.

[3] 黄宗祺,陆文栋,核物理与核医学仪器,北京:原子能出版社,1995.

[4] 徐克尊,粒子探测技术,上海,上海科学技术出版社,1981.

[5] 闵长庚、蒋慧权、程绍钧,检验核医学,北京:中国科学出版社,1993.

[6] 蒋慧权、王鼎年,检验核医学,南京:江苏科学技术出版社,1988.

[7] 朱桐、朱建华、朱根根,核药学基础,上海:上海医科大学出版社,1992.

[8] 王浩丹、周申,生物医学标记示踪技术,北京:人民卫生出版社,1995.

[9] 马寄晓、刘秀杰,实用临床核医学,北京;原子能出版社,1990.

[10] 任时仁,生物学中的放射性核技术,北京:北京大学出版社,1997.

[11] 刘鼎新,放射自显影技术,北京;中国科学出版社,1986.

[12] 卢圣栋,现代分子生物学实验技术,北京;高等教育出版社,1993.

[13] 王世真、林汉、周前,核医学与核生物学基础与应用,北京:中国科学出版社,1990.

[14] 叶维新、陈杞、孝延龄,实验核医学,长春:吉林科学技术出版社,1990.

[15] 邓尚平等,放射免疫分析基本理论,成都:四川科学技术出版社,1986.

[16] 叶维新、钟振义,主编.肝炎学大典.第一版.天津:天津科学技术出版社,1996.

[17] 尹伯元,主编.放射免疫分析在医学中的应用.第一版.北京:原子能出版社,1991.

[18] 王自正,主编.实用临床 RIA 与 PCR 检测,第一版.北京:原子能出版社,1995.

[19] 章华础,肖祥熊,编.肝炎血清标志检测及其临床意义.第一版.上海,同济大学出版社,1991.

[20] 王志钧,胃肠激素,北京:科学技术出版社,1985.

[21] 池其盛,内分泌基础与临床,北京:科学技术出版社,1992.

[22] 张殿明,神经内分泌学,北京,中国医药科技出版社,1991.

[23] 连利娟、林巧稚.妇科肿瘤学,北京:人民卫生出版社,1994.

[24] 罗锡圭,临床核医学教程,北京;人民卫生出版社,1997.

[25] 金惠铭,病理生理学,北京:人民卫生出版社,1996.

[26] 尹伯元,标记免疫分析临床应用手册,北京:原子能出版社,1991.

[27] 王德金,内分泌疾病最佳诊断,济南:山东科学技术出版社,1991,

[28] 杨　钢,内分泌生理与病理生理学,天津:天津科学技术出版社,1996.

[29] 杨永青,肖祥熊,放射免疫分析正常和异常值,上海;同济大学出版社,1988.

[30] 朱　宪,临床内分泌学,天津:天津科学技术出版社,1993.

[31] 潘中允,临床核医学,北京:原子能出版社,1994.

[32] 刘新民,实用内分泌学,北京;人民军医出版社,1997.

[33] 陈灏珠,内科学,北京;人民卫生出版社,1996.

[34] 蔡锡麟,临床放射免疫学,北京:原子能出版社,1954,

[35] 陈　刚,治疗药物监测,北京:人民军医出版社,1988.

[36] 赵武述等,临床免疫学,北京:人民军医出版社,1997.